TRAITÉ

DE

L'AGE DES ANIMAUX

DOMESTIQUES

D'APRÈS LES DENTS ET LES PRODUCTIONS ÉPIDERMIQUES

OUVRAGES DE M. CORNEVIN

TRAITÉ DE ZOOTECHNIE GÉNÉRALE. 1 vol. gr. in-8 de 1038 pages avec 204 figures et 4 planches coloriées (couronné par l'Académie des sciences). Paris, J.-B. Baillière et fils, 1891.

LE CHARBON SYMPTOMATIQUE DU BŒUF; PATHOGÉNIE ET INOCULATIONS PRÉVENTIVES (en collaboration avec MM. Arloing et Thomas). Un volume de 280 pages avec 7 figures noires et une chromolithographie; 2ᵉ édition. Paris, 1887 (ouvrage couronné par l'Institut, l'Académie de médecine et la Société nationale d'agriculture de France).

LES PLANTES VÉNÉNEUSES ET LES EMPOISONNEMENTS QU'ELLES DÉTERMINENT. Un volume in-8 de 525 pages et 51 figures intercalées dans le texte. Paris, 1888.

DES RÉSIDUS INDUSTRIELS DANS L'ALIMENTATION DU BÉTAIL. Un volume in-8 de 550 pages et 36 figures intercalées dans le texte. Paris, 1892.

OUVRAGES DE M. LESBRE

AYANT RAPPORT AVEC LE SUJET DE CE LIVRE

COURS D'EXTÉRIEUR DES MAMMIFÈRES DOMESTIQUES (3ᵉ édition), autographié par les élèves.

COURS ÉLÉMENTAIRE D'ANATOMIE GÉNÉRALE, en collaboration avec M. Arloing. Paris, 1890.

OBSERVATIONS SUR LES MACHOIRES ET LES DENTS DES SOLIPÈDES *(Journal de l'Ecole vétérinaire de Lyon*, 1892).

ÉTUDE SUR LA DENTITION DES CAMÉLIDÉS ET EN PARTICULIER DU DROMADAIRE *(Bulletin de la Société centrale vétérinaire*, Paris, 1893).

NOTE SUR LA PREMIÈRE PRÉMOLAIRE DES MAMMIFÈRES DOMESTIQUES *(Société de biologie*, 1893).

CARACTÈRES DIFFÉRENTIELS OSTÉOLOGIQUES, MYOLOGIQUES ET SPLANCHNOLOGIQUES DU MOUTON ET DE LA CHÈVRE. En collaboration avec M. Cornevin *(Journal de l'Ecole vétérinaire de Lyon*, 1891 et 1892).

CARACTÈRES OSTÉOLOGIQUES DIFFÉRENTIELS DES LAPINS ET DES LIÈVRES. COMPARAISON AVEC LE LÉPORIDE *(Bulletin de la Société d'Anthropologie de Lyon*, 1893).

Lyon. — Imp PITRAT AÎNÉ, **A. Rey** Successeur, 4, rue Gentil. — 6483

TRAITÉ

DE

L'AGE DES ANIMAUX

DOMESTIQUES

D'APRÈS LES DENTS ET LES PRODUCTIONS ÉPIDERMIQUES

PAR

CH. CORNEVIN ET X. LESBRE

Professeurs à l'École Vétérinaire de Lyon

Avec 211 figures intercalées dans le texte

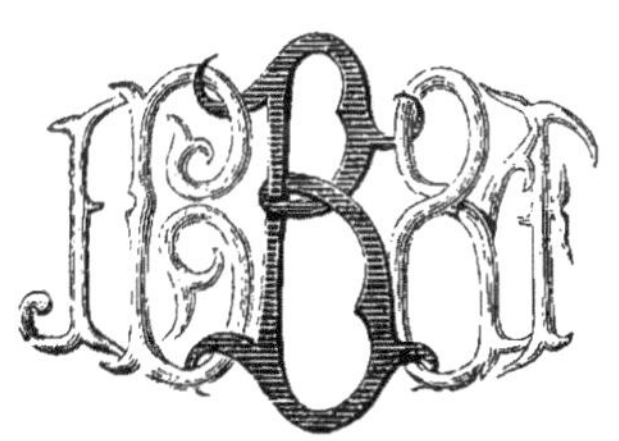

PARIS

LIBRAIRIE J.-B. BAILLIÈRE ET FILS

19, RUE HAUTEFEUILLE, PRÈS DU BOULEVARD SAINT-GERMAIN

1894

Tous droits réservés

PRÉFACE

Apprécier aussi exactement que possible l'âge d'un animal domestique est d'une utilité qui se passe de démonstration. Maintes circonstances se présentent où l'utilité devient nécessité : propriétaires, acheteurs, experts, jurés de concours, officiers de cavalerie et de haras, vétérinaires, en un mot tous ceux qui, à un titre quelconque, ont à s'occuper d'une ou de plusieurs espèces animales, sont interessés à cette connaissance.

Et pourtant, nous ne possédions pas, en France, d'ouvrages spéciaux exposant les principes sur lesquels on s'appuie pour connaître l'âge de *tous* les animaux domestiques. Parmi ceux qui s'occupent de ce sujet, les uns sont consacrés uniquement à l'extérieur du Cheval et n'envisagent que cet animal. Les autres sont des traités de zootechnie qui parlent, en plus, des Bœufs, des Moutons, des Porcs et même des Chiens. Aucun, ne s'est inquiété de l'âge des Buffles, des Dromadaires et des petits animaux de basse-cour. Des lacunes étaient donc à combler et un travail de synthèse à faire ; nous nous sommes efforcés de faire disparaître les premières et de réaliser le second.

La dent est le chronomètre principal à consulter pour connaître l'âge des Mammifères. On ne peut en lire et en interpréter les indications que si l'on en possède bien la constitution ; voilà pourquoi nous sommes entrés dans des détails multiples et minutieux sur tout ce qui la concerne. Au premier abord, ces détails paraissent arides, mais lorsqu'on les suit à la lumière de l'embryologie et de l'anatomie comparée, l'aridité disparaît. Elle fait place à un grand attrait quand, élargissant le cadre, on observe les rapports de l'armature dentaire avec les phanères, les dimensions des mâchoires et le régime, ou que, jetant un regard en arrière, on suit l'évolution de cette armature sur tant de formes fossiles, les unes lourdes et disgracieuses, les autres légères et charmantes, d'où dérivent les animaux domestiques actuels. On lit un des plus beaux chapitres de l'anatomie philosophique.

L'œuvre que nous soumettons au public n'est pas une compilation ; des milliers d'animaux sont passés par nos mains, des centaines de préparations anatomiques ont été soigneusement étudiées, mesurées, sculptées. Ce n'est pas tout de connaître les dates d'éruption, il peut être utile ou tout au moins intéressant de poursuivre la chronologie jusqu'au sein des mâchoires; nous avons pu remonter souvent jusqu'à l'apparition des bourgeons adamantins.

Le régime et la race ont une influence remarquable sur l'évolution dentaire; depuis que l'agriculture progressive fait choix de races perfectionnées et qu'elle alimente de mieux en mieux le bétail afin de le rendre précoce et d'en tirer promptement parti, on est à même de la constater fréquemment. Mais la précocité a rendu inexactes les anciennes données sur le diagnostic de l'âge des animaux; les manifestations de ce phénomène zootechnique — l'un des plus intéressants de la Biologie — ont besoin d'être notées avec grands détails pour ne pas être interprétées fautivement ou méconnues. Nous y avons apporté tous nos soins en nous appuyant sur une pratique de près de vingt ans et sur le contrôle de nos livres généalogiques; nous pensons fournir sur ce point particulier des données précises dont l'économie du bétail bénéficiera.

Les descriptions d'odontologie appliquée à la chronométrie sont difficiles ; c'est bien ici le lieu de craindre que le style n'habille pas d'une clarté suffisante l'objet à reconstituer mentalement. Sans cette reconstitution qui doit le montrer aux yeux de l'esprit tel qu'il est matériellement, la compréhension et les déductions sont impossibles. Nous avons demandé le dessin à notre aide. M. Lesbre s'y est appliqué en même temps que nous faisions appel au crayon habile de Mlle Barbenès. Autant que possible, nous avons tenu à représenter les objets dans leur grandeur naturelle au risque d'encombrer le texte, car nous savons, par expérence, que les dessins de ce genre ont une valeur de démonstration plus grande et que, seuls, ils peuvent suppléer aux pièces mêmes.

Nos éditeurs, MM. J.-B. Baillière et fils, que nous remercions vivement, ont accepté toutes nos propositions avec une grande largeur de vues et les figures ont été multipliées. Il ne nous appartient pas d'en dire la valeur artistique, mais nous répondons de la probité du dessin et de la sincérité de la figuration.

J'ai demandé à mon collaborateur et ami M. Lesbre de signer seul cette préface, afin d'avoir toute liberté pour déclarer qu'une part prépondérante lui appartient dans le livre que nous publions. J'ai été témoin du labeur scrupuleux qu'il a fourni pour contrôler des points déjà connus; ses travaux personnels ont ajouté plusieurs connaissances nouvelles soit à l'anatomie des dents, soit à la chronologie de leur développement. Il est de stricte justice que l'honneur lui en revienne intégralement.

Ch. Cornevin.

Lyon, 15 juillet 1893.

TRAITÉ

DE

L'AGE DES ANIMAUX

DOMESTIQUES

CHAPITRE PREMIER

NÉCESSITÉ DE CONNAITRE L'AGE DES ANIMAUX ET MOYENS GÉNÉRAUX D'Y PARVENIR

Sur quelque terrain qu'on se place, science pure ou applications, la connaissance de l'âge des êtres observés est un élément de la plus haute importance. On a parfois regretté que les zoologistes et les paléontologistes ne l'aient point déterminé sur les pièces qu'ils étudiaient; bien plus regrettable serait cette lacune si l'on ne pouvait le faire pour les animaux domestiques. En effet, quelle que soit la fonction en vue de laquelle on les exploite, la connaissance de leur âge, aussi exacte qu'il est possible de l'obtenir, est indispensable. C'est l'élément dominateur dans l'appréciation de leur valeur pécuniaire, c'est un renseignement de premier ordre pour leur exploitation. Par exemple, se livre-t-on à l'élevage, les femelles doivent être dans la phase de leur vie de reproduction, puisqu'en deçà et au delà elles ne sont pas fécondables. Est-ce du lait, de la viande grasse, de la laine ou des œufs qu'on demande au cheptel, il y a une période où ces produits sont élaborés par l'organisme à l'optimum et d'autres où les fonctions languissantes ne les fournissent qu'en petite quantité, à un prix de revient élevé, et parfois ne les fournissent plus. A plus forte raison, si l'on réclame du travail, l'âge est un facteur de première importance à considérer. Est-il besoin d'ajouter qu'il est des maladies sous l'influence de l'âge et que la vieillesse en est particulièrement accablée.

Le moyen le plus sûr pour connaître l'âge est de recourir aux livres généalogiques, stud-book, herd-book, floock-book, etc., sortes d'états civils des animaux. Ces registres, portant la date de la naissance, donnent aux indications une précision qu'elles n'ont pas autrement. Malheureusement, ils sont encore peu nombreux et restreints à quelques races ou à quelques familles animales de grand prix. Il n'en existe pas pour le *vulgum pecus*. Force a donc été de chercher autre chose.

La marche du temps, de la naissance à la mort, apporte des modifications successives à l'organisme vivant ; sa morphologie les traduit. Le visage humain les reflète d'une façon admirable et tout esprit observateur, surtout s'il a la culture des sciences biologiques, assigne, sans de trop grands écarts, son âge à la personne qu'il considère. Quand il s'agit des animaux, dont la face n'a point et ne peut pas avoir l'expression qui est le propre de l'homme et que traduit si bien l' « *os sublime* » du poète latin, on se base sur un ensemble de caractères qui produisent une impression synthétique d'où l'on dégage l'âge approximatif.

Nous n'insisterons point sur les différences de poids et de taille, puisque le propre de la première période de la vie est l'augmentation de ces deux facteurs, celui de la seconde leur maintien en *statu quo*, et celui de la dernière la diminution du premier tout au moins.

La tête subit des modifications importantes. Il y a disproportion entre la partie crânienne et la partie faciale chez les jeunes mammifères, le crâne étant proportionnellement plus développé par rapport à la face qu'il le sera ultérieurement. Les frontaux sont bombés sur les poulains et les veaux; le crâne, moins étroit en arrière des apophyses orbitaires, est relativement arrondi dans toutes les espèces, à cause du peu de développement de la protubérance occipitale sur les jeunes Solipèdes, porcs et chiens, du chignon dans les Bovins et de l'effacement de l'arète frontale où naitront ultérieurement les cornes chez les moutons. La prépondérance de la partie crânienne entraine un poids de l'encéphale très fort relativement au poids du corps. Inversement la vieillesse, si l'on en juge par ce qui se passe dans l'espèce humaine, amène une diminution dans le poids du cerveau.

Le développement des sinus, l'apparition et l'accroissement des cornes, modifient d'une façon très notable la partie crâ-nienne. Le développement et la pousse des dents, surtout des molaires, modifient la partie faciale; les maxillaires s'allongent, s'évident, s'amincissent plus ou moins par résorption de leur tissu spongieux, et ainsi le chanfrein s'excave sur les parties latérales et les ganaches deviennent tranchantes chez les Solipèdes très âgés.

Les indices nasal et facial changent avec l'âge. Le chanfrein, court et relativement large sur les jeunes, subit une élongation progressive jusqu'à ce qu'il arrive au type ethnique.

Dans la vieillesse l'œil s'enfonce, l'arcade orbitaire paraît plus saillante et le devient réellement dans quelques espèces, celle de l'âne en particulier. Les salières des Solipèdes se creusent. Les oreilles sont moins bien portées. Le corps s'amaigrit peu à peu, le dos s'enselle et les membres se tarent.

Mais de tous les tissus, il en est un qui reflète mieux que les autres l'action du temps et qu'on peut consulter comme chronomètre, c'est le tissu épidermique. Dérivé de l'ectoderme, formé de cellules étalées en une seule couche ou stratifiées, il comprend l'épiderme cutané, l'épithélium de certaines muqueuses (muqueuses des premières voies digestives, notamment), les phanères et l'émail dentaire. Il est préposé à la protection du reste de l'organisme ; pour remplir son rôle, il lui faut une souplesse et une rapidité de prolifération très grandes. Malgré l'absence de vaisseaux, il est le siège d'une nutrition très active, il est constamment en mue dans quelques-unes de ses parties : les unes se régénèrent, tandis que d'autres s'usent au contact des éléments extérieurs ou des aliments.

Il résulte de ceci que la peau, les poils, la laine, le duvet, les plumes, les écailles, le bec, les cornes et les dents fournissent des points de repère pour la connaissance de l'âge.

Les anciens attachaient beaucoup d'importance à l'examen de la peau. Ils le pratiquaient surtout pour le cheval à la lèvre inférieure et ils notaient les plis qui se forment aux commissures labiales. Les éleveurs de moutons, de porcs et même de lapins, savent que la présence de plis transversaux sur le chanfrein de leurs animaux mâles est un indice de vieillesse.

Les poils et la laine fournissent de bons renseignements. Le poulain reste avec une crinière dressée pendant sa première année. D'une façon générale, les jeunes mammifères ont des poils plus fins que les adultes. L'agneau a un lainage formé de brins inégaux, à extrémité libre effilée et dont les courbes propres à la race à laquelle appartient le sujet ne se montrent que quand ils ont une certaine longueur ; leur diamètre s'accroît jusqu'à ce qu'il ait atteint la normale de la race. Par contre, qui ne sait que la vieillesse rend la pousse des phanères moins active, qu'une certaine proportion tombe, n'est pas remplacée ou l'est par des productions un peu différentes, comme le jarre qui survient dans les toisons.

Les variations de coloration d'après l'âge sont tellement

connues qu'une simple mention est suffisante. En thèse générale et sauf quelques exceptions qui constituent des particularités ethniques, la coloration de la peau et des phanères
est moins prononcée pendant la première jeunesse qu'à l'âge
adulte. Inversement, l'âge manifeste ses effets par une dépig-
mentation variable en rapidité suivant les individus. Les chevaux
gris subissent une augmentation progressive des poils blancs
de leur robe et arrivent au blanc. Sur les bais et les alezans, des
poils blancs se montrent aux sourcils, quelquefois au front, à la
queue, à la crinière ; la lèvre supérieure, le pourtour de la
bouche, des narines et des ouvertures naturelles se dépig-
mentent.

Les oiseaux présentent une grande abondance et une
remarquable diversité de phanères : bec, appendices de la tête,
plumes, duvet, éperons et écailles tarsiennes ; il y a aussi
changement de coloration avec l'âge. On verra au chapitre
consacré à la détermination de l'âge des oiseaux de basse-cour
le parti que nous avons tiré de leur examen.

Dans le groupe des Bovins, les cornes fournissent des renseignements qui ne sont point à dédaigner. Ils seront utilisés à
leur place.

Mais dans tous les Mammifères domestiques, les dents sont
incontestablement, et à beaucoup près, les organes qu'il faut
consulter et de l'examen desquels on retirera les renseignements
les plus précis. Leur étude est le but principal de ce livre. Leur
apparition, leur remplacement, leur usure et les modifications
qui en résultent sont des repères à l'aide desquels on a édifié un
chronomètre dont les indications ont une sûreté à laquelle les
autres ne peuvent être comparés.

§ 1. DURÉE MOYENNE DE LA VIE DES ANIMAUX DOMESTIQUES

La durée normale de la vie des différents animaux domestiques est fort variable et subordonnée à l'espèce à laquelle ils
appartiennent, dont elle est l'un des caractères. Lorsque l'on
considère l'ensemble du globe, on voit que cette durée est
abrégée pour toutes les espèces domestiques ; toutes sont uti-
lisées comme comestibles quelque part, car ce sont les mœurs et
les coutumes qui font loi en cette matière ; telle espèce, celle du
chien par exemple, que nous ne consommons pas, a pour principale fonction économique, dans l'extrême Asie, de fournir
des aliments à l'homme et les boucheries canines y sont très
communes.

Si même nous restions cantonnés sur le terrain de l'économie
rurale et de la zootechnie pure, nous n'aurions à tracer les règles
de l'âge que pour une période relativement courte. En effet,
le bétail est un capital dont la vie règle la valeur ; il passe
par une phase d'accroissement qui correspond à la jeunesse, puis arrive une phase de stationnement synchrone de
l'âge adulte, enfin se montre une phase de dépérissement
qu'amène la vieillesse. Les principes élémentaires de la plou-
tologie indiquent qu'un capital stationnaire et à plus forte
raison dépérissant doit être transformé, c'est-à-dire qu'en
l'espèce quand un animal est arrivé à son maximum de
valeur, il s'en faut défaire. Mais, de propos délibéré, nous ne
nous sommes pas enfermés dans ce cadre, nous avons envisagé les choses au point de vue plus large de la zoologie.
D'autre part, dans chaque pays, il est des espèces ou même
dans les espèces les plus comestibles des individus que, pour des
motifs divers et dont nous n'avons pas à nous inquiéter ici, on

laisse vivre leur existence normale. Les raisons ne manquent donc pas pour justifier notre manière de faire.

La vie moyenne des chevaux est de 25 à 30 ans. Celle des juments est un peu plus longue, ce qui est la conséquence de la loi biologique dégagée par l'un de nous montrant constamment l'élément femelle comme plus résistant que le mâle. On trouve, du reste, des exemples de longévité chevaline bien plus grande que la moyenne qui vient d'être donnée.

On dit assez généralement que les ânes vivent plus longtemps que les chevaux. Il serait peut-être plus exact de dire que, dans l'espèce asine, un plus grand nombre d'individus atteignent la vieillesse que dans l'espèce chevaline. Le mulet tient de l'âne sous ce rapport.

La durée moyenne de la vie est de 25 ans dans l'espèce bovine, de 30 ans chez les dromadaires, de 15 ans dans les espèces ovine et caprine, de 12 ans dans l'espèce porcine, de 10 à 12 ans chez les chiens de haute stature et de 15 ans chez les petits, de 15 ans dans le chat et d'environ 9 ans pour le lapin.

Le paon vit en moyenne 25 ans ; le dindon, le faisan, la pintade et le coq 8 à 9 ans ; le pigeon de 7 à 8 ans. Dans le groupe des Palmipèdes, on estime que le cygne vit un siècle, l'oie de 40 à 50 ans et le canard 10 ans.

Buffon a voulu établir un rapport entre la longévité d'un animal et la durée de sa croissance, celle-ci se prolongeant davantage chez les êtres dont la vie est longue ; mais il est impossible de généraliser en cette matière.

§ 2. DÉTERMINATION DE L'AGE PAR LES DENTS

Avant d'indiquer les points de repère de la chronométrie dentaire appliquée à chaque espèce, il est nécessaire d'avertir que, si l'on arrive à avoir des notions très suffisantes pour les besoins de la pratique, il ne faut pourtant pas espérer trouver des règles absolues et si précises qu'elles permettent de donner l'âge à quelques jours près. Une telle précision indiquerait une invariabilité et une identité dans les phénomènes biologiques qui n'existent pas, car l'individualité est irréductible. Son action a pour conséquence que la détermination de l'âge, faite autrement que livre généalogique en mains, comporte une certaine marge.

On se sert de trois expressions qui ont pour but de nuancer les renseignements fournis ; on dit d'un animal qu'il *prend tel âge* quand sa bouche commence à prendre les caractères de l'âge indiqué ou qu'elle est tout à fait sur le point de les prendre ; la pince de lait d'un poulain, par exemple, est-elle déchaussée, branlante, et devine-t-on que dans peu de jours elle aura disparu, on dit qu'il prend 30 mois. Si les caractères indiqués comme classiques existent dans toute leur netteté, on dit que le sujet *a tel âge ;* si ces caractères, quoique encore visibles, commencent à s'atténuer et si quelques-uns ont déjà cédé la place à d'autres de l'âge suivant, il est dit *avoir tel âge fait.*

Pour quelques espèces, on s'aide de présomptions relatives à l'époque habituelle des mise-bas. En France, les poulains naissent en majorité de fin décembre à avril ; dans quelques régions l'agnelage se fait en hiver ; dans d'autres, il a lieu en été ou en automne. L'éclosion des oisillons domestiques a lieu généralement au printemps ou au début de l'été. Mais que d'exceptions au milieu de tout cela ! Puis il est des espèces, celles du bœuf, du porc, du chien en particulier, qui ne se reproduisent nullement à époques fixes, et il est des localités où, le bélier étant constamment avec le troupeau, les naissances des agneaux se disséminent tout le long de l'année. On ne devra donc faire quelque fonds sur les supputations de l'ordre de celles dont nous parlons que quand on examinera des animaux provenant d'une région dont on connaît bien les habitudes ; en toutes autres circonstances, il faut être très réservé.

§ 3. VARIATIONS APPORTÉES A LA CHRONOMÉTRIE DENTAIRE PAR LA PRÉCOCITÉ

Un procédé zootechnique est désigné sous le nom de *forçage*. Il consiste à fournir intensivement aux animaux une nourriture très alibile et à ne les soumettre qu'à un travail modéré qui ne soit qu'un exercice salutaire. Il détermine la précocité, le processus évolutif est accéléré et les sujets soumis au forçage arrivent à l'état adulte avant le temps normalement fixé pour leurs espèces ; on dit qu'ils sont précoces ou hâtifs.

Parmi les conséquences assez diverses de la précocité, la plus frappante est la chute des dents de lait et leur remplacement avant la date habituelle à laquelle s'effectuent ces changements sur les individus ou les groupes non forcés. Comme cette date est l'un des repères de la chronologie par les dents, il s'ensuit que si, par hâtivité, la chute et le remplacement des dents se font plus tôt qu'à l'époque normale, les indications habi-tuelles sont en défaut ; il n'y a plus concordance entre l'âge réel et celui qui est indiqué par la dent. Une correction est à faire.

Il est clair qu'elle ne peut et ne doit être faite que si l'on est en présence de groupes zoologiques ou zootechniques dotés héré-ditairement de la précocité et reconnus comme tels, ou d'indi-vidus d'autres groupes que l'on connaît sûrement comme ayant été soumis au régime intensif. Il y a donc nécessité d'indiquer quelles sont les espèces et les races qui sont dotées de cet attribut.

Dans un de ses ouvrages, l'un de nous a fortement insisté sur l'inégale malléabilité des espèces, sur la diversité de leur réaction en face des causes de variabilité. L'apparition ou la non-apparition de la précocité est précisément une des manifestations de cette inégalité.

Parmi les groupes très malléables, se place celui des ruminants, grands et petits. Les bœufs et les moutons sont de tous les animaux domestiques ceux où la précocité se manifeste de la façon la plus fréquente et la plus facile à constater par les changements survenus dans la mue dentaire. Dans l'espèce bovine, la race anglaise de Durham, en France toutes les populations qui ont reçu plus ou moins de sang durham comme les Nivernaises, ou celles qui ont été soumises aux mêmes procédés d'amélioration, comme les Charolaises, les Limousines, les Bourbonnaises, doivent être jugées en tenant compte de la précocité, à moins qu'on ne sache pertinemment que les individus qu'on observe ont été placés dans de mauvaises conditions alimentaires, que le remplacement hâtif des dents devenu héréditaire et caractère ethnique, a été contrarié et empêché.

Dans l'espèce ovine, les races de Lincoln et de Leicester nous ont offert le plus fréquemment ou pour mieux dire d'une façon continue, sauf quelques rares exceptions, le spectacle de la précocité, puis viennent celles des Downs, de New-Kent, de la Charmoise et les métis ayant quelque fraction de sang dishley ; le mérinos bien alimenté montre également de la précocité, tout comme le Solognot, le Cravant, le Berrichon et le Charolais.

Il nous est arrivé de constater des manifestations de la précocité dans l'espèce porcine sur les races anglaises d'Essex, de Berkshire et d'Yorkshire, mais exceptionnellement. C'est au même titre exceptionnel que nous parlons de celles que nous avons constatées dans l'espèce canine, sur les races de forte taille, Terre-Neuve et Saint-Bernard.

Quant à l'espèce chevaline, en partant de considérations théoriques et en assimilant le régime des chevaux de courses à celui des ruminants qu'on force, quelques auteurs ont conclu à la précocité du thorough-bred. L'un de nous a étudié tout particulièrement ce point, d'abord sur les chevaux amenés sur l'hippodrome lyonnais en commun avec H. Toussaint, et plus tard sur un certain nombre de pièces osseuses préparées dans son laboratoire. Jusqu'ici il n'a rencontré aucun pur sang précoce. D'ailleurs, l'alimentation n'est pas le seul facteur de la précocité, il faut y joindre le repos ou un exercice modéré; or, les fatigues de l'entraînement ne répondent point à cette obligation. D'autre part, l'espèce chevaline est l'une des moins malléables dans le faisceau de celles qui ont été domestiquées, c'est une considération théorique qui porte à penser qu'on n'y trouvera que des cas individuels et rares de précocité. On aura plus de chances, semble-t-il, de les rencontrer dans les grosses races du Nord ou dans les métis entretenus pendant les deux ou trois premières années de leur vie dans d'excellents pâturages, à la façon des bœufs, que dans les autres groupes. C'est sans doute de cette façon qu'il faut interpréter la sortie simultanée vers le cinquantième mois des mitoyennes et des coins observée quelquefois sur les jeunes chevaux des pâturages de Normandie.

En résumé, sur le champ de la pratique, il n'y a utilité et nécessité de songer aux modifications possibles apportées au chronomètre dentaire par la précocité que pour les bœufs, les moutons et les porcs.

§ 4. DE LA MANIÈRE D'EXAMINER LES DENTS

L'action d'ouvrir la bouche d'un animal pour en faire l'exploration se nomme *emboucher*. L'examen des dents comporte nécessairement cette opération.

Si le cheval est attaché, on peut faire l'observation sans aide ; il y a habituellement avantage à le faire sortir de l'écurie et à le mettre en pleine lumière afin de mieux saisir les détails de la denture. Dans ce dernier cas, un aide est nécessaire qui le maintient immobile, à l'aide d'un licol seul ou en se servant d'un tord-nez s'il est de caractère difficile. Parfois, on fait lever un pied de l'animal par un second aide.

L'observateur se place alors un peu à gauche du sujet; de la main droite il soulève la lèvre supérieure, abaisse l'inférieure avec la gauche et il examine la face antérieure des incisives afin de voir à quelle dentition elles appartiennent, si elles sont d'une seule ou de deux sortes, si leur pousse a été normale, si elles ne sont point usées irrégulièrement par suite de tic, si elles n'ont pas été l'objet d'un travail frauduleux de la part de maquignons. Cela fait, les lèvres sont abandonnées et on introduit dans l'espace interdentaire la main droite, on saisit sans brutalité la langue et on l'attire avec précaution au dehors et sur le côté. La main gauche ou bien est appuyée sur le chanfrein pour empêcher l'animal d'avancer, ou bien abaisse la lèvre inférieure. L'examinateur observe alors très attentivement la table des incisives, l'état des crochets et celui des prémolaires d'abord à la mâchoire inférieure, puis à la mâchoire supérieure quand il veut se contrôler.

L'examen des molaires, surtout des arrière-molaires, ne peut pas se faire sur le vivant d'une façon suffisamment commode et précise pour entrer dans la pratique courante, mais quand on veut juger de l'âge de sujets dont on autopsie les cadavres ou dont les squelettes sont conservés dans les collections, c'est un moyen à ne pas négliger. Sur le vivant, on examine les arcades molaires plutôt pour s'assurer de l'état de la surface de frottement et se renseigner sur la façon dont l'animal exécute la mastication qu'en vue de la connaissance de l'âge.

L'exploration de la dent du bœuf peut rarement se faire à seul ; ce n'est que quand l'animal est à l'attache qu'on peut l'essayer, en abaissant la lèvre inférieure de la main gauche et en introduisant quelques doigts de la droite dans la bouche pour la faire ouvrir, mais le plus souvent le bœuf secoue la tête, se jette de côté et pourrait blesser l'explorateur. Il est préférable et souvent indispensable d'avoir un aide vigoureux et habitué à tenir les bêtes bovines. Il se place du côté gauche de l'encolure, tient la corne de ce côté de la main gauche, passe le bras droit entre les cornes, suit le front et le chanfrein et saisit les narines de façon à immobiliser aussi solidement que faire se peut le sujet à examiner en lui tenant la tête relevée. L'observateur n'a qu'à se placer en avant et à faire comme il a été indiqué ci-dessus.

Lorsqu'on se trouve en présence de bêtes difficiles et surtout de taureaux, on recourt aux mouchettes qu'on applique à la terminaison de la cloison nasale et que l'aide tient de la main droite.

L'examen des dents du dromadaire n'est pas des plus commodes ; il faut faire accroupir l'animal, l'entraver et le maintenir dans cette situation par un ou plusieurs aides. On saisit alors vigoureusement les deux lèvres et on porte la tête, en ployant l'encolure, jusqu'au contact de la bosse ; grâce à ce point d'appui on peut procéder tranquillement à l'inspection de la bouche, en ayant soin toutefois d'éviter les jets de salive que l'animal lance, en sifflant, à plusieurs mètres.

Pour explorer la bouche du mouton, un aide n'est pas indispensable, mais comme on a généralement, pour cette espèce, un assez grand nombre de bêtes à examiner dans la même séance, un auxiliaire fait gagner du temps. Est on seul, on saisit l'animal par un membre, on l'enjambe, on le tient serré, chaque jambe appuyée solidement contre les épaules; on se penche en avant, le bout de la face est pris de la main gauche, on introduit le pouce droit dans la bouche et avec les autres doigts, on abaisse la lèvre inférieure. Si l'on est aidé par un auxiliaire, celui-ci tient le mouton en l'enjambant comme il vient d'être dit, l'observateur se place en face et opère comme pour le bœuf, mais avec beaucoup plus de facilité.

Quant il s'agit du chien, l'observateur ne doit l'emboucher directement et seul que s'il lui appartient ou s'il est entre les mains de personnes amies dont il fréquente la maison et dont les animaux ne sont pas effarouchés par son arrivée. En toutes autres circonstances, il faut laisser au propriétaire le soin d'ou-vrir la bouche de son chien. L'ampleur de l'ouverture buccale et la finesse des lèvres rendent l'exploration et l'observation des dents choses faciles.

De tous les animaux, le porc est celui dont l'examen de la dent est le plus ennuyeux. Très indocile et poussant des cris aigus aussitôt qu'on le saisit, il serre les mâchoires quand on veut lui ouvrir la gueule; la force de sa tête et de son encolure est grande; toutes circonstances qui créent des difficultés ou tout au moins des ennuis. Heureusement que le peu de temps qu'on le laisse vivre habituellement fait qu'on a rarement besoin d'examiner ses dents; quand son existence est pro-longée, le crochet qui soulève la lèvre peu à peu donne approximativement son âge sans qu'il y ait nécessité d'emboucher. Mais s'agit-il d'animaux de grand prix ou des circonstances spéciales nécessitent-elles de connaître très exactement l'âge, des aides sont indispensables. Ils jettent l'animal à terre, l'y maintiennent, puis l'un d'eux, à l'aide d'un bâillon introduit dans la bouche, tient celle-ci suffisamment ouverte pour que l'observateur puisse examiner les dents à loisir et sans danger.

Les manœuvres prolongées nécessaires pour placer et maintenir le porc en décubitus ont l'inconvénient de laisser à la surface du corps des taches ecchymotiques quelquefois très larges, couleur lie de vin, dont à juste raison les propriétaires redoutent l'apparition. Elles exigent, en outre, plusieurs aides. Pour éviter l'abatage, Bardonnet des Martels a conseillé le moyen suivant :

« Si l'on opère sur un porc d'un an ou au-dessous, un aide doit suffire pour le contenir, dès qu'il l'a saisi par les deux oreilles, mais il en faut plusieurs si l'on a affaire à une bête plus âgée, à un verrat ou à une vieille truie. Dans ce cas, un des aides doit s'emparer d'un membre postérieur, en plaçant ses mains en dessus du jarret, tandis qu'un autre saisit les deux oreilles. Ainsi pris, l'animal pousse des cris qui permettent à l'opérateur de passer dans la bouche l'anse d'une corde de chanvre qui forme nœud coulant, laquelle aura 1 centimètre de grosseur et 2 mètres de long. L'anse de la corde devra être assez grande pour embrasser la mâchoire supérieure ; elle prendra son point d'appui derrière les crochets, ce qui l'empêchera de s'échapper de la bouche. Ainsi plus le porc fera d'efforts pour se soustraire à cette étreinte, plus il serrera le lacs qui le retient. La contention sera d'autant plus efficace que la corde sera constamment tenue tendue par l'aide ou sera fixée à un piton ou à tout autre objet immobile, ce qui permettra à l'opérateur d'agir en toute liberté. »

L'animal ainsi contenu, la bouche est maintenue ouverte, à l'aide d'un bâillon, comme il a été dit ci-dessus. Le plus commode est une planchette de 0,05 de large qu'on engage entre les mâchoires déjà éloignées l'une de l'autre par l'action de la corde ; on la glisse également derrière les crochets. On se place du côté le plus commode et on examine la bouche sans gêne et sans hâte.

CHAPITRE II

DOCUMENTS HISTORIQUES

A quelle époque et en quel pays l'homme chercha-t-il d'abord à se rendre compte de l'âge des animaux domestiques? Il est probable que les peuples de l'Asie et de l'Egypte chez qui fleurirent les premières civilisations s'en occupèrent, car le bétail était l'une de leurs richesses et vraisemblablement déjà l'objet de transactions; comme l'âge est un des éléments importants de l'évaluation d'un tel capital, on dut s'ingénier de bonne heure à trouver des signes qui permissent de l'apprécier. D'autre part, on offrait en sacrifices aux dieux des animaux qui devaient être dans des conditions particulières; second motif pour s'enquérir de leur âge.

A défaut de certitude assise sur des documents écrits, nous basons les probabilités sur ce que, au moment où l'histoire s'ouvre chez les Grecs, héritiers de ces antiques civilisations et que tant de liens rattachaient à l'Orient, nous y trouvons des renseignements sur la connaissance de l'âge présentés, non comme le résultat d'observations personnelles et récentes, mais comme quelque chose de tombé dans le domaine public.

Ces données, comme toutes les autres, ont commencé par être rudimentaires, vagues et noyées dans des erreurs. Il n'est ni sans intérêt ni sans quelque charme de suivre pas à pas l'évolution des connaissances humaines sur ce point, si modeste qu'il soit, et de voir comment elles se sont agrandies, épurées, précisées.

I. Période gréco-romaine. — Hippocrate a noté sur l'enfant la chute et le remplacement des dents de lait et il a indiqué que ce remplacement a lieu de sept à quatorze ans ; mais, pas plus à propos des dents que de plusieurs autres organes, il ne fait d'excursions sur le domaine de l'anatomie comparée. Il est du reste fort peu probable que la priorité de l'observation du remplacement des dents de l'enfant lui appartienne ; avant lui l'anatomie avait été cultivée et quand nous apprenons, par exemple, qu'Empédocle avait déjà découvert le labyrinthe de l'oreille, chose assurément plus délicate à suivre que ce qui concerne la dentition, nous sommes enclins à penser que la marche de celle-ci ne lui avait point échappé.

Avec Xénophon, nous avons la preuve que de son temps (400 av. J.-C.) on s'appuyait sur les dents pour connaitre l'âge du cheval. En effet, dans son livre *De l'équitation*, parlant des connaissances indispensables à qui veut faire achat d'un cheval, il dit : « Qu'il sache d'abord son âge au juste, car le cheval qui n'a plus les dents qui marquent — ὁ γὰρ μηκέτι ἔχων γνώμονας — ne donne pas d'espérance pour la suite [1] ». Xénéphon n'entre dans aucun autre détail, mais en se contentant de dire qu'il y a des dents indicatrices, des *gnomones* (γνώμονας, de γινώσκω,

---

[1] Xénophon, *Œuvres complètes*, traductions revues de Pessoneaux, t. I, *De l'Équitation*, chap. iii.

connaître, juger), il nous apprend implicitement qu'il s'agissait
là d'une connaissance vulgaire et non d'une notion restée
dans le mystère des temples et apanage de quelques initiés.

Aristote donne le bilan des connaissances de son époque sur la
question de l'âge, mélange de bonnes observations et d'erreurs :
« L'homme, dit-il, perd ses dents comme les perdent aussi
d'autres animaux, par exemple le cheval, le mulet et l'âne. Il
perd ses dents de devant, mais il n'y a pas un seul animal qui
perde ses molaires. Le porc ne perd aucune de ses dents ; pour
le chien, la question fait doute ; les uns croient qu'il ne perd
jamais une seule de ses premières dents, d'autres assurent qu'il
ne perd que les canines. Nous avons observé qu'il perd les
dents comme nous, seulement on ne s'en aperçoit pas, parce
qu'il ne les perd point avant que d'autres pareilles soient poussées à leur place [1]. »

Plus loin, il entre dans des détails circonstanciés : « Le
cheval a quarante dents ; à trente mois, il perd les quatre premières, deux en haut, deux en bas ; un an après, il en perd
quatre autres, et, après une autre année, il en perd quatre autres
de la même façon. A quatre ans et six mois, il n'en perd plus.
Le cheval et le mulet sont dans toute leur vigueur après la chute
des premières dents. Une fois qu'ils les ont perdues, il n'est plus
facile de savoir leur véritable âge, aussi dit-on qu'on a une
indication exacte tant que le cheval n'a pas remplacé ses dents,
mais qu'on n'en a plus quand il les a perdues Généralement,
c'est par la canine, après la chute des dents caduques, qu'on
connaît l'âge du cheval. Dans les chevaux de selle, la canine est
petite à cause du mors qui l'use ; pour les chevaux qu'on ne
monte pas, elle est grosse et dégagée ; dans les jeunes, elle est
petite et pointue.

---

[1] Aristote, *Histoire des animaux*, liv. II, chap. iii, § 16.

« Les premières dents de l'âne tombent à trente mois, les secondes six mois après, puis viennent les troisième et les quatrièmes *(sic)* qui tombent après le même intervalle. Ce sont les quatrièmes qu'on appelle les gnomones ou marques.

« Le bœuf perd ses dents à deux ans ; il les perd, non toutes à la fois, mais successivement comme le cheval.

« C'est aux dents qu'on peut connaître si les chiens sont jeunes ou âgés. Chez les jeunes, elles sont blanches et pointues, chez les vieux elles sont noires et émoussées. Dans le cheval c'est le contraire de ce qu'on voit dans les autres animaux ; en vieillissant, ceux-ci ont les dents plus noires, seul le cheval les a plus blanches [1]. »

En résumé et abstraction faite des erreurs, on voit qu'Aristote enseignait le moyen de reconnaître avec certitude l'âge du cheval et du mulet jusqu'à quatre ans et demi, c'est-à-dire jusqu'au moment de la chute des coins qui sont pour lui les gnomones. Il indique également avec précision la date de la chute des premières incisives de lait, chez le bœuf. Il est fort obscur en ce qui concerne la dentition de l'âne, très vague et incomplet pour celle du chien.

D'Aristote, il faut arriver aux agronomes latins pour trouver de nouvelles notions sur l'âge. Varron et Columelle ont consacré quelques mots à ce sujet.

La première condition pour faire de bonnes acquisitions, dit Varron, est de savoir, pour chaque espèce, quel âge doit avoir le bétail qu'on achète et il donne pour le cheval les indications suivantes : « A deux ans et demi, le cheval prend les dents médianes, deux en haut, deux en bas. A quatre ans, il en prend quatre autres, à côté des précédentes, et celles qu'on appelle

---

[1] Aristote, *Histoire des animaux*, liv. VI, chap. XXII, § 4, 9, 10, chap. XXI, § 6, chap. XXIII, § 1.

columellaires commencent à lui pousser ; au commencement de
la cinquième année, il perd de même les deux canines qui
repoussent ensuite et prennent leur entier accroissement
pendant la sixième année. De sorte qu'à sept ans les dents ont
repoussé au complet. Passé ce temps, on ne peut plus reconnaître l'âge. [1]»

La traduction de ce passage et le sens à donner à deux
expressions qui s'y trouvent nous ont longtemps arrêtés, car
nous ne pouvions nous appuyer sur la façon dont elles ont été
traduites par des littérateurs, du plus grand mérite assurément,
mais dont aucun n'avait de compétence spéciale sur le sujet qui
nous occupe.

Quelles sont les dents que Varron appelle columellaires, et
celles qu'il qualifie de canines répondent-elles réellement à
celles qu'on désigne sous ce nom aujourd'hui? Diverses considérations [2] nous ont fait admettre que, par dents columellaires,
il parle des crochets ; on voit qu'il en fixe l'apparition à
quatre ans, ce qui est en effet la moyenne de leur date d'apparition. A notre avis, il qualifie de canines les incisives que nous
nommons coins aujourd'hui. Cette dénomination, cause de confusion, a persisté assez longtemps, ainsi qu'on va le voir.

Columelle qui est, de beaucoup, le plus instruit des Latins qui
écrivirent sur l'agronomie, ne manqua point de s'occuper aussi
de l'âge du cheval, il le fit dans les termes suivants [3]: « Les signes
auxquels on reconnaît l'âge du cheval changent à mesure que le
corps prend des années, car à deux ans et demi, ses incisives
supérieures et inférieures tombent; dans sa quatrième année,
celles qu'on appelle canines sont, après leur chute, remplacées
par d'autres. Vers l'arrivée de la sixième année, il perd ses

---

[1] Varron, *De Re rustica*, liv. II, § 7.
[2] Voyez Isidore, de Séville, *Originum libri vigenti*, liv. XI, chap. i.
[3] Columelle, *De Re rustica*, liv. VI, § 29.

molaires supérieures, *intra sextum deinde annum molares superiores cadunt*, et, quand la chute est accomplie, les remplaçantes se mettent à niveau. »

Ce qui a été dit plus haut empêchera qu'on s'étonne de voir Columelle, après Varron, se servir malencontreusement du vocable canines — *qui canini appellantur* —, pour désigner les coins. Il ne faut pas laisser passer inaperçue, dans cet agronome, la mention de la chute de molaires. Assurément, elle est vague, puisqu'aucune distinction n'est faite entre les caduques et les permanentes, et la désignation de l'époque de la chute est erronée. Mais ce n'est pas rien, néanmoins, d'avoir fait une observation qui détruisait une affirmation aristotélique dans laquelle la croyance était générale et persista jusqu'au xviiie siècle de notre ère.

Pline ne fait que compiler ce qu'ont dit Aristote et Varron, en n'omettant aucune des croyances erronées du temps relativement aux molaires, aux dents du porc, du chien et du cheval châtré. Il dit qu'on trouve des indices dans d'autres parties du corps, et, à propos de la chèvre, il avance qu'on en peut reconnaître l'âge « par l'accroissement successif des nœuds des cornes[1] ».

Pendant les quatre siècles qui s'écoulèrent ensuite jusqu'à la chute de l'empire romain, il y avait à voir si ceux qu'on appelle les hippiatres grecs ont quelque peu étendu le domaine dont il est question ici, mais les parties de leurs œuvres qui sont parvenues jusqu'à nous n'ont été rassemblées que plus tard. Nous les examinerons à la date de leur publication.

Presqu'à l'époque de l'établissement définitif des Barbares en Italie, c'est-à-dire au milieu du ve siècle, vivait P. Végèce, qui publia un traité d'art vétérinaire. A propos de l'âge, on y

---

[1] Pline, *Histoire naturelle*, liv. VIII.

lit tout ce qui a déjà été relaté de la chute et du remplacement des incisives de lait, ainsi que de la chute des molaires, avec la mention suivante en plus : « Dans le courant de la sixième année, les dents remplacées en premier lieu s'égalisent; à sept ans toutes sont de même niveau et il y a commencement d'excavation — « *septimo omnes explentur egualiter at ex eo cavatos habere incipiunt dentes* [2] ».

En résumé, pendant la période gréco-romaine on agrandit, faiblement il est vrai, l'héritage légué par l'époque protohistorique. L'état dit gnomonique, c'est-à-dire la chute et le remplacement des incisives, était connu ; Varron y ajouta la date de l'éruption des crochets, Columelle parla de la chute des molaires, et avec Végèce on voit poindre l'indication, encore bien vague, du rasement des dents.

L'état des connaissances odontologiques des peuples vaincus par les Romains et de ceux qui les vainquirent à leur tour nous échappe. Lacune regrettable, car il nous eût été agréable de savoir si nos ancêtres les Gaulois, que tous les témoignages représentent comme grands amateurs de chevaux et excellents cavaliers, possédaient des moyens de s'éclairer sur l'âge de leurs montures et s'il en était de même en ce qui concerne le bœuf, dont les Francs, les Northmans et les Saxons faisaient davantage usage que du cheval.

II. Période du moyen age. — Sur les ruines de l'empire d'Occident, de nouvelles nationalités se constituent, issues du mélange des peuples envahisseurs et des autochtones, tandis que, dans l'Europe orientale, l'empire de Byzance, héritier débile de la civilisation gréco-romaine se soutient péniblement jusqu'au jour où un élément plein de sève et de fanatisme, l'élément

---

[1] Publius Vegetius, *Artis veterinariæ sive mulo medicinæ libri quatuor*, liv. IV, chap. v.

musulman, qui s'est déjà signalé par ses incursions en Europe, vient le renverser (1453). Jetons un coup d'œil chez les uns et les autres.

a) *Europe occidentale*. — Tout a été dit sur le rôle important que jouait le cheval dans la société féodale; il était tel que, la production européenne étant insuffisante, on en importait d'Orient. Il semblerait donc que, si l'on s'occupait peu des autres animaux de la ferme, on eût dû s'attacher à bien connaître l'âge des chevaux, tout au moins de ceux qui tenaient une place de premier ordre dans la vie féodale, les palefrois et les destriers. Aussi ne dissimulerons-nous point combien nous avons été déçus quand, compulsant des documents de l'époque, nous n'y avons rien trouvé de relatif à ce sujet. Et pourtant les « livres de raison » où nos aïeux détaillaient les choses de leur vie journalière sont nombreux, les inventaires d'écuries royales, seigneuriales ou monacales non moins multipliés et précis; on y trouve l'origine et le signalement des chevaux, mais l'âge n'est point indiqué[1].

Les connaissances acquises précédemment ne s'étaient-elles point transmises, par contact, des Romains aux Barbares ou avaient-elles été perdues dans le cataclysme qui avait brisé l'empire? Nous ne le croyons pas, car on en retrouve la trace dans les productions littéraires de l'époque. C'est ainsi que dans un roman en vers de Gauthier d'Arras, intitulé *Erade* et composé vers 1160, il est parlé d'un poulain « ki quatre dens encore tenoit », ce qui doit être traduit, d'après M. le professeur Clédat, par : qui avait encore quatre dents de lait. Un poète du XIVᵉ siècle, Eustache Deschamps, dans une ballade concernant « les diverses espèces de chevaux », conseille de choisir

---

[1] Voyez en particulier l'*Inventaire des écuries du roi Louis le Hutin, in* F. Michel, *Du passé et de l'avenir des haras*, Paris, 1860, p. 37 et suiv.

un cheval « faiz du dent », c'est-à-dire qui a remplacé toutes ses dents de lait.

Il semble donc que, au moyen âge comme chez les anciens, la date de la chute et du remplacement des dents de lait était de connaissance courante, mais qu'on n'allait pas au delà. « C'est également ce qui ressort de la lecture du *Traité d'agriculture* de Pierre de Crescenzi, livre composé vers 1260. Il indique l'époque du remplacement de chacune des paires d'incisives en se contentant d'ajouter qu'on appelle poulain de premier mors celui qui a remplacé les pinces, de deuxième mors celui qui a pris les mitoyennes, et de troisième celui qui a pris les dents qu'il appelle les carrées *(quadrati[1])*.

En résumé, pendant le moyen âge, dans l'Europe occidentale, pas d'accroissement des données acquises antérieurement.

b) *Empire byzantin.* — Il en fut de même dans l'Europe orientale. Deux ouvrages résument les connaissances de l'époque sur l'agriculture, la science du bétail et l'art vétérinaire : ce sont les *Géoponiques* et les *Hippiatriques*, compilations exécutées par les ordres et sous le règne de Constantin Porphyrogénète.

Dans les *Géoponiques* (liv. XVI, chap. i), il n'est question que de l'âge du cheval, et ce qu'on y lit n'est que la répétition de ce qui fut dit antérieurement par Végèce.

Les hippiatres grecs non seulement n'ajoutent rien à ce qu'on savait, mais ils avancent que les dents ne donnent pas des renseignements exacts, qu'il faut se garder de s'en rapporter uniquement à elles et avoir recours à d'autres signes, particulièrement à l'épreuve par la peau dont avaient parlé Aristote et Pline.

---

[1] P. de Crescenzi, *Opus ruralium commodorum libri duodecim,* traduit sous le titre de : *Prouffits champestres et ruraux.*

c) *Les Arabes.* — De tout temps les Arabes ont été renommés pour leur goût du cheval et leur pays fut pour l'Europe féodale une pépinière de destriers. Ils avaient également du penchant pour l'hippiatrie, et cette aptitude leur était si bien reconnue que divers documents apprennent que, pendant les XIIe et XIIIe siècles, on employait des vétérinaires sarrazins en France [1].

Le savoir des Orientaux en odontologie était-il plus étendu que celui des peuples de l'Europe? Jusqu'au XIIe siècle il semble que non ; nous possédons en effet, datant de cette époque, un livre qui résume leurs connaissances agricoles et zootechniques, c'est le *Traité d'agriculture* d'Ibn-al-Awam. On y trouve la répétition des données d'Aristote sur l'âge du bœuf, et, si l'époque d'apparition des incisives de lait du poulain est sérieusement et exactement notée, on ne dépasse pas la période gnomonique des anciens [2].

Mais l'Islam n'avait point encore immobilisé l'esprit de ses adeptes, et, dans les deux siècles qui suivirent, on chercha à aller plus loin. On trouve dans *le Naceri,* traité d'hippologie et d'hippiatique arabes publié par Abou-Bekr, des détails concernant l'âge du cheval, du chameau, du mouton et de la chèvre.

Relativement à celui du cheval, Abou-Bekr, après avoir exposé les données connues sur le renouvellement des incisives, ajoute : « Lorsque le cheval est entré dans sa sixième année, il paraît, sur l'extrémité des pinces, des stries ou lignes noires et minces, allongées dans le sens de la longueur des dents. Dans la septième année, le même fait se produit sur les mitoyennes. Ces lignes noires disparaissent des pinces quand l'animal prend sa huitième année ; ces lignes sont remplacées

---

[1] F. Michel, *loc. cit.*, p. 75.

[2] Ibn-al-Awam, *Le livre d'Agriculture*, traduction Clément-Mullet, t. II, 2e partie, art. 14.

par d'autres d'une teinte de miel, entre le roux et le rouge, et
elles ont une nuance rougeâtre jusqu'à la fin de la neuvième
année. Ce même changement s'accomplit sur les mitoyennes
dans la dixième année et sur les coins à onze ans ; jusqu'à
la fin de la onzième année, cette coloration dentaire des coins
ne disparaît pas. Lorsque l'animal est dans sa douzième année,
les pinces prennent des stries jaunâtres ; à quatorze ans, ces
stries se tracent sur les coins [1]. »

Et Abou-Bekr suit le cheval d'année en année, s'efforçant
de donner des signes révélateurs de l'âge pour chacune d'elles.
Nous ne l'accompagnerons pas sur ce terrain, parce que nous
comprenons mal ce dont il parle, ce qui tient peut-être en partie
aux difficultés de bien traduire sa pensée en notre langue, et
aussi parce qu'il schématise beaucoup trop en une matière où
la contingence et les variations ont leur part.

Nous avons voulu mettre en relief le désir qu'avaient
les Arabes de pouvoir aller plus loin dans la connaissance
de l'âge des animaux qu'on le faisait avant eux. Ils se
servaient des notions qu'ils possédaient en cette matière pour
tromper sur l'âge des chevaux qu'ils vendaient ; ils « scient,
liment ou usent les dents » des animaux vieillis, pour les
rajeunir aux yeux des acheteurs inexpérimentés, dit Abou-
Bekr. Cette tradition ne s'est nullement perdue et aujourd'hui
comme autrefois, les marchands de Perse, de Mésopotamie,
d'Arabie et de Syrie, travaillent la dent et sont experts en l'art
de dissimuler les marques d'un grand âge.

Abou-Bekr dit que la détermination de l'âge de l'âne et du
mulet se fait d'après les mêmes bases que celles du cheval ;
quant à celle du chameau, il donne les règles suivantes :

---

[1] Abou-Bekr, *Le Naceri*, traduction de M. Perron, Paris, 1859,
t. II, p. 54.

« Les premières dents se complètent dans le mois de la naissance. Les incisives se changent après deux ans ; mais si
l'animal est issu de parents jeunes, il ne jette ses premières
dents qu'à trois ans. A quatre ans, il change les dents quater--
naires ou à cinq ans s'il est de pur sang. Il dépose les dents
qui suivent les quaternaires à six ans. A huit ans, le chameau
a pris ses canines. » Pour la première fois, nous trouvons des
renseignements relatifs à la chèvre et au mouton, mais l'auteur
arabe est très bref à ce sujet et il s'exprime de façon qu'il est
permis de croire que les mutations des incisives de cet animal
étaient choses connues. Il ne spécifie pas l'époque de la chute
des pinces et des coins de lait, il écrit seulement que, quand
l'animal entre dans sa quatrième année, on le reconnaît à ce
qu'il perd les dents situées « entre celles de devant et les
coins ».

En somme, dans la période dont il vient d'être question, on
fit cesser la confusion existant dans l'appellation des dernières
incisives et des canines, en dénommant les premières *quadrati,
dents carrées* ou mieux *dents de carre* (CARRE, vieux mot
français synonyme d'angle), c'est-à-dire dents de coin ou
d'angle, d'où par abréviation, le nom de coins qui leur fut
donné dans la suite. On chercha, d'une façon un peu empirique, à
aller au delà de la période gnomonique pour le cheval et on
traça quelques règles pour l'âge du chameau et du mouton.

III. Période moderne. — Dans le courant du xvie siècle,
le goût du cheval ou plus exactement d'une équitation passable-
ment conventionnelle se répandit, et des « Académies d'équitation » fleurirent en divers pays, mais les écuyers du moment ne
firent nullement avancer l'odontologie. Le seul écrivain spécia-
liste de ce siècle qui soit à signaler, Jean Ruel, n'a donné qu'une
compilation des hippiatres grecs, sans addition personnelle.
Au début du xviie siècle, paraît la *Maison rustique*, par Olivier

de Serres. Quelques lignes, réédition des connaissances vul-
gaires de l'âge du cheval jusqu'à six ans, constituent tout ce
qui concerne notre sujet.

En 1607, Horace de Francini publie un livre sur l'hippiatrique. Il répète ce qui est connu des dents gnomoniques, mais
il ajoute que, « au troisième et quatrième an, le cheval mue,
comme plusieurs fois avons veu, aucunes mascelières de dessus
lesquelles à la similitude de celles de l'homme, sont petites et
sans racine [1] ».

Jean Tacquet nous apprend qu'en 1614 c'était déjà en
Europe une pratique connue de raccourcir, limer et ajuster les
dents des chevaux, mais il n'ajoute rien aux données antérieures [2].

L'anatomie vint donner aux connaissances précédentes une
base plus solide et une précision plus grande. Carlo Ruini
publia, en 1626, l'*Anatomie du cheval*. Il dit que les deux
dents molaires les plus voisines des canines sont caduques —
*et questi denti mascellari mutati e cavalle nel terzo et
quarto anno contra l'opinione di molti* [3]. Il reconnut donc,
vingt ans après l'indication de Francini, qu'à trois et quatre
ans des molaires tombent et sont remplacées ; mais il eut le
mérite de spécifier avec justesse quelle est la place de ces
molaires, ce qui était resté dans le vague d'après les indications
de Columelle, puis de Francini.

Markam fait paraître vers 1650 un livre d'hippologie et
d'hippiatrie dans lequel il réédite ce qui avait été dit avant
lui, erreurs comprises, telles que celles qui concernent la
chute des canines. Il indique quelques moyens pour diagnosti-

---

[1] Horace de Francini, *Hippiatrique*, liv. I, chap. VII.

[2] J. Taquet, *Philippica ou haras de chevaux*, Anvers, 1814.

[3] Carlo Ruini, *Anatomia del Cavallo, infermità e suoi rimedii*,
Venetia, 1626, liv. I, chap. XLI.

quer l'âge jusqu'à treize ans, mais ils sont très vagues et souvent erronés[1].

De Solleysel est plus précis et les données qu'il a fournies pour connaître l'âge du cheval jusqu'à huit ans révèlent un observateur sérieux. Il recommande tout particulièrement l'examen des coins à partir du moment de leur remplacement. Quand le cheval prend six ans, dit-il, ils sont creux et noirs dans le milieu et leur hauteur en dehors de la gencive est de l'épaisseur du petit doigt; à six ans faits, le creux noir a diminué et la dent s'est allongée; à sept ans, elle est longue de l'épaisseur du doigt annulaire et le creux a fort diminué; à huit ans il a disparu, il y a rasement[2]. Il fait connaître avec détail les particularités présentées par les chevaux bégus, les ruses des maquignons et il nous apprend qu'en Espagne, quand il s'agissait de chevaux de prix, on en faisait constater l'âge, alors que cela était facile par la présence de dents de lait, par un notaire qui dressait acte de la constatation. Il note avec soin la date d'apparition des crochets et leur usure sous l'influence du mors.

De la Guérinière[3] n'ajoute rien aux données ci-dessus. Garsault, sans étendre le champ de la chronométrie, précise l'ordre d'apparition des coins et des crochets aux mâchoires supérieure et inférieure[4]. Gaspard de Saunier n'agrandit pas la connaissance de l'âge du cheval au delà de huit ans, mais il complète Solleysel en recommandant de suivre le rasement successif des pinces, des mitoyennes et des coins[5].

Bourgelat et Lafosse n'apportèrent rien d'essentiel à la chro-

---

[1] Markam, *Nouveau et sçavant Mareschal*, traduction de 1666.

[2] De Solleysel, *Le parfait Mareschal*, Paris, 1713. La 1re édition est de 1664.

[3] De la Guérinière, *Ecole de cavalerie*, Paris, 1751.

[4] De Garsault, *Le nouveau parfait Mareschal*, 1760.

[5] Gaspard de Saunier, *La parfaite connaissance des chevaux*, La Haye, 1734.

nométrie chez le cheval ; le premier nia même l'existence des molaires caduques[1]. Le second ne tomba point dans cette erreur dont l'éloignèrent sans doute les études qu'il fit sur la formation des dents pendant la vie fœtale et qui sont remarquables pour son époque. Il indique que les chevaux ont trois prémolaires caduques et il relève avec précision le moment de leur chute et de leur remplacement[2].

Bien qu'il se soit tenu sur le terrain de l'anatomie pure, Tenon doit être mentionné ici, car ses recherches et ses préparations odontologiques ont donné à cette partie des connaissances hippiques une précision qu'elles n'avaient pas encore atteinte. Il a mis hors de contestation que trois molaires sont caduques, comme le constatait Lafosse de son côté. En démontrant que les dents poussent constamment, pendant toute la durée de la vie du cheval, il dirigea ceux qui vinrent après lui sur la voie de travaux dont il nous reste à parler[3].

IV. DIX-NEUVIÈME SIÈCLE. — L'historique ci-dessus démontre que, jusqu'au début de notre siècle, on n'avait de certitude pour la connaissance de l'âge du cheval que jusqu'à huit ans. Quant aux autres animaux de la ferme, il en est à peine fait mention sauf une exception. Il s'agit des indications de Daubenton sur l'âge du mouton qu'il suit jusqu'à cinq ans[4].

Pessina, de Vienne, apporta un appoint très important et qui recula les limites de la chronométrie du cheval. Il appela l'attention sur la forme que prennent successivement les incisives par les progrès de l'âge ; il établit, d'après cette forme, des périodes annuelles et même moins longues, de huit à vingt ans et au delà. Il distingua des périodes d'ovalité, de rotondité,

---

[1] Bourgelat, *Eléments d'Hippiatrique*.
[2] Lafosse, *Cours d'Hippiatrique*, p. 29, Paris, 1797.
[3] Tenon, *Mémoires de l'Institut*, t. I, 1772.
[4] Daubenton, *Instruction pour les Bergers*.

de triangularité et de biangularité[1]. Le mémoire de Pessina fut un grand progrès ; néanmoins ses indications ont une précision qui n'existe pas dans la réalité et qui se trouve en défaut sur le terrain de la pratique. Elles avaient besoin d'un complément ; il a été fourni par Girard fils qui, utilisant des matériaux en partie rassemblés par son père, a montré tout le parti qu'on tire en suivant la destruction du cornet dentaire et l'usure de la partie coronaire de la dent qui fait apparaître l'étoile dentaire[2]. Il n'y a que justice à répéter avec Lecoq que « ce n'est réellement que depuis la publication du mémoire de Girard que nous possédons des connaissances certaines, autant qu'elles peuvent l'être, sur l'âge du cheval au-dessus de huit ans[3]. » Après ce travail, il ne restait qu'à compléter certains points et à élucider quelques obscurités, ce qu'ont fait Lecoq, Bouley et Reynal[4], Mayhew[5], MM. Goubaux et Barrier[6]. Ces derniers auteurs ont publié de nombreuses gravures qui n'ont pas peu contribué à vulgariser la connaissance de l'âge du cheval. L'un de nous a fixé les dates d'éruption des canines et des molaires sur lesquelles régnait encore quelque incertitude[7].

Jusqu'au début de ce siècle, à part les observations des Arabes

[1] Pessina, *Sul modo di conoscere dai denti l'età dei cavalli*, traduit de l'allemand par L. Ferreri et revu par G. A. Cross, Milan, 1831.

[2] Girard fils, Mémoire sur les moyens de reconnaître l'âge du cheval (*Recueil de médecine vétérinaire*, 1824, p. 5, 85 et 221).

[3] Lecoq, *Traité de l'extérieur du cheval*, 8ᵉ édition, Paris, 1876, p. 397.

[4] Reynal, art. AGE, du *Nouveau dictionnaire de médec. chirurg. et hyg. vétér.*, t. I.

[5] Mayhew, *The horse's mouth showing the age by the teeth*, Londres.

[6] Goubaux et Barrier, *Traité de l'extérieur du cheval*, 2ᵉ édition, Paris, 1890.

[7] F.-X. Lesbre, Observations sur les dents et les mâchoires des Solipèdes (*Journal de l'Ecole vétérinaire de Lyon*, 1892).

sur l'âge du chameau et celles de Daubenton sur celui du mouton, on s'était peu occupé des autres espèces et on avait simplement réédité les quelques notions léguées par les anciens. Le cheval absorbait toute l'attention, on ne faisait guère que de l'hippotomie, de l'hippologie et de l'hippiatrie. Peu à peu, les conditions économiques changèrent, la production de la viande, de la laine, du lait, entra de plus en plus dans les combinaisons de l'économie rurale, et le capital représenté par les espèces autres que le cheval commença à subir un accroissement qui ne s'est pas arrêté depuis. Les raisons qui avaient poussé à la recherche de l'âge du cheval s'imposèrent pour celui du bœuf, du mouton, du porc, du chien et des oiseaux de basse-cour.

Lionnet publia en 1822 une notice sur la connaissance de l'âge des bœufs où il indiqua les modifications subies par l'arcade dentaire[1], mais ce fut surtout Cruzel qui suivit le mieux les changements qu'apporte l'âge dans la forme des dents des Bovins[2]. J. Girard reproduisit ses observations, dont il avait reconnu la justesse, dans le livre qu'il publia sur l'âge des animaux domestiques[3].

Il était toutefois un point laissé dans l'ombre par les observateurs précédents, l'influence d'un régime alimentaire intensif et de la race sur l'évolution des dents. La mise en pratique du forçage qui commençait à se répandre fit voir que, sur les sujets qu'on y soumettait, les règles données par les anciens et celles plus récentes de Cruzel et de Girard ne correspondaient pas à l'état de la dentition. De là, des contestations fâcheuses et des

---

[1] Lionnet, De la connaissance de l'âge des bœufs *(Annales de l'agriculture française*, 2ᵉ série, t. XIX, p. 380, 1822.

[2] Cruzel, De la connaissance de l'âge du bœuf *(Journal de médecine vétérinaire théorique et pratique*, 1832, p. 105 et suiv.

[3] J. Girard, *Traité de l'âge du cheval*, 3ᵉ édition augmentée de l'âge du bœuf, du mouton, du chien et du cochon, Paris, 1834.

suspicions portées contre des personnes des plus honorables qui envoyaient du bétail aux expositions et concours. Renault étudia la question, en France, dans un substantiel mémoire [1]. En Angleterre, Simonds publia, sous le patronage de la Société royale d'agriculture, un livre sur l'âge du bœuf, du mouton et du porc qu'on consultera toujours avec fruit et où il s'attacha à mettre en parallèle la dentition des animaux précoces et des non précoces [2]. M. Sanson fit aussi quelques communications sur la dentition des ruminants précoces [3].

Viborg donna le premier d'utiles indications sur l'âge du porc [4]; Simonds, Bardonnet des Martels reprirent l'étude de ce sujet, le précisèrent et l'étendirent [5]; enfin, en ces derniers temps, Nehring a fait une étude comparée remarquable de la dentition du sanglier, du porc ordinaire et du porc amélioré [6].

J. Girard, E. Rousseau [7] firent de la chronométrie dentaire dans l'espèce canine l'objet de recherches que poursuivirent plus tard, et chacun de son côté, M. Huidekoper [8] et M. Moussu [9].

Jusqu'en ces derniers temps, on s'était peu occupé de la

[1] Renault, Quelques considérations sur l'âge du bœuf *(Recueil de médecine vétérinaire,* 1846, p. 897).

[2] James B. Simonds, *The age of the Ox, Sheepand Pig,* Londres, 1854.

[3] Sanson, Note sur l'évolution des dents chez les Bovidés *(Journal de l'agriculture,* 1878). — Sur un signe dentaire de la précocité chez les Bovidés *(Bulletin de la Société centrale vétérinaire,* 1880, p. 460).

[4] Viborg, *Mémoires sur l'éducation, les maladies, l'engrais et l'emploi du porc,* Paris, 1823.

[5] Dr Bardonnet des Martels, *Traité des maniements,* Paris, 1854.

[6] Nehring, *Landwirtschaftliche Jahrbücher,* 1888.

[7] Emmanuel Rousseau, *Anatomie comparée du système dentaire chez l'homme et les principaux animaux,* Paris, 1839, avec 30 pl.

[8] Huidekoper, *Age of the domestic Animals,* New-York, 1891.

[9] Moussu, Dentition de lait chez le chien *(Recueil de médecine vétérinaire,* 1890).

détermination de l'âge des oiseaux de basse-cour. Le faible intérêt qui s'attachait à l'élevage de la volaille en économie rurale explique en partie cette indifférence. Mais les choses ont changé, la basse-cour prend une place importante dans la ferme. Plusieurs espèces ont donné naissance à de nombreuses races et sous-races, dont quelques-unes de haut prix. L'aviculture est entrée dans une voie rationnelle, la production de la chair, des foies gras et des œufs devient une industrie zootechnique dans toute l'acception du mot. Il y avait donc nécessité de faire pour les oiseaux domestiques ce qui avait été exécuté pour les Mammifères. Les premières tentatives paraissent avoir été faites en Angleterre ; elles ont été poussées plus loin par l'un de nous[1].

Nous apportons aussi notre contribution à la connaissance de l'âge du bœuf, du mouton, du dromadaire[2], du porc, du chien, et, d'une manière générale, à la chronologie du développement de l'appareil dentaire des animaux domestiques.

---

[1] Ch. Cornevin, Étude sur la connaissance de l'âge des oiseaux de basse-cour *(Journal de l'anatomie et de la physiologie,* 1888).

[2] F.-X. Lesbre, Dentition des Camélidés *(Bulletin de la Société centrale vétérinaire,* 1893, p. 147).

CHAPITRE III

DES DENTS DES MAMMIFÈRES EN GÉNÉRAL

Les dents sont des organes durs, en saillie dans la bouche, implantés dans les maxillaires et servant à la mastication, à la préhension, à l'attaque et même à l'exercice du tact.

Section I. — Nature. Disposition générale. Divisions. Nombre et formules dentaires. Forme.

Nature. — Les dents constituent des organes tout spéciaux, tenant des os par leur structure, des poils par leur mode de développement. On pourrait les comparer à d'énormes *papilles* buccales invaginées, en état d'ossification, et revêtues d'émail en guise d'épithélium. De Blainville les classait dans son groupe des *phanères*.

Disposition générale. — Elles forment à chaque mâchoire une arcade parabolique plus ou moins allongée, tantôt indiscontinue, tantôt interrompue par des espaces interdentaires : *barres* ou *diastèmes*.

Dans l'état d'occlusion de la bouche, les deux arcades dentaires se correspondent assez exactement ; souvent il ne serait pas possible d'interposer entre elles le moindre corps étranger. Cette correspondance se fait par chevauchement vertical, par engrènement ou par simple superposition. En règle très générale, l'arcade supérieure est plus large que l'inférieure et la déborde périphériquement ; les dents de cette arcade sont plus volumineuses que celles qui leur font opposition.

Divisions. — Certains Mammifères, qualifiés d'*homodontes*, ont les dents toutes semblables et conoïdes comme des papilles simples (Cétacés). La plupart sont *hétérodontes*, notammment tous les Mammifères domestiques, c'est-à-dire qu'ils ont des dents différentes et plus ou moins complexes, que l'on distingue, eu égard à leurs formes et à leurs usages, en *incisives, canines, molaires*.

Les incisives *(incidere*, couper) sont des dents préhensiles et coupantes placées à l'entrée de la bouche, derrière les lèvres, et implantées dans les intermaxillaires, ou à l'opposé dans le maxillaire inférieur. Elles font défaut à la mâchoire supérieure dans le plus grand nombre des ruminants.

Les canines *(canis*, chien), crocs, crochets, dents œillères, dents laniaires, sont des dents pointues, lacérantes, au nombre de deux à chaque mâchoire, fixées à l'extrémité des maxillaires supérieurs contre la suture des intermaxillaires, et à l'opposite dans le maxillaire inférieur. Les canines des deux mâchoires ne se correspondent pas bout à bout ; les inférieures chevauchent en général au devant des supérieures, et se logent dans un espace compris entre celles-ci et les incisives latérales. Les unes et les autres sont susceptibles d'un grand développement qui les fasse sortir de la bouche comme des armes redoutables ; on les appelle alors des *défenses*. Ce nom s'applique aussi à d'autres dents développées hors de la bouche, telles que les incisives des éléphants.

Par contre, les canines manquent à un certain nombre de Mammifères, notamment aux rongeurs, aux proboscidiens et à beaucoup de ruminants. Dans les espèces où elles existent, elles sont souvent plus développées chez les mâles que chez les femelles (ex.: porc); parfois même elles sont totalement absentes chez ces dernières (ex.: Solipèdes). Cette différence sexuelle ne porte jamais que sur la dentition d'adulte; elle constitue pour les mâles une arme de plus. Il n'est pas sans intérêt de dire que la castration de ceux-ci peut avoir pour conséquence une certaine atrophie de leurs canines (ex.: porc).

On désigne sous le nom de molaires ou mâchelières *(mola,* meule) toutes les dents situées en arrière des canines, dents plus ou moins volumineuses, occupant le fond de la bouche et principalement destinées à broyer. Les molaires d'adulte se divisent en arrière-molaires ou molaires permanentes et pré-molaires ou molaires remplaçantes.

Nombre et formules dentaires. — D'après R. Owen, la dentition type du mammifère adulte, hétérodonte, comprend, à chaque mâchoire, de chaque côté : trois incisives, une canine, quatre prémolaires et trois arrière-molaires [1]. C'est ce qu'on exprime par la formule :

$$i\, \frac{3-3}{3-3} \quad c\, \frac{1-1}{1-1} \quad pm\, \frac{4-4}{4-4} \quad am\, \frac{3-3}{3-3} = 44$$

qui indique, pour chaque sorte de dents, leur nombre à gauche et à droite, en haut et en bas.

Les dents se répétant symétriquement des deux côtés, on

---

[1] Cet archétype est certainement discutable ; on connaît en effet divers animaux, des canidés en particulier, pourvus normalement de quatre arrière-molaires au lieu de trois. Néanmoins, il y a avantage à l'admettre au point de vue où nous sommes placés.

restreint le plus souvent la formule dentaire à celles d'un côté, comme il suit :

$$i\,\frac{3}{3} \quad c\,\frac{1}{1} \quad pm\,\frac{4}{4} \quad am\,\frac{3}{3}$$

En règle générale, les incisives, les canines et les prémolaires succèdent à des dents de lait[1] : ce sont des dents *diphysaires ;* seules les arrière-molaires sont permanentes, *monophysaires.* Mais il peut arriver que des dents de lait ne soient pas remplacées et qu'elles persistent ainsi à l'âge adulte, ou inversement, que des dents de lait avortent tandis que leurs remplaçantes se développent. De là l'utilité de donner la formule des deux dentitions, ou bien d'adopter la méthode de Ritsche qui consiste à indiquer par des chiffres arabes les dents de lait qui peuvent persister dans la dentition d'adulte et les autres par des chiffres romains. Par exemple, les deux formules ci-dessous de la dentition du poulain et du cheval adulte :

$$\text{Poulain.}\quad i\,\frac{3}{3} \quad c\,\frac{0}{0} \quad m\,\frac{4}{3}$$

$$\text{Cheval.}\quad i\,\frac{3}{3} \quad c\,\frac{1}{1} \quad pm\,\frac{3}{3} \quad am\,\frac{3}{3}$$

expriment avec évidence qu'il n'existe pas de canines de lait et qu'une molaire de lait à la mâchoire supérieure n'est pas remplacée ; en l'espèce c'est toujours la première.

Cette autre formule des dents d'un cheval adulte :

$$i\,\frac{III}{III} \quad c\,\frac{I}{I} \quad pm\,\frac{1,III}{III} \quad am\,\frac{III}{III}$$

[1] Ainsi nommées de ce qu'elles se développent en général pendant la lactation.

indique non moins clairement que la première molaire supérieure de lait n'était pas tombée, ce que l'on observe assez souvent.

De même, en formulant ainsi les dents du porc adulte :

$$i\,\frac{\text{III}}{\text{III}} \quad c\,\frac{\text{I}}{\text{I}} \quad pm\,\frac{1,\text{III}}{1,\text{III}} \quad am\,\frac{\text{III}}{\text{III}},$$

on fait connaître implicitement que la première prémolaire de cet animal est une dent de lait persistante aux deux mâchoires.

Il peut même être nécessaire de désigner, dans la formule dentaire, les dents individuellement, en les numérotant : les incisives de dedans en dehors, les molaires d'avant en arrière. La formule type ainsi décomposée devient :

$$i\,\frac{1^e,2^e,3^e}{1^e,2^e,3^e} \quad c\,\frac{1}{1} \quad pm\,\frac{1^e,2^e,3^e,4^e}{1^e,2^e,3^e,4^e} \quad am\,\frac{1^e,2^e,3^e}{1^e,2^e,3^e}$$

Cette manière de formuler permet, lorsque la dentition est réduite, d'indiquer les dents qui manquent. Ainsi, la première dentition des Solipèdes s'écrira :

$$i\,\frac{1^e,2^e,3^e}{1^e,2^e,3^e} \quad c\,\frac{0}{0} \quad m\,\frac{1^e,2^e,3^e,4^e}{0,\,2^e,3^e,4^e},$$

leur deuxième dentition :

$$i\,\frac{1^e,2^e,3^e}{1^e,2^e,3^e} \quad c\,\frac{1}{1}\ \text{ou}\ \frac{0}{0} \quad pm\,\frac{2^e,3^e,4^e}{2^e,3^e,4^e} \quad am\,\frac{1^e,2^e,3^e}{1^e,2^e,3^e},$$

la dentition d'adulte de l'homme :

$$i\,\frac{1^e,2^e}{1^e,2^e} \quad c\,\frac{1}{1} \quad pm\,\frac{3^e,4^e}{3^e,4^e} \quad am\,\frac{1^e,2^e,3^e}{1^e,2^e,3^e}$$

Mais en présence d'une dentition réduite relativement au type, et dans laquelle la place des dents manquantes n'est point restée libre, il n'est pas toujours facile de déterminer quelles sont les dents absentes. On s'accorde toutefois à admettre que

les arrière-molaires disparaissent d'arrière en avant, les incisives
de dehors en dedans et les prémolaires d'avant en arrière, en
d'autres termes que la réduction se fait en fin de série. De telle
sorte que, si une incisive manque, c'est la troisième ; si une
prémolaire manque, c'est la première ; si une arrière-molaire
manque, c'est la dernière. Telle est la loi de réduction numérique par *concentration des arcades dentaires* ; elle ne s'applique pas évidemment aux cas où les dents absentes ont laissé
leur place vide sur le bord maxillaire, par exemple aux incisives
supérieures des ruminants, qui ont disparu incontestablement de
dedans en dehors, ainsi qu'en témoignent les Caméliens.

Il est bon de savoir que les Allemands intervertissent le numé-
rotage des prémolaires : pour eux la première est au contact des
arrière-molaires, la quatrième est la plus rapprochée de la
canine ; en sorte que, si l'une d'elles est absente, c'est la
quatrième ; s'il en manque deux, ce sont la quatrième et la troisième, et, s'il n'en reste qu'une, c'est la première. Par exemple,
ils décomposent ainsi la formule dentaire de l'homme adulte :

$$i\ \frac{1^e,\,2^e}{1^e,\,2^e} \qquad c\ \frac{1}{1} \qquad pm\ \frac{2^e,\,1^e}{2^e,\,1^e} \qquad am\ \frac{1^e,\,2^e,\,3^e}{1\ ,\,2^e,\,3^e}$$

Les incisives et les canines caduques ressemblent assez généralement, une à une, à leurs remplaçantes, dont elles se
distinguent surtout par leur petit volume. Il semble bien ici que
chaque dent tombée se renouvelle, renaît en quelque sorte. Il
n'en est pas de même des molaires temporaires : elles n'équivalent pas seulement aux prémolaires de l'adulte, mais à la série
tout entière des prémolaires et des arrière-molaires. Autrement dit, *l'ensemble des molaires de lait représente en raccourci l'ensemble des molaires de deuxième dentition.* Ces
dents, n'étant pas en nombre égal dans les deux cas, ne peuvent
être comparées une à une ; il n'est donc pas rigoureusement

exact de dire qu'une molaire de lait s'est *renouvelée*. Au surplus, les prémolaires ne se développent pas toujours exactement en-dessous des molaires temporaires; l'une de celles-là peut se placer à cheval sur deux de celles-ci (voy. dents des carnivores).

Conséquemment, les arrière-molaires ne doivent pas être considérées comme le prolongement de la première dentition; elles sont inséparables des molaires remplaçantes avec lesquelles elles forment un seul tout : ce sont bien des dents de deuxième dentition.

Forme. — Toute dent, quelle qu'elle soit, est enfoncée dans une cavité des maxillaires appelée *alvéole*, cavité primitivement close où elle s'est formée. Elle est creusée intérieurement d'une cavité ouverte à son extrémité enchâssée et logeant une papille, dite *pulpe* ou *bulbe*, qui s'élève du fond de l'alvéole et représente en quelque sorte le moule sur lequel la dent s'est formée. Elle comprend une partie libre et une partie enchâssée tantôt séparées par un collet, tantôt en continuité insensible. On désigne communément la partie enchâssée sous le nom de *racine*, la partie libre sous celui de *couronne ;* ce n'est cependant pas toujours la même chose. La ou les racines sont des parties atténuées, non revêtues d'émail, qui poussent dans l'os jusqu'à oblitération de leur orifice terminal; elles partent en général d'un collet où s'arrête l'émail. La couronne est une partie plus ou moins renflée, revêtue d'émail, et poussant vers l'extérieur jusqu'à émergence complète. Il est des dents sans racine, quoique profondément implantées; ce sont des dents à croissance permanente qui restent toujours creuses et largement ouvertes à l'extrémité enchâssée; l'émail les revêt sur toute leur longueur (à moins qu'il ne fasse complètement défaut); telles sont les grandes incisives des rongeurs, les canines du porc, et, d'une manière générale, les défenses.

Il est des dents radiculées et, partant, à croissance limitée dont la couronne dépasse de beaucoup en hauteur la saillie qu'elles doivent faire dans la bouche ; ces dents continuent leur éruption jusqu'à un âge plus ou moins avancé, de manière à compenser l'usure qu'elles éprouvent ; leur pousse n'est pas la conséquence de leur croissance, mais bien d'une expulsion progressive de l'alvéole : telles sont les dents des Solipèdes.

Enfin nombre de dents radiculées ont une couronne dont la hauteur correspond juste à la saillie qu'elles doivent faire dans la bouche ; elles arrêtent leur éruption, leur collet se trouvant à la gencive, lorsqu'elles ont atteint le contact de leurs congénères de l'autre mâchoire ; alors partie enchâssée et racine, partie libre et couronne sont des termes équivalents.

La racine est simple lorsque le bulbe dentaire ne reçoit qu'un seul faisceau de vaisseaux sanguins et n'adhère au fond de l'alvéole que par un pédoncule unique : c'est ce que l'on constate toujours dans les incisives et les canines. Elle est double, triple, quadruple, etc., lorsque les communications vasculaires entre le bulbe et les parties sous-jacentes sont établies sur deux, trois, quatre points différents, ainsi qu'on le remarque en général dans les molaires. Dans ce cas, les racines sont ordinairement divergentes, parfois recourbées, afin de disperser dans l'os les pressions qu'elles subissent. Leur nombre est en rapport avec le volume et la complication de la couronne. La ou les racines se forment après la couronne et continuent leur croissance descendante jusqu'à ce que l'orifice de la pulpe soit fermé.

La hauteur de la couronne est en raison directe de l'usure à laquelle elle est soumise, si bien que, connaissant la quotité de cette usure, on peut déduire la longévité de l'espèce animale envisagée. Les molaires triturantes des Solipèdes ont une couronne de 8 à 10 centimètres : c'est une sorte de fût parallélipipédique qui sort peu à peu de l'alvéole en même temps qu'il use et dans la même proportion. Au contraire, les molaires coupantes des carnivores, usant très lentement, ont toute leur couronne hors de l'alvéole.

En général, la couronne est aplatie et plus ou moins tranchante dans les incisives, plus ou moins conique et recourbée en arrière dans les canines, très variable de configuration et de volume dans les molaires. Ces dernières dents sont souvent divisées à l'extrémité, comme des papilles composées, mais elles n'en sont pas moins simples d'origine. Ces divisions portent, suivant le cas, les noms de pointes, mamelons, tubercules, cuspides, lobes, denticules, etc. ; d'après leur disposition on distingue des molaires à pointes aiguës, engrenantes, des molaires tranchantes, des molaires plates et triturantes, enfin des molaires tuberculeuses.

Les molaires à pointes aiguës et engrenantes se rencontrent notamment chez les insectivores et les piscivores.

Les molaires tranchantes se terminent par une lame mince, plus ou moins découpées, elles chevauchent avec celles de l'autre mâchoire de manière à couper comme une paire de ciseaux ; elles caractérissent le régime carnassier.

Les molaires plates sont volumineuses, prismatiques et terminées par des denticules épais, peu saillants, que l'usure rase de bonne heure, de manière à produire une vaste surface de frottement qu'on appelle *table*. Celle-ci maintenue rugueuse par des crêtes émailleuses qui la pénètrent, agit avec celle de la dent opposée, comme une paire de meules pour broyer et triturer les aliments. De pareilles dents caractérisent le régime herbivore.

Les molaires tuberculeuses sont intermédiaires entre les tranchantes et les plates ; elles se terminent par des mamelons, cuspides ou tubercules, arrondis, mousses, couverts d'une épaisse couche d'émail, au moyen desquels elles s'opposent pour écraser, broyer, plutôt que pour triturer. Elles caractérisent le régime omnivore.

Les molaires d'un même animal ne sont pas nécessairement du même type; par exemple, on rencontre chez beaucoup d'herbivores ou d'omnivores des prémolaires tranchantes et, inversement, des arrière-molaires tuberculeuses dans un grand nombre de carnivores. Il y a aussi des transitions entre ces différents types de dents.

Section II. — Structure.

Toute dent comprend dans sa structure des parties molles et des parties dures (fig. 1).

§ 1. PARTIES DURES

Les parties dures qui, pour beaucoup, forment toute la dent ne sont cependant que le produit des parties molles; ce sont : l'ivoire, l'émail et le cément.

IVOIRE OU DENTINE. — C'est la partie essentielle des dents ; il en est sans émail, presque sans cément, jamais sans ivoire. C'est une substance très dure, d'un blanc tirant un peu sur le jaune ou sur le gris bleuâtre, disposée en couche plus ou moins épaisse autour de la cavité dentaire interne ou cavité de la pulpe. Sa face interne fait paroi à cette cavité ; sa face externe est revêtue d'émail sur la couronne, d'une mince écorce de cément sur la ou les racines. Sur les défenses, le revêtement émailleux est souvent incomplet ou même complètement absent.

Examiné au microscope, l'ivoire se montre parcouru dans son épaisseur par un grand nombre de canalicules qui s'ouvrent sur la face interne au contact de la pulpe et se terminent vers la face externe, après s'être ramifiés et anastomosés, dans un

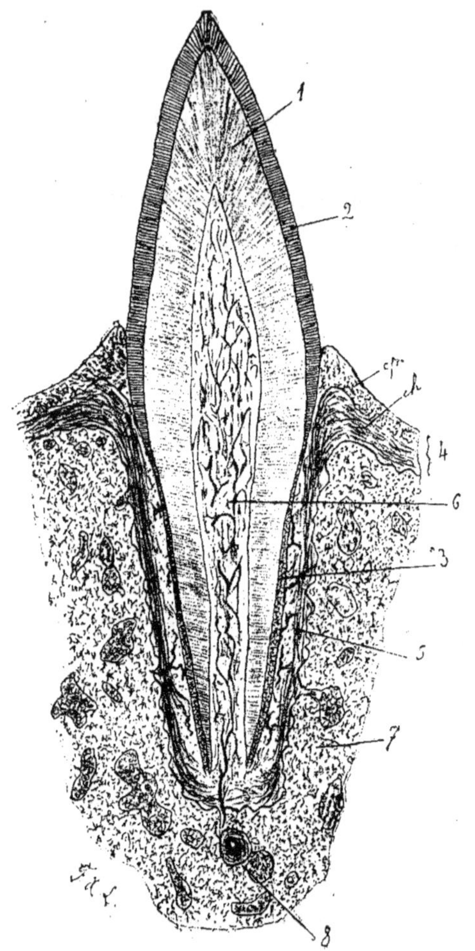

Fig. 1. — Coupe longitudinale d'une dent schématique dans son alvéole. —
1, Ivoire. — 2, Email. — 3, Cément. — 4, Muqueuse gingivale : *ch*, chorion,
ép, épithélium. — 5, Périoste alvéolo-dentaire. — 6, Papille dentaire. —
7, Tissu osseux creusé d'aréoles médullaires. — 8, Vaisseaux et nerfs contenus dans le conduit dentaire.

réseau lacunaire extrêmement développé connu sous le nom
d'*espaces interglobulaires* de Czermak. Ces espaces communi-

quants, séparés par des globes de dentine, reçoivent aussi au niveau de la racine de la dent, les canalicules des ostéoplastes les plus internes du cément; Magitot pense qu'ils résultent d'une anomalie de développement et en donne comme preuve qu'on en trouve parfois de pareils jusque dans le centre de l'ivoire. Les canalicules éburnés ont de 4 à 5 μ de diamètre au voisinage de la pulpe ; ils diminuent de calibre de dedans en dehors, en même temps qu'ils se divisent ; leurs dernières ramifications sont si ténues qu'elles sont difficilement perceptibles même aux forts grossissements; le calibre moyen de ces tubes est de $1\mu,5$ à 2μ. Ils renferment des fibres protoplasmiques qui les parcourent dans la plus grande partie de leur longueur, et qui se détachent d'une couche de cellules appliquées en revêtement sur le bulbe, cellules dites *odontoblastes*, sur lesquelles nous reviendrons plus loin ; ce sont les *fibres de Tomes*, du nom de l'auteur qui les découvrit en 1853.

La substance fondamentale de l'ivoire est assimilable à celle des os, elle est comme coulée dans les intervalles des canalicules et se différencie légèrement autour de ceux-ci pour leur former une paroi propre, manifeste sur les sections transversales. Une analyse chimique de l'ivoire, faite sur une dent humaine par Bibra, lui a donné les résultats suivants :

Phosphate de chaux avec trace de fluorure de calcium.	67,54
Carbonate de chaux	7,97
Phosphate de magnésie	2,49
Sels solubles	1 »
Cartilage.	20,42
Graisse	0,58
	100 »

L'ivoire augmente en quantité, jusqu'à ce que la cavité de la pulpe soit oblitérée, par dépôt concentrique de nouvelles couches, souvent distinctes des couches primitives, soit par des lignes de stratification dites *lignes de contour d'Owen*, soit par une couleur différente. Les odontoblastes reculent au fur et à mesure que ce dépôt s'effectue, et les fibres de Tomes s'allongent.

ÉMAIL. — L'émail s'étend en une couche vitreuse, plus ou moins mince, à la surface de l'ivoire, sur la couronne de la dent. C'est une substance extrêmement dure, cassante, translucide, donnant aux dents, là où elle est à nu, une belle couleur blanc mat, tirant parfois sur le bleuâtre. En général, elle est plus épaisse sur la face excentrique et sur les saillies des dents que sur la face concentrique ou dans les excavations, parfois elle manque partiellement ou même en totalité.

Après l'action prolongée de l'acide chlorhydrique étendu, on détache de la surface de l'émail une mince couche amorphe dite *cuticule de l'émail*.

Sur la cassure, l'émail se montre très nettement strié suivant son épaisseur. Au microscope, on constate qu'il est constitué par des prismes juxtaposés, implantés perpendiculairement sur l'ivoire et légèrement onduleux ; ces prismes sont intimement soudés ; lorsqu'ils laissent des vides, c'est le résultat d'un développement anormal. Vus en coupe transversale, ils figurent une sorte de mosaïque hexagonale et se montrent aplatis, à la façon des fibres du cristallin dont l'origine et le développement sont d'ailleurs semblables.

La composition chimique de l'émail décèle une proportion considérable de sels calciques avec une quantité très faible de matière organique. Voici d'ailleurs deux analyses, l'une de Bibra, l'autre de Berzélius.

D'APRÈS BIBRA

Phosphate de chaux avec trace de fluorure de calcium.   89,82
Carbonate de chaux   4,37
Phosphate de magnésie   1,34
Sels solubles   0,88
Substance organique   3,39
Graisse   0,20
            100 »

D'APRÈS BERZÉLIUS

Matière organique. . . . .   2 »
Phosphate de chaux   88,50
Carbonate de chaux 9.50
            100 »

CÉMENT. — Le cément, *cortical osseux* de Tenon, forme
une légère couche incrustante à la surface des racines, dans
toutes les dents ; il est absent ou à peu près sur la couronne
des dents des carnivores et des omnivores, qui ont ainsi leur
émail à nu ; tandis qu'il revêt plus ou moins la couronne des
dents des herbivores en s'amoncelant dans les excavations ; il
est si abondant sur les molaires des solipèdes et des éléphants,
qu'il peut atteindre le volume de l'ivoire ou même le dépasser.
C'est une substance jaunâtre dont les caractères physiques et
histologiques sont ceux du tissu osseux compact ; au microscope elle se montre parsemée d'ostéoplastes dont les plus
internes s'ouvrent dans le réseau lacunaire superficiel de l'ivoire,
là où il n'y a pas d'émail interposé. En couche mince, le cément
ne présente point de canaux de Havers ni de vaisseaux sanguins ;
ceux-ci apparaissent quand il prend quelque épaisseur ; on
voit alors une stratification de lamelles osseuses formant
systèmes de Havers et systèmes intermédiaires. Le cément fait
corps avec l'ivoire sur les racines ; tandis qu'il n'adhère pas

toujours très solidement à l'émail ; il s'en détache parfois en plaques exfoliantes. Il parait certain que cette écorce osseuse perd toute vitalité en se séparant de sa matrice, le périoste alvéolaire, du fait de l'éruption de la dent.

Les deux analyses suivantes faites l'une par Bibra, l'autre par Lassaigne, sur du cément de dents de bœuf ou de cheval, témoignent d'une composition chimique identique à celle des os.

D'APRÈS BIBRA

Phosphate de chaux avec traces de fluorure de calcium.	48,73
Carbonate de chaux	7,22
Phosphate de magnésie	0,99
Sels solubles	0,82
Cartilage (osséine).	41,31
Graisse	0,93
	100 »

D'APRÈS LASSAIGNE

Matière animale (osséine)	42,18
Phosphate de chaux	53,84
Carbonate de chaux	3,98
	100 »

Il ne faut pas confondre le cément avec le *tartre*, sorte de concrétions plus ou moins dures, jaunes, grises ou noirâtres, qui se déposent à l'émergence des dents ou dans leurs intervalles. Le tartre dentaire, analysé chez l'homme, s'est montré composé de :

Phosphate terreux.	79 »
Substance animale soluble dans l'acide chlorhydrique.	7,50
Mucus	12,50
Ptyaline.	1 »
	100 »

Dans les ruminants, le tartre est presque toujours noirci par des sulfures métalliques.

§ 2. PARTIES MOLLES

Les parties molles des dents sont : la pulpe, le périoste alvéolo-dentaire et la gencive, avec des vaisseaux et des nerfs.

PULPE. — La pulpe ou bulbe dentaire est une sorte de papille surgissant du fond de l'alvéole et remplissant la cavité intérieure de la dent ; c'est le moule sur lequel celle-ci s'est développée ; elle en présente tout d'abord exactement la forme et la configuration. Son volume diminue graduellement avec l'âge au fur et à mesure que de nouvelles couches d'ivoire se déposent et, vers la fin de la vie, elle est réduite à un mince filet ou même a totalement disparu ; alors la dent, privée de sa moelle nourricière, n'est plus qu'un corps étranger, un chicot plus ou moins branlant qui finit par tomber ; cette caducité fatale marque le terme naturel de l'existence.

La pulpe (fig. 5 et 6) est formée d'un tissu conjonctif mou, rosé, imprégné d'un liquide fortement alcalin, contenant en dissolution une matière albuminoïde particulière. On y voit au microscope une trame fibrillaire infiltrée de cellules, parcourue par de nombreux capillaires sanguins qui aboutissent à un fin réseau superficiel et par de nombreuses fibres nerveuses dont le mode de terminaison est encore discuté. A la surface se trouve la couche des *odontoblastes*, cellules ovoïdes ou piriformes implantées perpendiculairement et communiquant à leur base avec un substratum de cellules étoilées et anastomosées. Ces odontoblastes fournissent chacun une fibre de Tomes qui s'engage dans l'ivoire, ils forment avec leur substratum une couche périphérique condensée qui a souvent été décrite à part sous le nom de *membrane préformative*.

Par les fibres de Tomes, la pulpe pénètre l'ivoire dans toute son épaisseur et lui communique la vitalité ; l'ivoire en effet n'est pas un simple produit de sécrétion, inerte comme l'émail, c'est un véritable tissu comme l'os, doué d'une sensibilité propre que les uns attribuent à des fibrilles nerveuses terminales accompagnant les fibres de Tomes dans leurs canalicules, les autres aux fibres de Tomes elles-mêmes dont les cellules d'origine recevraient la terminaison des fibres nerveuses, directement ou par l'intermédiaire des cellules du substratum. Nous ne pensons point que les fibres de Tomes puissent agir ainsi comme fibres sensitives, car les odontoblastes n'ont rien des cellules sensorielles, ce sont des éléments mésodermiques assimilables aux cellules osseuses. Il y a toutes raisons de croire à l'existence de fibrilles nerveuses terminales, satellites des fibres de Tomes ; d'ailleurs plusieurs auteurs disent les avoir vues et les figurent. On ne nie plus guère aujourd'hui la sensibilité propre du tissu éburné ; mais on a cru longtemps que ce n'était qu'une sensibilité d'emprunt siégeant en réalité dans la pulpe ou dans la paroi folliculaire, de même que la sensibilité des poils, des ongles, etc., réside dans le derme sous-jacent ; par exemple on expliquait le phénomène des *dents agacées* non pas par une action directe et immédiate d'un acide sur l'ivoire dépouillé d'émail, mais par le transport de cet acide dans les canalicules éburnés jusqu'au contact de la pulpe. Dans ce cas particulier, il est possible que l'irritation de la pulpe s'ajoute à l'irritation directe.

Périoste alvéolo-dentaire. — C'est une membrane fibreuse plus adhérente à la surface de la dent qu'à la paroi de l'alvéole, et qui s'arrache d'ordinaire avec celle-là ; elle fait suite au périoste superficiel, confondu lui-même avec le chorion de la gencive. Le périoste alvéolo-dentaire est en continuité de substance avec la pulpe, qui n'en est qu'un processus. Il est dépourvu de fibres élastiques, mais en revanche très riche en vaisseaux et en nerfs, surtout au contact de la dent. Il fonctionne comme périoste à l'égard de cette dernière, qu'il est chargé de cémenter ; aussi sa couche ostéogène est-elle d'autant plus épaisse et distincte que le cément doit être plus abondant. Magitot décrit cette couche à part sous le nom de *germe* ou *organe du cément*.

GENCIVE. — Ce n'est autre chose qu'une partie de la muqueuse buccale qui se relève contre la dent, l'embrasse et contribue à la sceller dans l'alvéole. La muqueuse gingivale est épaisse et en quelque sorte scléreuse, complètement dépourvue de glandes ; les prétendues *glandes tartariques* décrites par Serres n'existent pas. Lorsque la gencive quitte la surface de la dent, on dit que celle-ci *se déchausse,* signe de maladie ou de caducité.

VAISSEAUX ET NERFS DES DENTS. — Jusqu'à ce jour, on n'a point trouvé de lymphatiques dans la structure des dents.

Les vaisseaux sanguins que nous avons vus se distribuer à la pulpe ou à la paroi folliculaire s'élèvent du fond des alvéoles et proviennent des artères dentaires logées, comme on sait, dans les canaux dentaires. Les branches destinées aux dents antérieures, incisives et canines, rampent dans les maxillaires au delà des trous sous-orbitaire et mentonnier, pour parvenir à destination. En général, un seul rameau artériel suffit à alimenter le réseau capillaire de la pulpe et de la membrane alvéolaire de chacune des dents. Les veines sont satellites des artères.

D'après Serres, les rameaux des dents de lait et ceux des dents d'adulte émanent de deux branches distinctes résultant d'une bifurcation des artères dentaires à leur partie supérieure. Au moment où se développent les dents remplaçantes, l'artère qui leur est destinée s'accroît beaucoup pendant que l'autre s'oblitère peu à peu ; bientôt la nutrition des dents de lait s'arrête par défaut d'aliment ; ce ne sont plus alors que des corps étrangers que les tissus vivants résorbent peu à peu et cette

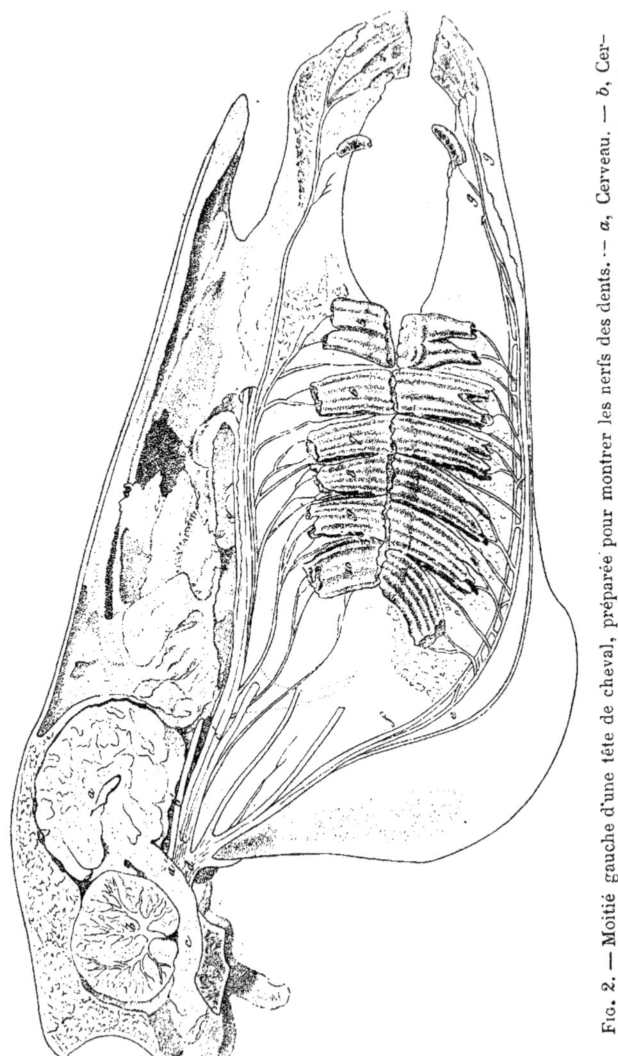

Fig. 2. — Moitié gauche d'une tête de cheval, préparée pour montrer les nerfs des dents. — *a*, Cerveau. — *b*, Cervelet. — *c*, Moelle allongée. — *a′*, Origine de la 5ᵉ paire. — *b′*, Branche ophtalmique. — *c′ c′*, Nerf maxillaire supérieur. — *d*, Nerf maxillaire inférieur. (Extraite de E. Rousseau.)

résorption des racines est considérablement activée par la pression des dents sous-jacentes.

Les nerfs (fig. 2) donnent aux dents la propriété de véritables papilles tactiles; ils proviennent du maxillaire supérieur et du maxillaire inférieur, branches de la cinquième paire crânienne ou trijumeau; ils ont un trajet et une distribution à peu près correspondants à ceux des vaisseaux sanguins; toutefois on n'observe pas de branches différentes pour la première et la deuxième dentition. Lorsqu'une dent tombe naturellement ou est arrachée, les rameaux nerveux qu'elle recevait dégénèrent et disparaissent.

Section III. — Développement.

Avant d'apparaître dans la bouche, les dents se développent au sein des os maxillaires dans des cavités appelées *sacs* ou *follicules* dentaires. Il y a lieu d'étudier : 1° la genèse du follicule; 2° la formation de la dent.

GENÈSE DES FOLLICULES DENTAIRES. — Longtemps on admit la théorie de Goodsir[1], suivant laquelle les follicules se formeraient par invagination de la muqueuse sur les bords maxillaires; celle-ci se déprimerait d'abord en gouttière et c'est au fond de cette gouttière que les dents apparaîtraient comme autant de papilles qui, plus tard, s'enfermeraient chacune dans une cavité distincte par suite d'un cloisonnement transverse.

Les recherches de Ch. Robin et Magitot (1860) démontrèrent l'erreur de la théorie de Goodsir. Mais c'est à Kolliker[2] que revient le mérite d'avoir découvert que le follicule dentaire débute par un bourgeon épithélial à la manière d'un poil ou d'une glande, et qu'ainsi le germe de l'émail précède le germe de

---

[1] Goodsir, On the origine and development of the pulp and sacs of the human teeth *(Edinburgh medic. and surg. Journal*, 1838).

[2] Kolliker, Die Entwickelung der Zahnsacken der Wiederkäuer *(Zeitschr. f. wissen. Zool.*, 1863).

l'ivoire. Cette découverte faite chez l'homme fut complétée par Waldeyer, Kollmann, Wendzel, etc., puis étendue à la généralité des Mammifères, voire des Vertébrés, grâce aux importants travaux de Tomes, Hertwig, Legros et Magitot[1], G. Pouchet et Chabry[2], etc. On peut dire aujourd'hui qu'il est peu d'organes dont le développement soit aussi bien connu que celui des dents. En voici un rapide aperçu.

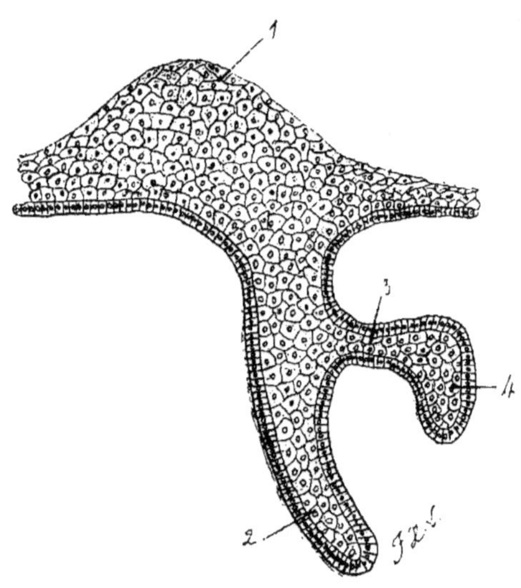

Fig. 3. — Coupe antéro-postérieure de la région incisive d'un embryon de brebis de 0m,065. — 1, Bourrelet gingival ou mur saillant. — 2, Mur plongeant, marquant la place du futur sillon labio-gingival. — 3, Lame dentaire. — 4, Bourgeon adamantin naissant.

a) *Bourrelet gingival* (fig. 3). — De bonne heure on voit se former sur les bords maxillaires de l'embryon un amoncellement épithélial qui persistera jusqu'à l'époque de sortie des dents, c'est

---

[1] Legros et Magitot, Origine et formation du follicule dentaire chez les Mammifères *(Journal de l'anatomie*, 1873).

[2] Pouchet et Chabry, Contribution à l'odontologie des mammifères *(Journal de l'anatomie*, 1884).

le bourrelet gingival *(Kieferwall* de Kolliker, *mur saillant*
de Pouchet). Au niveau de la région incisive, ce bourrelet
plonge dans le tissu embryonnaire sous-jacent et marque la place
du futur sillon labio-gingival; il constitue là le *mur plongeant*. MM. Pouchet et Chabry ont démontré que le bourrelet gingival, qu'il soit saillant ou plongeant, n'a rien à faire
dans le développement des follicules dentaires; il n'a d'autre
rôle que de servir de matière de remplissage, et la preuve, c'est
qu'on trouve de pareils amoncellements épithéliaux non seulement sur les gencives, mais encore à la face interne des joues,
sous la langue et, en général, « partout où il y a un accollement
immédiat des parois de la cavité buccale ».

b) *Lame dentaire.* — Le développement des dents est
annoncé par une involution de l'épithélium gingival, tout le long
des bords maxillaires, involution constituant la lame dentaire.
Cette lame, plus ou moins haute, verticale ou plus ou moins
incurvée, s'étend sans interruption sur toute la longueur des
bords maxillaires, même là où les dents feront défaut comme au
niveau des barres. Toutefois, chez les Ruminants dépourvus
d'incisives supérieures, elle est à peine différenciée dans cette
région, et jamais on ne voit s'ébaucher de follicules dentaires
comme divers auteurs, et notamment Darwin et Hæckel, l'ont
prétendu[1]. La lame dentaire se détache du bourrelet gingival;
mais elle n'est en rapport avec le mur plongeant de la région
incisive que dans le mouton (Pouchet et Chabry). Bientôt elle
bourgeonne en différents points et ces bourgeons ne sont autres
que les *organes adamantins*, points de départ des futures dents.

c) *Organes adamantins.* — *Organes de l'ivoire.* — Les
organes adamantins s'épanouissent dans le tissu embryonnaire

---

[1] Consulter sur ce point : V. Pietkewickz, *Mémoire* de Legros et
Magitot. — Pouchet et Chabry, *loc. cit.*

des mâchoires, s'excavent à leur extrémité et prennent la forme
de capuchons ou de clochettes d'abord rattachés à la lame dentaire par un pédicule plus ou moins long, puis isolés après rup-

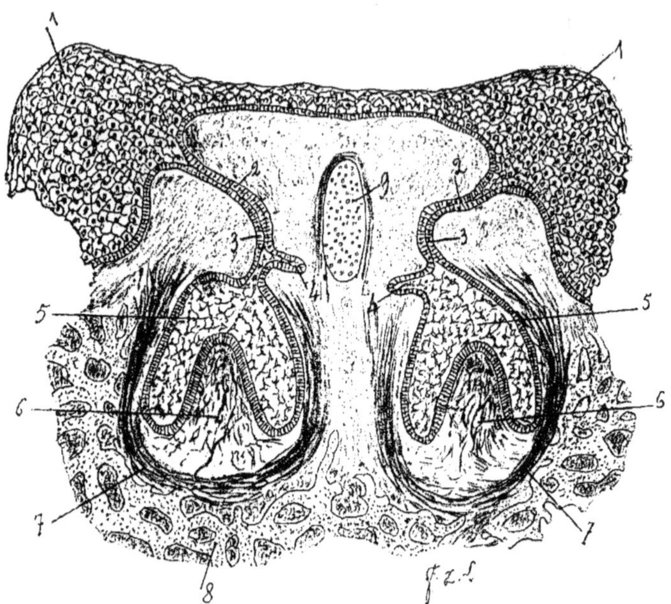

FIG. 4. — Coupe transversale de la mâchoire inférieure, région incisive, d'un
embryon de vache de 12 centimètres 1/2. — 1, Bourrelet gingival. — 2, Lame
dentaire. — 3, Pédicule de l'organe adamantin. — 4, Première ébauche de
l'organe adamantin de la dent remplaçante. — 5, Organe adamantin dont
le centre a subi une dégénérescence muqueuse. — 6, Papille dentaire ou
organe de l'ivoire. — 7, Paroi folliculaire en voie de formation. — 8, Tissu
osseux semé de lacunes médullaires. — 9, Cartilage de Meckel.

ture de ce dernier. Le tissu mésodermique embryonnaire, em-
brassé par l'organe adamantin, se différencie en une papille spéciale et devient l'*organe de l'ivoire* (fig. 4). C'est de l'activité
de ces deux *organes* accouplés que la dent va naître. Une couche
fibreuse se différencie autour d'eux et individualise le follicule.

d) *Structure du follicule.* — L'organe de l'émail qui en est
la partie primordiale subit dans son centre une curieuse dégénérescence ; ses cellules deviennent petites, étoilées, noyées dans

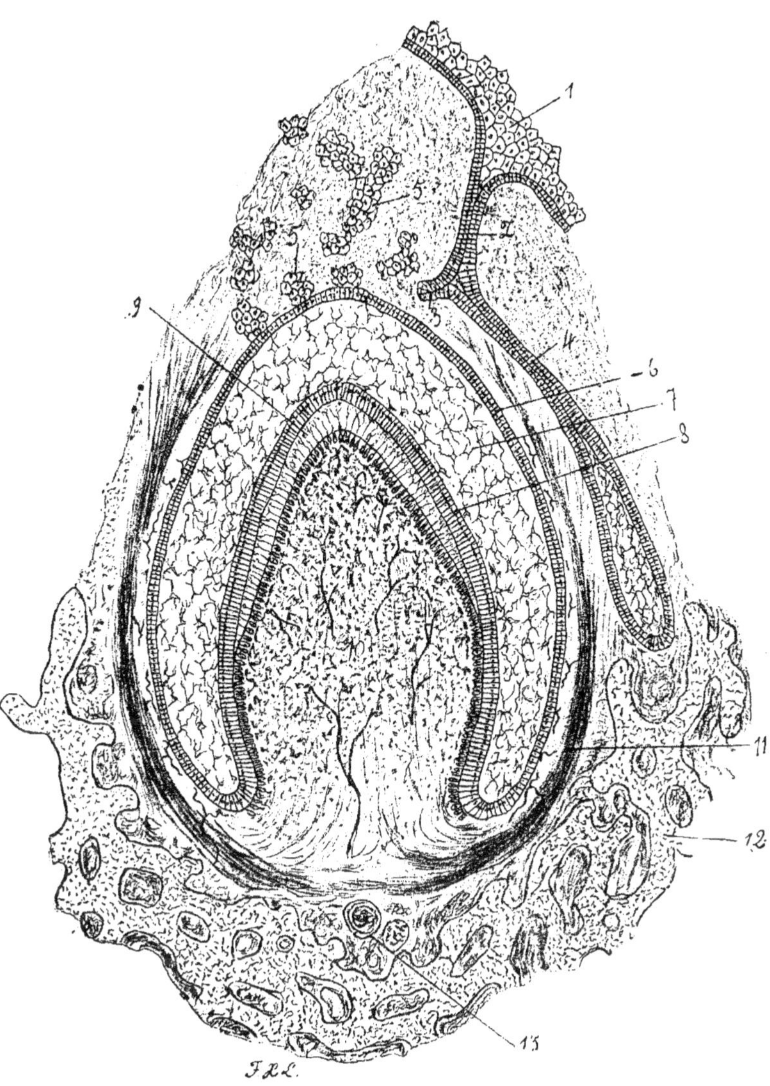

Fɪɢ. 5. — Coupe transversale très grossie d'un follicule dentaire. — 1, Epithélium buccal. — 2, Lame dentaire. — 3, Pédicule rompu de l'organe adamantin. — 4, Début de l'organe adamantin de la dent de 2e génération. — 5, Débris épithéliaux paradentaires. — 6, Epithélium externe de l'organe adamantin. — 7, Couche centrale gélatiniforme de cet organe. — 8, Epithélium interne ou adamantin. — 9, Premier chapeau de dentine élaboré par la couche d'odontoblastes sous-jacente. — 10, Papille dentaire. — 11, Paroi folliculaire dont la couche interne très vasculaire constitue le germe du cément. — 12, Tissu osseux. — 13, Vaisseaux et nerfs du canal dentaire.

une substance gélatiniforme abondante; on croirait avoir sous les yeux du tissu conjonctif muqueux. Seules les cellules périphériques conservent le caractère épithélial; elles forment un revêtement régulier soit sur la face externe contre la paroi folliculaire soit sur la face interne contre le bulbe; les cellules internes méritent le nom de cellules de l'émail ou *adamantoblastes,* elles atteignent jusqu'à 1/10 de millimètre de hauteur et constituent une sorte d'épithélium bacillaire très régulier connu sous le nom d'*épithélium adamantin;* elles sont en outre surmontées d'un mince plateau cuticulaire (fig. 5).

Lorsque l'organe adamantin s'est séparé de la lame dentaire par rupture de son pédicule, on voit celui-ci bourgeonner irrégulièrement et semer le tissu des mâchoires d'amas épithéliaux qui ont donné le change à quelques auteurs et ont fait croire à l'existence des glandes tartariques. Ces débris paradentaires peuvent, d'après Kollmann, être le point de départ de dents surnuméraires; ils se dirigent en général du follicule vers la gencive et sont peut-être destinés à frayer ou du moins à marquer le chemin que suivra la dent au moment de son éruption *(gubernaculum dentis).* Généralement ils disparaissent par résorption; mais il n'est pas rare d'en voir persister jusque dans l'âge adulte et ces débris, accidentellement persistants, seraient chez l'homme l'origine de diverses tumeurs des mâchoires [1].

L'organe de l'ivoire, bulbe ou papille dentaire, est encapuchonné par l'organe de l'émail et présente exactement la forme de la couronne de la dent future qui se déposera à sa surface comme sur un moule. Il est formé d'un tissu conjonctif embryonnaire très riche en cellules et en substance amorphe,

---

[1] Voyez Malassez, *Archives de physiologie,* 1885. — Id., *Société de biologie,* 1888.

ainsi qu'en vaisseaux sanguins. A sa surface, on voit déjà la couche des odontablastes de Waldeyer, avec un substratum de cellules étoilées.

La membrane folliculaire part de la base de la papille dentaire et s'élève latéralement pour fermer le follicule par en haut au moment où se rompt le pédicule adamantin. Lorsqu'on envisage le sac d'une dent à couronne cémentée, par exemple celui d'une molaire de cheval ou d'éléphant, la paroi folliculaire fibreuse est doublée en dedans d'une couche épaisse d'un tissu conjonctif mou, grisâtre, riche en cellules et en vaisseaux sanguins, que Ch. Robin et Magitot décrivent à part sous le nom d'*organe du cément ;* cette couche fonctionne, en effet, comme la couche ostéogène du périoste ; son épaisseur est subordonnée à l'épaisseur du cément qu'elle engendrera.

e) Formation des follicules des arrière-molaires. — Les premiers follicules qui se développent sont ceux des dents de lait ; ils occupent toute l'étendue des bords maxillaires, mais, à mesure que ceux-ci s'allongent en arrière, la lame dentaire participe à cet allongement et émet successivement les organes adamantins de la première, de la deuxième et de la troisième arrière-molaire. Ceux-ci ne procèdent pas l'un de l'autre comme l'avaient cru Legros et Magitot, mais directement de la lame dentaire ainsi que l'ont montré MM. Pouchet et Chabry.

f) Formation des follicules des dents remplaçantes. — Ces follicules se forment en dessous et en dedans de ceux des dents caduques, par le même procédé. Les organes adamantins qui en sont les points de départ sont très longuement pédiculés du fait de leur situation profonde, et leurs pédicules sont ordinairement spiralés. D'après Legros et Magitot, ces organes adamantins de deuxième génération bourgeonneraient du pédicule de ceux de première génération (fig. 4). Suivant Pouchet et Chabry, ils proviendraient directement de la lame dentaire qui, pour chaque dent diphysaire, bourgeonnerait en double : un premier bourgeon pour la dent caduque, un deuxième pour la dent remplaçante (fig. 5). Quoi qu'il en soit, le follicule de cette dernière se constitue très lentement et n'entre généralement en activité que longtemps après la naissance.

Lorsque la lame dentaire a émis tous les bourgeons adamantins de première série (dents de lait et arrière-molaires) et de deuxième série (dents remplaçantes), elle se désagrège en fragments et finit par disparaître ; c'est en arrière qu'elle persiste le plus longtemps, jusqu'à ce que la croissance des maxillaires lui ait permis d'émettre l'organe adamantin de la dernière molaire, dent très longue à apparaître.

FORMATION DE LA DENT (fig. 6). — Le follicule grandit peu à peu concurremment avec les maxillaires, jusqu'à ce que le bulbe ait acquis la forme et les dimensions de la couronne de la future dent. A ce moment l'organe adamantin s'est plus ou moins aminci par réduction de son centre muqueux ; son épithélium interne est au contraire plus développé que jamais ; l'organe de l'ivoire est chargé de grains phosphatiques à sa périphérie. C'est alors qu'apparaissent les premières couches d'ivoire et d'émail. L'ivoire se dépose tout d'abord sur la ou les parties culminantes du bulbe qu'il coiffe de petits chapeaux qui s'agrandissent et s'épaississent peu à peu jusqu'à enveloppement complet. Les parties en creux sont toujours les dernières recouvertes.

Cette formation est l'œuvre des odontoblastes qui agissent comme les ostéoblastes dans le phénomène de l'ossification ; ils sécrètent pour ainsi dire la dentine comme ceux-ci sécrètent l'os ; mais, au lieu de se laisser enfermer par elle, ils reculent au fur et à mesure que de nouvelles couches s'ajoutent aux précédentes, et les prolongements qu'ils émettent dans cette formation (fibres de Tomes) atteignent ainsi une extrême longueur.

Aussitôt les premières couches d'ivoire déposées, l'épithélium adamantin se charge de les émailler, chacune de ses cellules exsudant en quelque sorte un prisme d'émail à travers son plateau. Ces prismes s'élèvent perpendiculairement à

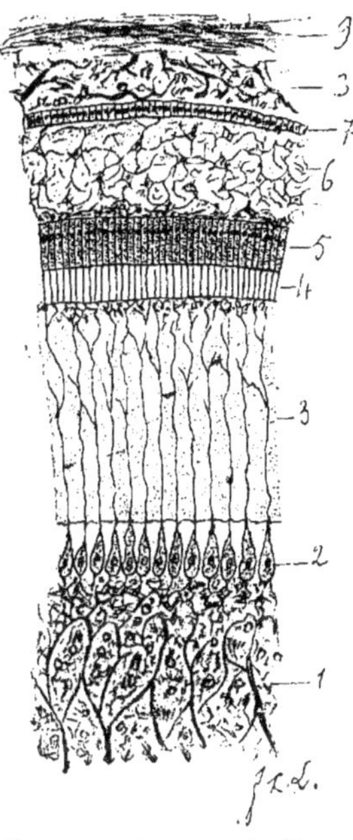

Fig. 6. — Fragment d'une coupe transversale d'une dent dans son follicule. — 1, Périphérie de la pulpe. — 2, Couche d'odontoblastes en relation avec des cellules étoilées sous-jacentes. — 3, Dentine et ses canalicules logeant les fibres de Tomes. — 4, Couche d'émail se décomposant en prismes. — 5, Epithélium adamantin. — 6, Couche gélatineuse. — 7, Epithélium externe de l'organe adamantin. — 8, Germe du cément. — 9, Paroi folliculaire.

l'ivoire, et, s'ils ont une certaine longueur, ils présentent souvent des ondulations sur leur trajet ; lorsqu'ils sont achevés, les cellules qui les ont sécrétés disparaissent sans laisser d'autre trace que leur plateau qui fait *cuticule* à l'émail. L'épithélium adamantin s'en va ainsi de haut en bas ; il en reste un anneau à la base du follicule tant que la couronne de la dent n'a pas acquis toute sa hauteur et, dans les dents à croissance continue, comme les incisives des rongeurs, cet anneau adamantin est persistant.

Le cément ne commence à se déposer que lorsque l'organe adamantin a disparu ; si cet organe persiste jusqu'au moment de l'éruption, la dent sort à travers non cémentée ; c'est ce qui se passe dans l'homme, le porc, les carnivores. Lorsque cet organe disparait avant l'éruption comme dans la plupart des herbivores, la dent est plus ou moins cémentée sur la couronne. Cette cémentation est, avons-nous dit, un phénomène d'ossification qui a pour siège la couche interne de la paroi folliculaire. Elle n'est active et abondante qu'à la partie supérieure du sac dentaire; aussi, à l'état physiologique, le cément ne se forme-t-il en couche notable que sur la partie libre de la couronne, il est extrêmement rare sur la partie enchâssée, de même que sur les racines. Il s'ensuit que, dans les molaires à pousse constante, la couronne se cémente au fur et à mesure qu'elle sort de l'alvéole : on voit à l'ouverture de celui-ci une couche ostéogène épaisse et persistante, sorte de germe du cément annulaire.

Section IV. — Éruption et Croissance.

La dent, continuant à croître par la base, s'enfonce dans le maxillaire en même temps qu'elle pousse vers la gencive; l'os se résorbe au-devant d'elle et se perfore d'un *iter dentis* qui s'agrandit de plus en plus. Les tissus mous se résorbent à leur tour et la dent apparaît enfin dans la bouche. Les bourgeons épithéliaux paradentaires contribuent peut-être à la résorption qui lui fraye passage ; ils servent au moins à tracer le chemin de l'éruption, à la manière d'un *gubernaculum dentis*.

Le mouvement d'éruption est dû moins à la croissance de la dent qu'à un travail du maxillaire tendant à l'oblitération de l'alvéole et à l'expulsion de la dent. D'ailleurs, au moment où celle-ci traverse la gencive, la couronne est généralement achevée, et souvent la ou les racines sont commencées. Il semble qu'il y ait réaction réciproque entre l'os et la dent ; d'une part, la dent creuse l'os en s'accroissant ; d'autre part, l'os réagit et tend à rejeter la dent au dehors. Ces phénomènes sont manifestes dans les dents à croissance permanente, qui s'enfoncent dans les maxillaires en même temps qu'elles s'allongent au dehors ; on voit ainsi les incisives des rongeurs, les défenses des porcins, etc., plonger très profondément, jusque sous les molaires, et pousser également par leurs deux extrémités.

L'éruption des dents ne doit point être considérée comme une effraction, c'est une manifestation normale de l'accroissement d'un jeune être et il n'y a rien de violent dans les phénomènes physiologiques. A lire les anciens auteurs de traités de médecine humaine et à entendre encore la plupart des médecins, la sortie des dents constituerait une sorte de crise retentissant sur tout l'organisme et productrice de troubles variés et graves : convulsions, diarrhée, conjonctivite, bronchite, etc. Nous n'avons point ici à discuter cette thèse en ce qui concerne la dentition de l'enfant ; elle a d'ailleurs été combattue récemment par des médecins spécialistes en odontologie.

La dentition de lait des animaux domestiques n'a point été accusée de déterminer pareille crise ; les accidents pathologiques dont on a parlé n'ont été signalés qu'à propos de la deuxième dentition ou de la pousse des canines ; nous en parlerons plus loin.

Le follicule ouvert par l'éruption de la dent devient alvéole ; sa paroi constitue le périoste alvéolo-dentaire, continu avec la gencive ; le germe ou organe de l'ivoire persiste sous forme de pulpe ; seul l'organe de l'émail disparaît, encore en reste-t-il parfois un vestige.

Certaines dents telles que les incisives n'ont point dans leurs follicules la position et les rapports qu'on leur observe une fois hors de la bouche ; elles sont placées de travers ou plus ou moins chevauchantes sur leurs voisines, de sorte qu'elles doivent tourner sur leur axe ou se déplacer latéralement pendant leur éruption. C'est le défaut d'espace qui les oblige à se placer de cette manière ; aussi les voit-on rectifier leur position au fur et à mesure que la croissance de l'os le permet. Les incisives temporaires du fœtus de vache sont très remarquables sous ce rapport : on les trouve dans l'os placées de champ et imbriquées sur deux rangées antéro-postérieures, la face labiale en dedans, la face linguale en dehors (fig. 109).

Une fois dans la bouche, les dents continuent à s'accroître par formation concentrique de nouvelles couches d'ivoire aux dépens de la pulpe, couches se distinguant de l'ivoire primitif par une couleur ordinairement plus foncée, et se débordant les unes les autres, de manière à allonger la dent tout en oblitérant sa cavité. Tant que l'orifice de l'extrémité enchâssée reste ouvert, la dent continue à s'allonger ; elle a atteint toute sa longueur dès que cet orifice est fermé. Les dents à croissance permanente ont toujours cet orifice largement béant et conséquemment n'ont ni collet ni racines : telles sont les incisives des rongeurs, et, d'une manière générale, les dents qui forment *défenses*. Le plus souvent la croissance est limitée et se fait en deux temps, un pour la couronne, un pour la ou les racines ; lorsque la couronne est achevée, le bulbe s'étrangle plus ou moins et s'atténue en une ou plusieurs pointes, de manière à former collet et racines. L'émail ne s'étend jamais sur les racines ; il s'arrête au collet.

L'éruption a pour terme l'émergence de celui-ci ; si la couronne est très haute, elle peut se continuer fort lontemps, voire même toute la vie, de manière à compenser l'usure et à maintenir constante la saillie de la dent dans la bouche ; dans ce cas la pousse n'est pas corrélative de la croissance, c'est une expulsion pure et simple de l'alvéole qui s'oblitère peu à peu de la profondeur à l'orifice. Ainsi la couronne des dents d'adulte des Solipèdes est achevée, en général, quand elles arrivent au niveau de la table ; la seule croissance qu'elles éprouvent à partir de ce moment est une croissance descendante, par formation de racines ; leur éruption subséquente n'est donc qu'une sorte d'évulsion.

Si la hauteur de la couronne correspond juste à la saillie que la dent doit faire dans la bouche, il est clair que l'éruption s'achèvera rapidement, dès que les dents des deux mâchoires auront pris le contact normal : c'est ce qu'on observe dans les Carnivores.

Section V. — Dentitions successives.

On distingue, avons-nous déjà dit, des dents temporaires et des dents permanentes ; celles-ci ne poussent qu'une fois, ce sont les arrière-molaires ; celles-là tombent et cèdent leur place à d'autres dents plus ou moins semblables et définitives, ce sont, en général, toutes les dents précédant les arrière-molaires. L'ensemble des dents caduques ou dents de lait forme la première dentition. L'ensemble des dents remplaçantes et des dents permanentes constitue la deuxième dentition, dentition de l'adulte ou dentition définitive.

Les deux dentitions successives sont nécessitées par l'accroissement général du jeune sujet et par l'évolution particulière de ses mâchoires. En effet, les petites mâchoires du jeune ne peuvent donner place qu'à des dents petites et peu nombreuses qui ne tardent pas à devenir insuffisantes ; aussi des dents nouvelles se développent-elles soit en dessous des dents de lait qu'elles finissent par remplacer, soit à leur suite au fur et à mesure que les maxillaires s'allongent.

Il ne faudrait pas croire que les arrière-molaires ne fassent que s'ajouter aux dents précédentes sans rien changer à leurs rapports avec l'os ; la croissance des maxillaires en arrière ne suffirait pas le plus souvent à leur faire place. Il y a, en outre, un véritable déplacement d'arrière en avant témoignant d'une très grande plasticité des maxillaires. D'ailleurs, ceux-ci ne s'accroissent pas seulement à leur partie postérieure, mais interstitiellement dans toute leur étendue. De cette manière, on voit les arrière-molaires partir successivement de la protubérance maxillaire ou de la base de l'apophyse coronoïde, s'arc-bouter contre les prémolaires et les pousser peu à peu en avant.

On a discuté beaucoup à savoir laquelle des deux dentitions est la primitive ; généralement on accorde une importance prépondérante à la première qui serait, suivant l'expression de Carl Vogt, le *trésor héréditaire*, tandis que la dentition définitive ne serait qu'une acquisition ultérieure. Il est certain que la première dentition est beaucoup plus fixe, moins sujette aux anomalies que la seconde ; mais ce n'est pas un motif suffisant pour en faire la dentition primordiale et exclusive ; il y a de sérieuses raisons de croire, avec M. Lataste [1], que les premiers mammifères étaient *diphyodontes* et que, si certains mammifères actuels sont monophyodontes comme les cétacés et un grand nombre d'insectivores, de rongeurs et de marsupiaux,

---

[1] Lataste, *Compte rendu de la Société de biologie*, 1888.

ils le sont devenus par atrophie des dents de première génération. Nous pourrions montrer toutes les étapes de cette atrophie ;
nous nous bornerons à signaler : 1° le cas des phoques dont les
dents de lait très petites tombent avant la naissance ; 2° le cas
de certains marsupiaux étudiés par Flower, qui n'ont plus qu'une
seule dent de lait très fruste, précocement caduque, surmontant
la quatrième prémolaire.

Il ne faudrait pas croire cependant que toutes les fois qu'une
dent d'essence diphysaire est devenue monophysaire, c'est par
suite de l'atrophie du germe de la dent de lait, et que cette dent
appartient toujours à la deuxième dentition. Il peut arriver, au
contraire, que ce soit la dent de deuxième génération qui ne se
développe pas ; la dent de lait devient dès lors plus ou moins
permanente. La première prémolaire *(pm¹)* des solipèdes, du
porc, du chien, dent plus ou moins inconstante ou rudimentaire, est une dent de lait qui a perdu sa remplaçante [1]. Au
contraire, la première, prémolaire caniniforme, des Camé ·
lidés, la canine des Solipèdes, etc., sont des dents de deuxième
génération dont les correspondantes de lait ont disparu ou du
moins se sont atrophiées.

Il semble qu'une dent d'essence diphysaire dont la remplaçante ne se développe pas marche vers la disparition
totale ; tandis qu'une dent devenue monophysaire par perte de
la dent de lait ne fait que s'adapter à quelque condition physiologique nouvelle.

La chute des dents de première dentition est déterminée par
le développement des remplaçantes qui oblitèrent leurs vaisseaux sanguins, rongent leurs racines et finalement les expulsent.
Longtemps avant de tomber, les dents de lait sont devenues
inertes comme des corps étrangers ; dès lors leurs racines sont

---

[1] Voy. X. Lesbre, *Société de biologie*, 1893.

assaillies et corrodées par les ostéoclastes comme l'étaient dans les expériences de Kolliker, des chevilles d'ivoire implantées artificiellement dans un os. Cette sorte de phagocytose est considérablement activée par la pression des dents sous-jacentes. Les dents ainsi minées sont expulsées sans effort.

Il est digne de remarque que le remplacement des dents caduques par des dents permanentes coïncide avec ce que l'un de nous a fait connaître sous le nom de *poussées de croissance*, c'est-à-dire s'effectue à des périodes de la vie du jeune où sa prolifération cellulaire fonctionne au maximum [1]. Ce n'est donc qu'un acte particulier du phénomène général de l'accroissement.

Mais ce remplacement se fait à une époque très variable de l'existence : avant la naissance, peu après la naissance, dans la première jeunesse, dans la deuxième jeunesse et jusque dans l'âge adulte ; cela dépend des espèces que l'on envisage. Dire qu'un animal a remplacé ses dents temporaires, *qu'il a la bouche faite*, ne signifie donc pas toujours qu'il est adulte. L'époque d'éruption de la dernière molaire est un criterium meilleur, quoique non infaillible. Voici les dates auxquelles les dents de lait sont remplacées et la dernière molaire sortie, dans les principaux Mammifères domestiques.

	Toutes les dents de lait sont remplacées à	La dernière arrière-molaire est sortie à
Cheval, âne, mulet .	5 ans.	4 ans.
Bœufs et buffles . .	4 ans 1/2.	2 ans 1/2.
Dromadaire . . .	6 ans 1/2.	5 ans ?
Moutons et chèvres .	4 ans.	2 ans.
Porc.	2 ans.	2 ans.
Chien	5 à 6 mois.	6 à 7 mois.
Lapin	3 semaines.	3 semaines.
Cobaye	Avant la naissance.	2 ou 3 semaines.

[1] Ch. Cornevin, Études zootechniques sur l'accroissement *(Journal de la physiologie, 1892)*.

Troubles attribués à la dentition. — Les jeunes animaux domestiques ayant déjà leurs dents de lait à la naissance ou les prenant dans un laps de temps relativement très court, on n'a point signalé de manifestations morbides pour cette première dentition. C'est peut-être un argument dont pourraient se servir les médecins qui contestent l'étiologie des maladies dites du jeune âge chez l'enfant.

Pour la deuxième dentition, nous avons noté quelquefois de la salivation, de la gingivite, de la congestion palatine, un peu d'inappétence, phénomènes de peu d'importance dont nous nous apercevions parce qu'ils se sont déclarés sur des sujets soumis à l'engraissement et dont la moindre défaillance dans l'appétit était notée.

Il a été signalé, sur le poulain, quelques cas de conjonctivite, avec trouble de la cornée et prédisposition à contracter les maladies du jeune âge, spécialement la gourme. On a même visé tout particulièrement les crochets supérieurs dont la sortie a été indiquée comme assez pénible et synchronique de troubles oculaires ?

Tout cela est-il prouvé ? Synchronisme n'implique point causalité. Si la fièvre ou fatigue de croissance était moins hypothétique, ne pourrait-on pas lui adjoindre les quelques manifestations pathologiques signalées au lieu d'en rendre la dentition responsable ?

Section VI. — Anomalies des Dents.

Ces anomalies sont nombreuses et fréquentes, chez les animaux comme chez l'homme[1]. Elles portent sur le nombre,

---

[1] Voir Goubaux, *Recueil de médecine vétérinaire*, 1854. — Magitot, *Traité des anomalies de l'appareil dentaire chez l'homme et les*

le siège, la direction, la forme, le volume, la dureté, le développement, le mode de correspondance, etc.

ANOMALIES DE NOMBRE. — Elles sont certainement les plus communes. Il peut y avoir augmentation ou diminution du nombre des dents, soit de première dentition, soit le plus souvent de deuxième dentition. Les dents excédantes ou déficientes peuvent être des incisives, des canines, des prémolaires ou des arrière-molaires.

a) *Par augmentation.* — Parfois les dents supplémentaires sont ataviques, c'est-à-dire qu'elles ramènent à la formule dentaire ancestrale : tel est le cas de la première prémolaire, pm^1, chez le cheval, l'âne, le bœuf, le mouton, etc. D'autres fois, ce sont des dents de lait qui ne sont pas tombées. Souvent aussi elles ne peuvent s'expliquer que par un bourgeonnement véritablement supplémentaire de la lame dentaire. Par exemple, on peut rencontrer une quatrième arrière-molaire, ou bien cinq prémolaires, deux canines d'un même côté, ou encore 7, 8, 9 et jusqu'à 12 incisives à la même mâchoire. Les dents surnuméraires sont fréquemment plus ou moins déformées et hors rang, on les reconnaît d'autant mieux. Si elles sont régulièrement conformées et alignées avec les autres, il est très difficile de les distinguer ; alors il est de règle de considérer comme incisives supplémentaires celles qui occupent les extrémités de l'arcade, comme canines supplémentaires les postérieures, comme prémolaires supplémentaires les premières, comme arrière-molaires supplémentaires les dernières.

L'addition d'une dent à une série régulière entraîne généralement une modification de forme de la dent voisine, en vertu

animaux. — Goubaux et Barrier, *Traité d'extérieur du cheval.* — Morot, *Bulletin de la Société centrale vétérinaire*, à partir de l'année 1882.

de cette loi que la forme des dents dans un animal donné est réglée par la position qu'elles occupent. Par exemple, si deux incisives s'ajoutent à l'arcade régulière, elles prennent la forme des coins et les coins véritables ressemblent à des mitoyennes ; si une quatrième arrière-molaire se développe en ligne derrière les autres, elle prend ordinairement la forme de la troisième en en prenant la place, et celle-ci s'identifie avec la seconde. La forme d'une dent ne résulte pas tant de son rang numérique que de sa position en fin, commencement ou milieu de série ; c'est pour cela que la dernière molaire de lait qui est, par exemple, troisième ou quatrième ne ressemble pas à la molaire d'adulte de rang correspondant, mais plutôt à la dernière.

Les dents surnuméraires sont plus fréquentes à la mâchoire supérieure qu'à l'inférieure ; on en rencontre rarement dans la première dentition.

b) *Par diminution.* — Les cas de diminution numérique sont aussi plus fréquents dans la deuxième dentition que dans la première. Lorsqu'une dent de lait fait défaut, la remplaçante ne se développe généralement pas ; mais ce n'est pas une règle absolue : on a vu pousser des incisives d'adulte là où il n'y avait pas eu de dents de lait ; d'ailleurs n'est-ce pas ce qui se passe normalement pour les canines des Solipèdes, les incisives des Rongeurs, etc.? Inversement, une dent de lait peut manquer de remplaçante et devenir, de ce chef, plus ou moins persistante.

Il arrive assez souvent que les dents qui paraissent manquer se sont tout simplement arrêtées dans leur développement ou dans leur éruption et qu'on les trouve dans l'os, au moins en vestige ; alors leur place est marquée sur le bord maxillaire, la diminution n'est qu'apparente. C'est ce que l'on constate fréquemment pour la dernière molaire de l'homme (dent de sagesse) surtout à la mâchoire inférieure, et pour la prémolaire caniniforme inférieure des Camélidés.

Lorsque la réduction numérique n'est pas seulement apparente, mais absolue, et que l'arcade dentaire reste régulière et ininterrompue, il peut être difficile de découvrir les dents manquantes, d'autant plus que les voisines ont pu revêtir leur forme spéciale. On admet en général que ce sont les dents qui occupent les extrémités de série, c'est-à-dire les incisives latérales, les premières prémolaires ou les dernières arrière-molaires.

La brièveté de la face dans certaines races de chiens, tels que dogues, carlins, king-Charles, etc., peut entraîner une réduction de plus du tiers dans le nombre des molaires : $\frac{4}{4}$ au lieu de $\frac{6}{7}$.

Les chiens à peau nue, chinois, japonais ou autres, se font remarquer par une dégradation extrême de leur appareil dentaire, parfois réduit à quelques dents. Darwin, frappé de ce fait, admit une certaine corrélation entre le développement des poils et celui des dents. Le cas des chiens nus ne serait pas seul à en témoigner ; les crocs du porc domestique diminueraient de volume relativement à ceux du sanglier, en proportion de la diminution des soies qui est le fait de la domestication ; d'autre part, certains hommes velus se seraient fait remarquer par une multiplication du nombre de leurs dents qui, dans un cas, se seraient disposées en double rangée.

Magitot a fait des réserves sur le sens de cette corrélation[1] ; il a observé des hommes à face velue qui avaient au contraire le système dentaire réduit, comme par application du principe des balancements organiques. La corrélation de développement entre les deux sortes de phanères serait donc tantôt directe, tantôt inverse.

[1] Voy. les Hommes velus (*Gazette médicale de Paris*, 1873).

Anomalies de siège. — Nous ne considérons comme dents
véritables que celles qui procèdent de la lame dentaire ; aussi
ne nous occuperons-nous pas des productions dentaires que l'on
peut rencontrer en maints endroits de l'organisme, notamment
dans des kystes dermoïdes : on a signalé de ces productions plus
ou moins informes dans la région temporale, dans le crâne,
dans la parotide, dans le testicule, dans l'ovaire, etc. Elles
résultent d'introrsions ectodermiques particulières et n'ont rien
à voir avec l'appareil dentaire.

Les anomalies de siège sont offertes presque toujours par
les dents de deuxième dentition, plus souvent par celles de la
mâchoire supérieure que par celles de la mâchoire inférieure.
La longueur considérable du pédicule adamantin des dents
remplaçantes leur permet de s'égarer facilement et de sortir
ensuite soit sur le palais, soit contre la joue, soit sous la
langue, etc., en laissant la place qu'elles auraient dû prendre
vide, ou occupée en permanence par leurs dents de lait. On a
vu chez l'homme une dent de sagesse inférieure pousser en sens
inverse et sortir en haut du cou vers l'angle de la mâchoire.

Anomalies de direction. — Tout en restant à leur place, une
ou plusieurs dents peuvent se dévier de diverses façons, s'incliner
en avant, en arrière, par côté, tourner sur leur axe, de manière
à se présenter de travers ou même sens devant derrière. La
rotation *apparente* d'une dent est ordinairement la conséquence
du défaut d'espace à l'endroit où elle s'est formée ; c'est pour
cela que les prémolaires des chiens à face courte sont si souvent
placées en travers, et que les incisives de certains animaux, envisagées dans leurs follicules, sont normalement obliques ou même
tout à fait de champ comme nous l'avons dit plus haut. Si ces
dernières conservent leur obliquité ou ne se redressent qu'incom-
plètement, elles ne se juxtaposent plus bord à bord, elles chevauchent plus ou moins, comme si elles avaient tourné sur leur axe ;

en réalité il n'y a pas eu rotation, mais au contraire absence de rotation.

ANOMALIES DE FORME. — Ce sont peut-être les plus rares, surtout si l'on fait abstraction des cas de déformation imputables au défaut d'espace et à la compression réciproque des follicules dentaires. Parmi les véritables anomalies de forme, on a signalé assez souvent la transformation conoïde d'une ou de plusieurs incisives ; les coins des Ruminants à huit incisives ont une tendance particulière à cette transformation ; nous sommes portés à croire qu'il s'agit d'un retour à un état primordial, et que ces dents sont des canines qui se sont jointes aux six incisives vraies et en ont pris la forme.

ANOMALIES DE VOLUME. — Les anomalies de volume peuvent être simples ou compliquées d'anomalies de forme ; elles consistent soit en diminution, soit en augmentation de volume d'une ou plusieurs dents. Les cas de diminution sont les plus fréquents.

ANOMALIES DE DURETÉ. — La dureté des dents est loin d'être invariable ; c'est un fait bien connu. On voit, dans la même espèce et dans des conditions d'alimentation aussi semblables que possible, certains individus user leurs dents beaucoup plus vite ou beaucoup plus lentement que les autres, selon qu'ils les ont plus tendres ou plus dures ; il en résulte des difficultés pour la diagnose de leur âge.

En général, les animaux secs et nerveux ont les dents plus dures que ceux de tempérament mou et lymphatique. La dureté des dents s'allie à une bonne trempe de tout l'organisme, qui paraît résister à l'usure dans la mesure des dents ; un cheval de quinze ans dont les dents ne seraient pas plus usées que celles d'un cheval de dix ans, toutes choses étant égales d'ailleurs, ne serait pas plus vieux que ce dernier, car on est vieux moins par le temps qu'on a vécu que par celui qui reste à vivre. C'est l'opinion que soutenait de Curnieu en disant qu'il ne faut point

tenir compte, chez le cheval, de la bégüité ou de la fausse-
bégüité, attendu que cet animal a la valeur de l'âge qu'il marque plutôt que de celui qu'il a réellement.

A la ferme d'application de l'École vétérinaire de Lyon, les
mêmes différences dans la dureté des dents ont été souvent
constatées chez les animaux de l'espèce bovine.

ANOMALIES DE DÉVELOPPEMENT. — Il peut y avoir : 1° absence
de développement et diminution numérique réelle ; 2° arrêt de
développement et inclusion dans l'os ; 3° retard d'éruption ;
4° précocité d'éruption ; 5° soudure de dents voisines.

Beaucoup de cas de non-développement ne sont peut-être pas
aussi radicaux qu'on le suppose ; il faudrait voir s'il n'y a point
quelque ébauche de follicule qui avorte dans les maxillaires et
disparaît de bonne heure.

Il y a arrêt de développement lorsque la dent, plus ou moins bien
formée, reste stationnaire et incluse dans l'os ; cela se remarque
souvent pour les dents de sagesse surtout les inférieures chez
l'homme, et pour les prémolaires caniniformes inférieures des
Camélidés. Lorsque les dents incluses sont des dents remplaçantes, les dents de lait qui leur correspondent persistent généralement, de sorte que le nombre des dents visibles dans la
bouche ne change pas.

Au lieu d'une inclusion définitive, il peut y avoir simplement
retard d'éruption, alors une ou plusieurs dents sortent à un âge
insolite, jusque dans la vieillesse la plus avancée. Ce sont pro-
bablement des faits de ce genre, constatés chez l'homme, qui
ont pu faire croire à la possibilité d'une troisième dentition ou
dentition sénile. Hunter rapporte le cas de plusieurs vieillards,
hommes ou femmes de plus de soixante-dix ans, dont les dents
s'étaient renouvelées. Joubert cite une dame de qualité qui, ayant
perdu toutes ses dents, en vit repousser vingt nouvelles à l'âge
de soixante-dix ans. Eustache assure que, des dents incisives

ayant été arrachées à un jeune homme de vingt ans, elles lui revinrent la même année. Blandin dit avoir trouvé dans une mâchoire d'adulte, immédiatement au-dessous de la première petite molaire, une dent nouvelle dont la couronne était à moitié formée, les deux petites molaires existaient de ce côté.

Nous pourrions multiplier les citations, mais cela ne prouverait pas du tout l'existence d'une troisième ou même d'une quatrième dentition, ainsi que le croyaient les anciens auteurs. Il n'y avait là, très vraisemblablement, qu'un retard d'éruption des dents de la deuxième dentition avec persistance anormale des dents de lait correspondantes, et ce retard ou même ce défaut d'éruption paraît devoir être mis sur le compte des maxillaires dont le tissu pourrait devenir prématurément compact et passif; on n'a pas oublié, en effet, que l'éruption des dents est le résultat d'un travail réactionnel des os.

Nous avons déjà parlé de la précocité dentaire obtenue chez certains animaux domestiques en forçant la nutrition à l'aide d'un régime particulier. A côté de cette précocité en quelque sorte artificielle, on en constate d'autres cas purement anormaux dont le déterminisme échappe : Louis XIV et Mirabeau présentaient, dit-on, des dents à la naissance. Pline cite deux Romains auxquels on avait donné le surnom de *Dentati* parce qu'ils étaient nés avec des dents. Tous les vétérinaires ont constaté des différences de même ordre entre jeunes animaux de même espèce (voir plus loin aux chapitres de l'âge).

Enfin, il peut y avoir soudure de deux dents voisines. La fusion est complète quand elle a eu pour origine la réunion des follicules; alors on voit une dent bifurquée ou bien une dent volumineuse d'une seule masse avec des traces plus ou moins évidentes de duplicité. Pour que deux dents voisines se soudent ainsi, il faut que leur évolution soit à peu près synchrone; aussi observe-t-on cette anomalie plus souvent entre dents de lait qu'entre dents d'adulte, attendu que, en général, les éruptions successives sont plus espacées pour celles-ci que pour celles-là. Il n'est pas extrêmement rare, toutefois, de voir une incisive de deuxième dentition se souder avec une dent surnuméraire voisine qui en est comme la duplication.

Entre molaires, la soudure se fait assez souvent par l'extrémité des racines.

La réunion de deux dents par du tartre déposé dans leur intervalle n'est pas une véritable soudure.

Anomalies de correspondance des dents des deux machoires. — Elles résultent soit d'une position, d'une direction ou d'une usure vicieuse des dents, soit d'une discordance de dévelopement des mâchoires. L'une des mâchoires peut se rétrécir *(antrésie)*, ou bien se raccourcir *(brachygnathisme)*, de telle manière que l'autre déborde ou proémine considérablement.

Le *rétrécissement* de la mâchoire supérieure laisse déborder plus ou moins les molaires inférieures. Celui de la mâchoire inférieure exagère au contraire la saillie externe des molaires supérieures. On conçoit que dans les deux cas l'usure se fasse anormalement.

Le *brachygnathisme* d'une mâchoire a pour conséquence le prognathisme apparent de l'autre. S'il y a brachygnathisme supérieur, ainsi que dans les chiens dogues, les incisives inférieures proéminent et sont plus ou moins soustraites au contact des supérieures. S'il y a brachygnathisme inférieur, ce sont au contraire les incisives d'en haut qui sont en proéminence.

Les mâchoires restant bien proportionnées, les mêmes anomalies de correspondance peuvent se remarquer comme conséquence d'une position ou d'une direction vicieuses des dents de l'une d'elles.

Quelle qu'en soit la cause, elles peuvent avoir des inconvénients très graves, non seulement au point de vue de la mastication, mais encore au point de vue de l'intégrité des différentes parties de la bouche. Par exemple, chez les animaux dont les dents sont sujettes à la pousse constante, elles prennent par défaut d'usure une longueur extraordinaire que rien n'arrête ; on les voit entamer et pénétrer les parties opposées de la bouche, traverser même la voûte du palais. Un des cas les plus remarquables de ce genre de lésion a été relaté par Devergie en 1825 *(Bulletin de l'Académie de médecine)*; il s'agissait d'un vieux rat, tué à l'École militaire, dont la grande incisive supérieure droite se recourbait dans la bouche, pénétrait dans la fosse nasale gauche en entrant par son ouverture postérieure, parcourait cette cavité d'arrière en avant, traversait l'intermaxillaire, se recourbait de nouveau à l'extérieur en bas et en arrière et se terminait enfin au-dessous de l'orbite gauche. Les incisives inférieures de ce même animal formaient deux longues défenses recourbées en haut et en avant, dont la droite avait détruit le bord inférieur de l'orbite, crevé l'œil et buttait contre le crâne qu'elle aurait infailliblement perforé plus tard.

Telles sont les principales sortes d'anomalies dont les dents sont susceptibles. Beaucoup d'entre elles sont héréditaires, notamment les anomalies numériques.

Nous passerons sous silence, comme relevant de l'anatomie pathologique, les tumeurs et les lésions diverses dont les dents peuvent être le siège, telles que odontômes, érosions, carie, etc. Au surplus, elles sont beaucoup moins communes chez les animaux que chez l'homme.

Section VII. — Évolution de l'armature buccale.

Les nombreuses anomalies dont on vient de tracer la nomenclature prouvent que les dents sont des organes beaucoup moins invariables qu'on le croit généralement. Elles participent à la malléabilité particulière du système épithélial, auquel elles se rattachent par le développement. Elles subissent aussi, par contre-coup, des variations parallèles à celles des maxillaires; il y a en effet un rapport étroit entre le développement des dents et celui des os qui les supportent : l'un n'est complet que quand l'autre est achevé, le nombre des dents est jusqu'à un certain point proportionnel à la longueur de la face. Enfin le régime alimentaire imprime fortement son cachet sur la dentition comme sur l'organisation tout entière; G. Cuvier, frappé de cette corrélation, s'écriait : « Donnez-moi la dent d'un animal et je vous dirai ses mœurs et sa structure ! »

C'est pour ces diverses raisons sans doute que l'armature buccale de certains animaux a éprouvé, dans le cours des âges, des modifications considérables, dont quelques-unes même se poursuivent de nos jours.

§ 1. MODIFICATIONS SUCCESSIVES DE LA DENTURE DE QUELQUES MAMMIFÈRES AUX TEMPS TERTIAIRES ET QUATERNAIRES

Rien de curieux et de suggestif comme de suivre une série d'animaux de même ordre dans la succession des couches géologiques et de noter les modifications qu'ils subissent. Les plus démonstratifs de ce côté sont assurément les oiseaux dentés que Marsh a exhumés des terrains crétacés de l'Amérique du Nord. Sur les genres qui se succèdent dans ce groupe, on suit, étape par étape, le passage d'une bouche dentée à un bec corné, et on voit en action la loi du balancement organique, puisque à mesure que la corne se dépose sur le bec, des dents diminuent numériquement, jusqu'au moment où, les maxillaires constituant un bec complet, les dents ont totalement disparu.

Ces transformations ne reportent-elles pas immédiatement la pensée sur ce qui s'est passé dans les groupes des Cétacés mysticètes et des Ruminants actuels ? Les premiers ont perdu leurs dents en prenant des fanons ; du moins ils n'en ont plus que des rudiments qui avortent dans les mâchoires [1] ; les seconds ont subi une réduction dentaire en prenant des cornes. La paléontologie montre que les Artiodactyles tertiaires, jusqu'au miocène moyen, étaient dépourvus de cornes, mais qu'ils avaient la bouche garnie de dents aux deux mâchoires et qu'ils possédaient des canines comme en ont encore les chameaux et les lamas. Mais, du moment que des cornes se montrent à leur front, les canines et les incisives supérieures disparaissent comme si la nature avait eu besoin de la matière qui les constituait pour édifier les cornes.

Des Prééquidés aux Équidés actuels, on assiste à une remarquable modification de la denture. Primitivement constituée par 44 dents dont 4 prémolaires faisant suite sans interruption aux canines, elle se modifie par la non-apparition de la première prémolaire d'abord à la dentition de remplacement et plus tard par sa suppression complète ; c'est le début du diastème. En même temps qu'elles diminuent numériquement, les dents s'individualisent davantage et se compliquent.

Dans d'autres animaux, certaines dents se sont atrophiées

---

[1] Voy. Eschricht, *Recherches zoologiques, anatomiques et physiologiques sur les Cétacés du Nord*, Leipzig, 1849. — Paul Gervais et Beneden, *Ostéographie des Cétacés*, Paris, 1868 80.

ou ont disparu par suite du développement excessif des dents voisines ; par exemple l'éléphant et le narval n'ont point d'autres incisives que leurs défenses ; les Camélidés n'ont qu'une ou deux prémolaires en série tandis que leurs arrière-molaires sont très volumineuses ; l'atrophie de la première pré-molaire des Solipèdes paraît être la conséquence du développe-ment énorme des autres prémolaires, etc., etc.

Souvent aussi la réduction numérique tient au raccourcisse-ment des mâchoires ; dans ce cas, ce sont les dents en com-mencement ou en fin de série qui ont disparu (premières pré-molaires, dernières molaires, incisives latérales).

Enfin le défaut d'usage a vraisemblablement été la cause de l'atrophie ou de la disparition d'un certain nombre de dents. Par exemple, les canines constituant de véritables armes, on comprend qu'elles soient beaucoup moins utiles aux jeunes qu'aux adultes, et, parmi ceux-ci, aux femelles qu'aux mâles ; aussi constate-t-on leur gracilité ou leur absence complète, dans certaines espèces, chez les jeunes des deux sexes, ou chez les femelles adultes (ex. : porcins, solipèdes).

§ 2. DE QUELQUES CIRCONSTANCES QUI INFLUENCENT ACTUELLEMENT
LA DENTITION

L'évolution du système dentaire se poursuit encore chez les êtres actuels, on pourrait en donner maintes preuves ; bornons-nous à signaler : l'homme qui est en train de perdre la troisième arrière-molaire par raccourcissement extrême de ses mâchoires, — les Solipèdes qui n'ont plus qu'un rudiment de la première prémolaire caduque à la mâchoire supérieure, — le porc et le chien qui finiront certainement par perdre aussi cette même dent, attendu qu'elle est atrophiée et qu'elle ne se rem-place pas, — enfin les phoques qui sont en passe de perdre toute leur dentition temporaire et de devenir monophyodontes, comme le sont déjà nombre de Mammifères.

Nous avons dit précédemment qu'il y avait tout lieu de croire que les Mammifères primitifs étaient diphyodontes. La disparition de la dentition temporaire est un fait d'adaptation à un besoin de mastication précoce : c'est ainsi que beaucoup de Rongeurs monophyodontes peuvent manger de l'herbe en naissant.

On est à même de constater chaque jour que, sur les animaux vivant sous nos yeux et soumis à nos soins, il se produit des modifications portant sur les époques d'apparition et sur le nombre des dents. Il ne peut en être autrement puisque la nutrition générale exerce une influence considérable sur la croissance et conséquemment sur le développement de ces organes.

Les enfants et les jeunes animaux malingres, rachitiques, scrofuleux, syphilitiques, sont en retard sur les autres individus de leur espèce pour l'éruption des dents ; parfois même celles-ci sont anormalement sillonnées ou érodées à la surface. Le nanisme produit de semblables résultats.

Par contre, une alimentation intensive s'exerçant sur des organismes dont la nutrition est bonne peut accélérer l'accroissement, précipiter l'ossification et hâter la sortie des dents. Ces phénomènes de précocité, très bien connus en zootechnie puisqu'ils résultent de la mise en pratique d'une des méthodes que cette science préconise, le forçage, sont très intéressants à suivre ; nous le ferons plus loin.

L'état de gestation est susceptible de retarder le remplacement ; Traeger l'a constaté positivement sur la jument[1]. Il en est de même de la maladie, ainsi que nous l'avons vu sur le

---

[1] Traeger, *Magazin für die gesammte Thierheilkunde*, 1846.

mouton lors d'une épizootie de clavelée. Il ne serait pas sans intérêt de rechercher si l'habitude de l'hibernation, propre à quelques animaux, n'a pas une action semblable.

Le climat a une influence peut-être plus marquée encore, sans doute parce qu'il fait sentir son action d'une façon toute particulière sur les phanères. Est-il chaud et humide au point que les animaux sont dépouillés en partie de leurs poils et reçoivent le qualificatif de nus, la dentition est mauvaise et réduite soit en nombre, soit en développement? Les chiens nus offrent des exemples typiques de mauvaises dents et de dentition réduite numériquement. Les porcs indo-chinois ont des soies rares et relativement fines, leurs défenses ont moins de développement que celles des porcs autochtones de l'Europe occidentale.

La race, qui n'est que la résultante d'actions naturelles dans lesquelles le climat joue le premier rôle ou bien de l'action humaine, imprime naturellement son cachet sur la denture et sur la dentition. Le chien chinois **a** une formule dentaire très réduite comme en témoignent les deux observations suivantes faites par Magitot sur des adultes :

$$i\frac{1-2}{0-0} \quad c\frac{0-0}{1-0} \quad m\frac{3-3}{3-3} = 16$$

$$i\frac{1-2}{0-0} \quad c\frac{0-0}{1-0} \quad m\frac{0-0}{0-0} = 4$$

Les races canines à face très brève, dogues, carlins, offrent quelquefois une réduction de plus d'un tiers dans le nombre des molaires : $\frac{4}{4}$ au lieu de $\frac{6}{7}$.

Quant à la date du remplacement, il est des races chez lesquelles sa hâtivité est devenue un caractère ethnique, telles celles de Shorthorn, de Leicester, des Downs.

§ 3. COUP D'ŒIL D'ENSEMBLE SUR LES APPAREILS DENTAIRES DES MAMMIFÈRES DOMESTIQUES

Ces animaux sont de régimes variés. Il y a des Carnivores : chien, chat; des Rongeurs : lapin, cobaye; un Omnivore : porc domestique; des Ruminants : bœuf, mouton, chèvre, dromadaire; enfin des Herbivores : cheval, âne et leurs hybrides.

Les Carnivores ont des dents pointues, tranchantes, plus ou moins découpées, c'est-à-dire lacérantes et coupantes, agissant comme des lames de ciseaux, avec des mâchoires puissantes, incapables de mouvements autres que ceux de rapprochement et d'écartement. Seules, les molaires du fond de la bouche peuvent servir à écraser, à broyer; encore ont-elles presque disparu chez les félins qui, avec leurs mâchoires brèves et leurs dents très aiguës, réalisent l'adaptation maximum au régime carnassier. Les dents des Carnivores se font aussi remarquer par leur *cingulum* qui fait cran d'arrêt au-dessus de l'alvéole et par la forte divergence de leurs racines qui disperse dans l'os les pressions souvent énormes qu'elles ont à subir. Si nous avions à parler des ours, animaux plus frugivores que carnivores, nous montrerions l'émoussement de leurs dents, leur passage à l'état tuberculeux, et établirions ainsi la transition entre les Carnivores et les Omnivores.

Le porc est omnivore : ses dents antérieures sont plus ou moins lacérantes ou coupantes (incisives, canines, voire prémolaires); ses dents postérieures, tuberculeuses, sont au contraire admirablement aptes à concasser et broyer, d'autant plus que la mâchoire inférieure peut exécuter quelques mouvements antéro-postérieurs et latéraux.

Les Rongeurs ont une dentition hautement différenciée, avec leurs puissantes incisives pour couper, ronger les substances les plus dures, et leurs molaires réléguées au fond de la bouche, à tables plates et barrées d'émail, pour râper ces substances. Etant donné la direction transverse des crêtes émailleuses, le mouvement de râpe devait se faire d'arrière en avant et d'avant en arrière; c'est en effet dans ce sens que se meut principalement la mâchoire inférieure.

Les Ruminants et les Solipèdes sont essentiellement herbivores; leur mastication devait être triturante; aussi constate-t-on que leurs molaires s'opposent par des tables plates et entretenues râpeuses par des crêtes d'émail qui les encadrent et les pénètrent à une grande profondeur. Ces crêtes étant principalement dirigées d'avant en arrière, la mâchoire inférieure se meut largement dans le sens latéral. La dentition des Solipèdes est beaucoup mieux adaptée au régime herbivore que celle des Ruminants : les prémolaires et les arrière-molaires, à peu près uniformément volumineuses, forment de vastes tables entourées et parcourues par des crêtes d'émail très plissées, présentant au maximum toutes les conditions de la mastication triturante. Une pareille denture était indispensable à ces animaux, car ils ont l'estomac relativement petit et très sujet à encombrement; d'autre part la muqueuse de ce viscère n'est apte à la sécrétion du suc gastrique qu'au niveau du cul-de-sac droit, ce qui réduit encore sa capacité physiologique. Les Ruminants n'avaient pas besoin d'un appareil triturateur buccal aussi parfait, attendu qu'ils mâchent leurs aliments deux fois et qu'ils les font passer ensuite dans le feuillet, compartiment gastrique chargé d'une sorte de mastication complémentaire. Aussi leurs tables molaires sont-elles plus étroites, moins planes et moins complexes ; leurs prémolaires sont très différentes des arrière-molaires : les supérieures n'ayant qu'une paire de croissants, les inférieures étant plus ou moins tranchantes. Au moment du repas, ces animaux ne font que diviser et broyer grossièrement leurs aliments; ils ne les triturent avec soin que pendant la mastication mérycique.

Les Camélidés, n'ayant point de feuillet, se distinguent des autres Ruminants par des tables molaires plus larges.

Les différents types de dents se lient entre eux par de nombreuses formes de passage que révèlent l'anatomie comparée et surtout la paléontologie. Ainsi, on trouve tous les intermédiaires entre les molaires tranchantes et les molaires mamelonnées d'une part, entre celles-ci et les molaires à croissants, d'autre part. Il est bien probable que toutes les formes de dent, si complexes qu'elles soient, dérivent d'une forme simple primordiale; en effet les dents ne sont autre chose que des papilles, et toute papille est simple avant de devenir composée. Les dents primitives étaient sans doute conoïdes et engrenées d'une mâchoire à l'autre, ainsi qu'elles sont encore chez les Vertébrés homodontes. Le cône a pu s'aplatir, s'épaissir, se plisser, se diviser à l'extrémité de diverses manières et réaliser dans la suite des temps toutes les formes de dents que nous connaissons aujourd'hui. Donnons quelques exemples : que manque-t-il à une incisive de buffle pour ressembler à une incisive de Solipède? — une cavité à l'extrémité libre, c'est-à-dire un denticule aplati qui s'élèverait en arrière à la base de la couronne, denticule assez souvent imparfait ou fissuré sur certaines incisives de Solipèdes. Or, la trace de ce denticule qui donnerait une dent fossiculée, ne la trouvons-nous pas dans le bourrelet des incisives du chien ou dans la crête qui encadre l'avale des incisives du mouton et de la chèvre?...

Que faudrait-il à une molaire de chien pour se transformer en molaire de porc? — qu'elle s'épaissît, s'émoussât et se mamelonnât à l'extrémité, et que de nouveaux denticules surgissent de son bourrelet interne. C'est justement ce que l'on constate sur les prémolaires du porc qui passent progressivement

d'avant en arrière, de la forme tranchante à la forme broyeuse,
Une fois cuspidée, la molaire se complique par augmentation du
nombre de ses mamelons et subdivisions de chacun d'eux ; elle
grossit en même temps de plus en plus, ainsi qu'on le voit pour
les arrière-molaires du porc.

Que les cuspides d'une molaire s'élèvent, s'aplatissent latéralement et s'incurvent, nous passerons aux molaires dites en
croissants, à une paire, deux paires, trois paires de croissants,
telles qu'on les observe chez les Ruminants et les Solipèdes.

Que les mêmes cuspides s'aplatissent d'avant en arrière et se
disposent parallèlement dans le sens transversal, nous aurons
des molaires d'éléphants, etc., etc.

La forme d'une dent se complique de deux manières : par
plissement longitudinal et par division de l'extrémité libre. Le
plissement longitudinal donne des *lobes ;* la division terminale
donne des *denticules*. Les intervalles des lobes ou des denticules sont souvent plus ou moins comblés par le cortical osseux ;
alors la surface d'usure forme une table indiscontinue où l'on
voit alterner l'émail, l'ivoire, le cément, qui entretiennent sa
rugosité grâce à leur inégale dureté : c'est une meule qu'on
n'a pas besoin de rhabiller.

L'évolution dentaire n'est pas toujours progressive ; elle peut
être régressive. Nous aurons à signaler chez plusieurs animaux
des dents, surtout des prémolaires, en état de dégradation de
volume et de forme, marchant vers la disparition. C'est la face
concentrique des dents qui est la plus modifiable dans un sens
ou dans l'autre ; le côté externe ou muraille semble être la partie
primordiale.

CHAPITRE IV

DES DENTS ET DE LA CONNAISSANCE DE L'AGE DES ÉQUIDÉS

Sous-Chapitre I. — DENTS

La formule de la première dentition des Équidés ou Solipèdes est :

$$i\,\frac{3}{3} \quad c\,\frac{0}{0} \quad m\,\frac{1^e\,2^e\,3^e\,4^e}{0\ 2^e\,3^e\,4^e} = 26 \text{ dents}$$

La formule de la 2e dentition est :

$$i\,\frac{3}{3} \quad c\,\frac{1}{1}\text{ ou }\frac{0}{0} \quad pm\,\frac{2^e\,3^e\,4^e}{2^e\,3^e\,4^e} \quad am\,\frac{3}{3} = \begin{cases} 40 \text{ dans le mâle,} \\ 36 \text{ dans la femelle.} \end{cases}$$

Il n'est pas rare de voir persister dans la dentition de l'adulte la première molaire supérieure de lait ; mais cette dent rudimentaire n'est jamais remplacée.

Il est tout aussi fréquent de trouver, chez les femelles, des canines plus ou moins atrophiées.

Les arcades dentaires sont interrompues de chaque côté par une longue barre ainsi que le montre la figure 7.

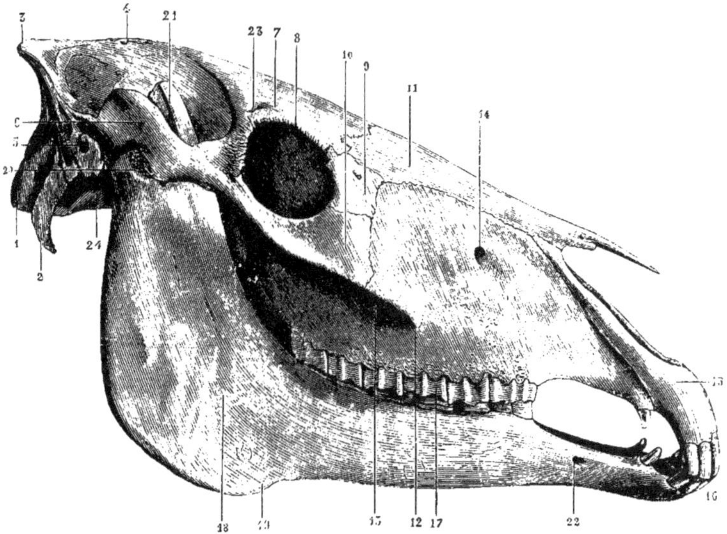

Fig. 7. — Tête de cheval, face latérale.

1 Condyle de l'occipital; 2 apophyse styloïde de l'occipital; 3 protubérance occipitale externe; 4 crête pariétale; 5 hiatus auditif externe; 6 apophyse zygomatique du temporal; 7 frontal; 8 orbite; 9 lacrymal; 10 zygomatique ou jugal; 11 os nasal; 12 maxillaire supérieur; 13 crête zygomatique; 14 trou sous-orbitaire; 15 intermaxillaire; 16 dents incisives; 17 dents molaires; 18 maxillaire inférieur; 19 scissure maxillaire; 20 condyle du maxillaire; 21 apophyse coronoïde du maxillaire; 22 trou mentonnier; 23 trou sourcilier; 24 apophyse basilaire de l'occipital.
(Extrait de l'*Anatomie comparée* de MM. Chauveau et Arloing.)

ARTICLE PREMIER. — DENTS DU CHEVAL

Section I. — Incisives.

DIVISION ET FORME. — Elles sont disposées en arcade à chaque mâchoire et distinguées en *pinces* (les deux centrales), *mitoyennes* (celles qui touchent aux pinces), et *coins* (les deux extrêmes).

Nous allons d'abord étudier complètement une incisive rem-

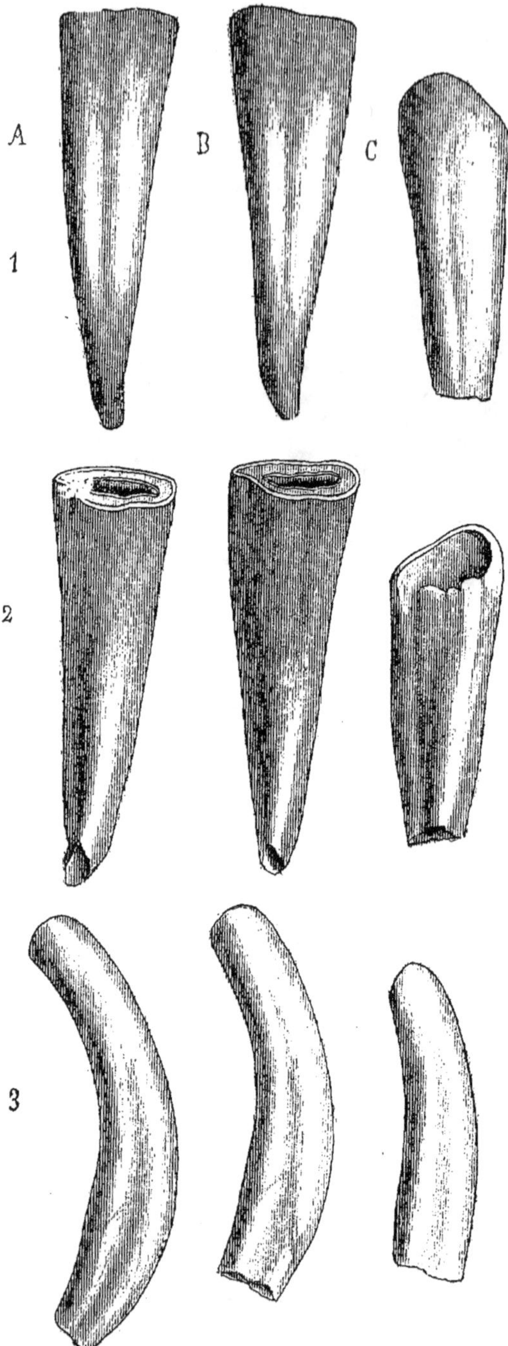

Fig. 8. — Pince (A), mitoyenne (B) et coin (C) inférieurs d'un cheval prenant 5 ans. — 1, Vus par devant. — 2, Vus par derrière. — 3, Vus par le côté interne.

plaçante quelconque, puis nous indiquerons les différences entre incisives de même arcade, entre incisives supérieures et inférieures, enfin entre incisives caduques et incisives remplaçantes.

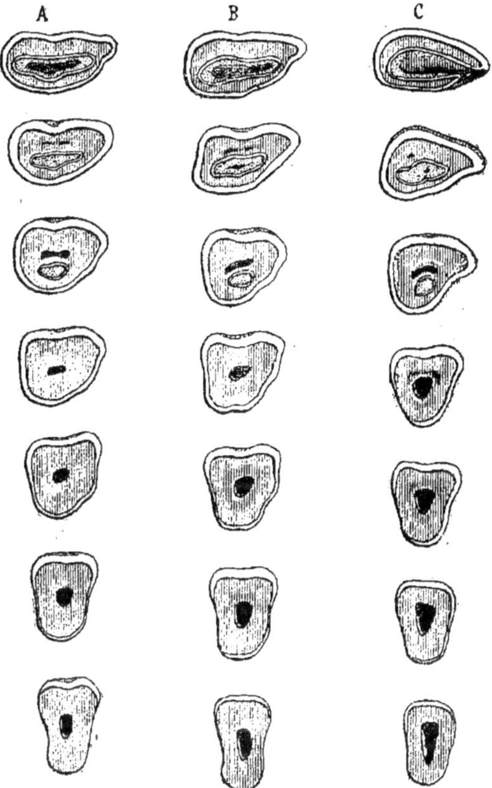

Fig. 9. — Pince (A), mitoyenne (B) et coin (C) inférieurs d'un cheval de 5 ans 1/2, débités chacun en sept tranches à peu près égales que l'on voit par la section supérieure.

Une incisive d'adulte, extraite de son alvéole, a la forme d'une pyramide incurvée en arrière, à sommet enchâssé dans l'os, pyramide aplatie d'avant en arrière à sa base, aplatie d'un côté à l'autre à son sommet, et offrant dans sa partie moyenne une transition insensible entre ces deux aplatissements (fig. 8).

Des sections échelonnées sur sa hauteur présentent les formes successives de la figure 9 qui, sans être régulières et géométriques, sont qualifiées d'*elliptiques, ovales, arrondies, triangulaires, biangulaires.*

Ces sections sont de plus en plus étroites et, au contraire, de plus en plus épaisses; leur bord postérieur, d'abord rectiligne ou presque rectiligne, devient convexe, fortement convexe, puis angulaire, et l'angle formé de plus en plus aigu; en sorte que les dernières ont la forme de triangles allongés, ce qui leur a valu l'épithète, très expressive quoique exagérée, de biangulaires.

La surface de frottement ou table de la dent réalise, par les progrès de l'usure, les sections que nous venons de décrire et passe ainsi successivement par les formes : elliptique, ovale, ronde, triangulaire et biangulaire, ce qui fournit un signe de grande valeur pour la connaissance de l'âge.

Lorsque l'incisive vient de traverser la gencive, elle est réduite à la couronne et conséquemment émaillée jusqu'à l'orifice de la pulpe, qui est largement ouvert. La racine se forme ensuite ; elle pousse en s'atténuant jusqu'à oblitération de cet orifice, pendant que la couronne se raccourcit par usure. De la sorte la dent n'est jamais complète : vierge à l'extrémité libre, il lui manque la racine ; pourvue de celle-ci, il lui manque une partie de la couronne (fig. 10).

La longueur de la couronne, mesurée avant l'usure en suivant sa convexité antérieure, est de 6 à 7 centimètres en moyenne ; elle est toujours moindre de plus d'un centimètre dans les coins. La longueur moyenne de la racine achevée est de 2 1/2 à 3 centimètres. Cette dernière est marquée à son origine par la fin de l'émail plutôt que par un collet bien évident; elle continue presque insensiblement la couronne et se termine par une pointe obtuse. Toutefois, il n'est pas rare, surtout sur les incisives supérieures, de constater l'existence d'un collet

manifeste ; ce n'est pas parce qu'il reste enchâssé jusqu'à la fin
de la vie qu'il faut en nier l'existence.

La couronne, en effet, n'achève son éruption que sur le tard ;
sa partie libre conserve sensiblement la même longueur ou
même s'allonge en dépit de l'usure qu'elle éprouve; c'est sa
partie enchâssée qui diminue peu à peu jusqu'à ce que le collet
émerge. Cette pousse permanente, bien connue depuis Tenon,
est, comme nous l'avons déjà dit, une véritable expulsion par
oblitération progressive de l'alvéole.

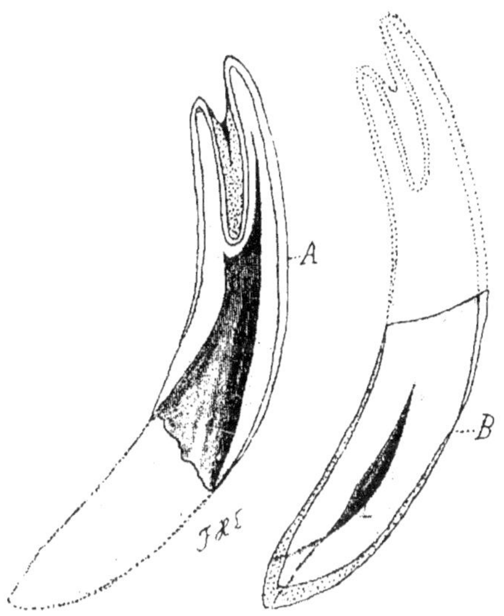

Fig. 10. — Coupe schématique d'une incisive : A, avant l'usure ; B, apres
achèvement de la croissance à un âge avancé. La partie pointillée figure,
dans le 1er cas, la quantité dont la dent s'accroîtra, dans le 2e cas, celle
dont elle a usé.

La couronne présente à étudier : une face antérieure, une
face postérieure, un bord interne, un bord externe, une extrémité libre et une extrémité radiculaire (fig. 8).

La face antérieure diminue de largeur de l'extrémité libre
à l'extrémité enchâssée (celle-ci n'a pas la moitié de la largeur
de celle-là). Elle est à peu près plane transversalement, mais

elle est convexe en quart de rond dans sa longueur et, de plus, parcourue par une cannelure nettement marquée sur les pinces et les mitoyennes, plus ou moins effacée sur les coins ; cette cannelure est plus voisine du bord interne que du bord externe ; elle est quelquefois double sur les incisives supérieures.

La face postérieure, concave dans sa longueur, est convexe d'un côté à l'autre, et cette convexité progressivement croissante devient anguleuse vers le collet, ainsi que nous avons déjà eu l'occasion de le dire.

Des deux bords, l'interne est toujours plus épais que l'externe ; c'est par eux que les dents sont tangentes ; le bord externe des coins est évidemment libre. Lorsque la couronne passe à la forme aplatie d'un côté à l'autre, ces bords deviennent de véritables faces.

L'extrémité libre, par laquelle les incisives s'opposent d'une mâchoire à l'autre, montre, dans la dent vierge, l'entrée de la *cavité dentaire externe*, circonscrite par deux bords tranchants dont l'antérieur proémine de plusieurs millimètres sur le postérieur. Cette cavité, plus ou moins comblée de cément, résulte d'une invagination d'émail en forme de cornet aplati dont le fond est beaucoup plus proche de la face postérieure de la dent que de sa face antérieure. L'usure émousse peu à peu les bords de cette cavité, les met de niveau et finit par emporter toute trace de cette dernière et de son cornet d'émail.

L'extrémité enchâssée de la couronne se continue presque insensiblement avec la racine ; le collet est loin d'être toujours bien marqué. La ligne d'arrêt de l'émail coupe obliquement l'axe de la dent et décrit deux angles rentrants sur les côtés ; c'est sur la face antérieure que cette couche descend le plus bas.

STRUCTURE. — On se rend très bien compte de la structure sur des coupes longitudinales antéro-postérieures et transverses (figures 11 et 12).

On y voit : 1° une cavité de la pulpe très spacieuse au fond
de laquelle le cornet émailleux extérieur fait saillie ; 2° une

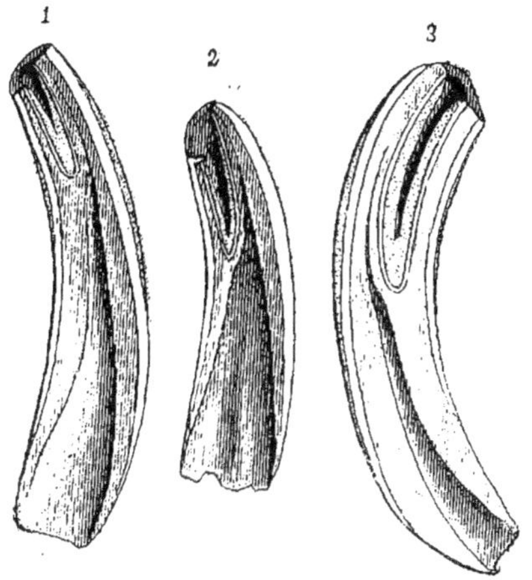

Fig. 11. — Coupe longitudinale antéro-postérieure : 1, d'une pince inférieure d'un cheval de cinq ans ; — 2, d'un coin inférieur d'un cheval de
cinq ans ; — 3, d'une pince supérieure d'un cheval de cinq ans.

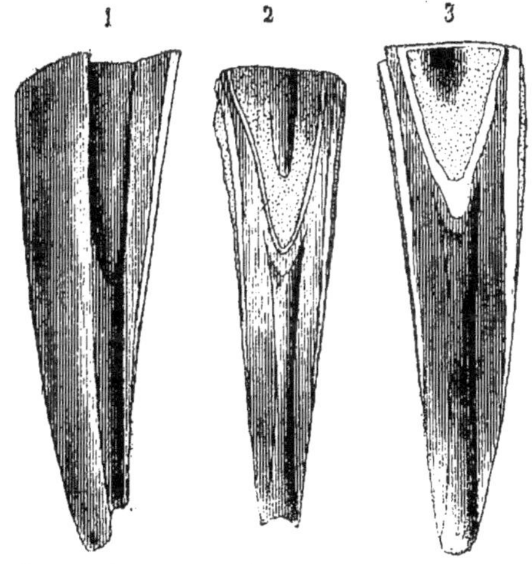

Fig. 12. — 1, Une mitoyenne supérieure sculptée en avant pour montrer le
cornet dentaire. — 2 et 3, Les deux moitiés d'une pince supérieure sciée
longitudinalement d'un côté à l'autre. (Le cément est en pointillé.)

couche d'ivoire formant paroi à cette cavité et se terminant à
son entrée par un bord aminci ; 3° une couche d'émail appliquée

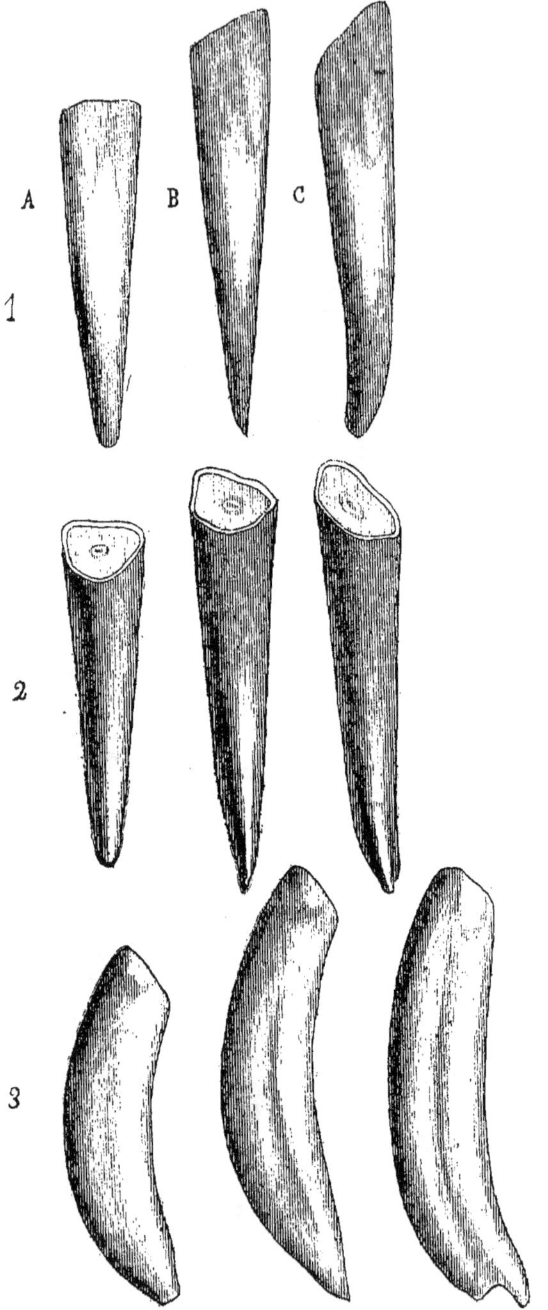

FIG. 13. — Pince (A), mitoyenne (B) et coin (C) inférieurs d'un cheval âgé.
1, Vus par devant. — 2, Vus par derrière. — 3, Vus par le côté interne.
(La racine est effilée et le trou de la pulpe est oblitéré.)

sur l'ivoire, continue à elle-même, plus épaisse sur la face
antérieure que sur la face postérieure, très mince au niveau de
l'invagination qui donne naissance au cornet [1], et se terminant
en pointe sur la partie enchâssée ; 4° du cément répandu en
couche extrêmement mince sur les deux faces de la dent et
s'accumulant dans son cornet d'émail. Il finit par disparaître de
la surface de la partie libre sous l'influence des frottements ; il
n'en reste une trace évidente qu'à l'émergence des gencives et
dans la cannelure antérieure. Par contre, il forme un dépôt
notable sur l'émail du cornet dont il comble en partie la cavité ;
suivant l'abondance de ce dépôt, le rasement de la dent peut
être accéléré ou retardé, ce dont il faut savoir tenir compte
dans l'appréciation de l'âge.

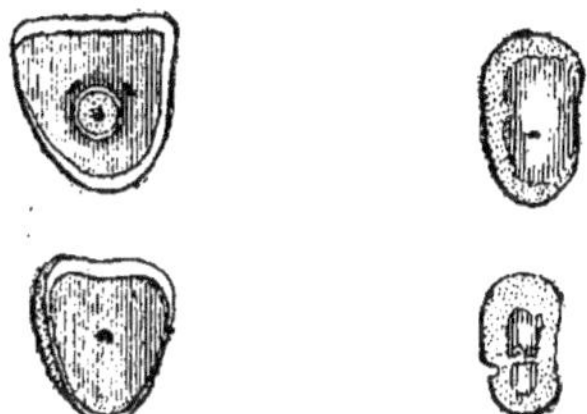

Fig. 14. — Une pince supérieure d'un vieux cheval, débitée en quatre
tranches, vues par la section supérieure. Les deux dernières sont réduites
à un noyau d'ivoire couvert d'une épaisse couche de cément.

Avec le temps cette structure se modifie. La cavité de la
pulpe, sorte de moule en creux, se comble peu à peu d'ivoire
de nouvelle formation, reconnaissable à sa nuance différente de
celle de l'ivoire primitif. La racine se forme et s'allonge au fur
et à mesure que l'orifice de la pulpe s'oblitère ; l'ivoire qui la

---

[1] Quelques auteurs ont décrit un épaississement du cornet dentaire à
son fond, en forme de cheville conique pénétrant l'ivoire : c'est une
erreur qui a été relevée par MM. Goubaux et Barrier *(Archives vétérinaires*, 1881). C'est d'ailleurs une règle que l'émail soit plus mince dans
les excavations que partout ailleurs.

constitue est incrusté d'une couche rugueuse de cément qui s'épaissit vers l'extrémité (fig. 13 et 14).

Dans l'extrême vieillesse, lorsque la dent, réduite à un chicot, est mal assujettie dans son alvéole, on voit se produire, comme conséquence de l'irritation du périoste alvéolaire, une abondante cémentation radicale qu'il y a lieu de considérer comme de nature pathologique, de même que celle qui envahit parfois l'intérieur de la dent. A l'état normal, la pulpe conserve sa couche d'odontoblastes jusqu'à oblitération ; la cavité dentaire se comble exclusivement avec de l'ivoire.

DIFFÉRENCES ENTRE INCISIVES D'UNE MÊME ARCADE. — L'épaisseur plus grande de ces dents du côté interne et la position interne de leur cannelure antérieure suffiraient à déterminer le côté auquel elles appartiennent.

Le bord externe de la couronne diminue d'épaisseur de la pince au coin ; il donne à ce dernier une angularité particulière et caractéristique.

La table est coupée à peu près perpendiculairement dans la pince ; elle est coupée obliquement de dedans en dehors dans la mitoyenne et le coin, il en résulte une inégalité de longueur prononcée entre les deux bords latéraux, inégalité qui va en augmentant de la pince au coin. Celui-ci se fait en outre remarquer par le peu de profondeur de son cornet émailleux, dont l'entrée est circonscrite par deux bords très différents de niveau et dont la paroi postérieure est souvent fissurée, et par le peu d'abondance ou même l'absence presque complète de cément dans l'intérieur dudit cornet.

Voici quelques mesures exprimant en millimètres la profondeur moyenne du cornet émailleux des incisives inférieures et des supérieures à l'état vierge :

	Pinces	Mitoyennes	Coins
Supérieures. . . .	28^{mm}	26^{mm}	18^{mm}
Inférieures	18	16	12

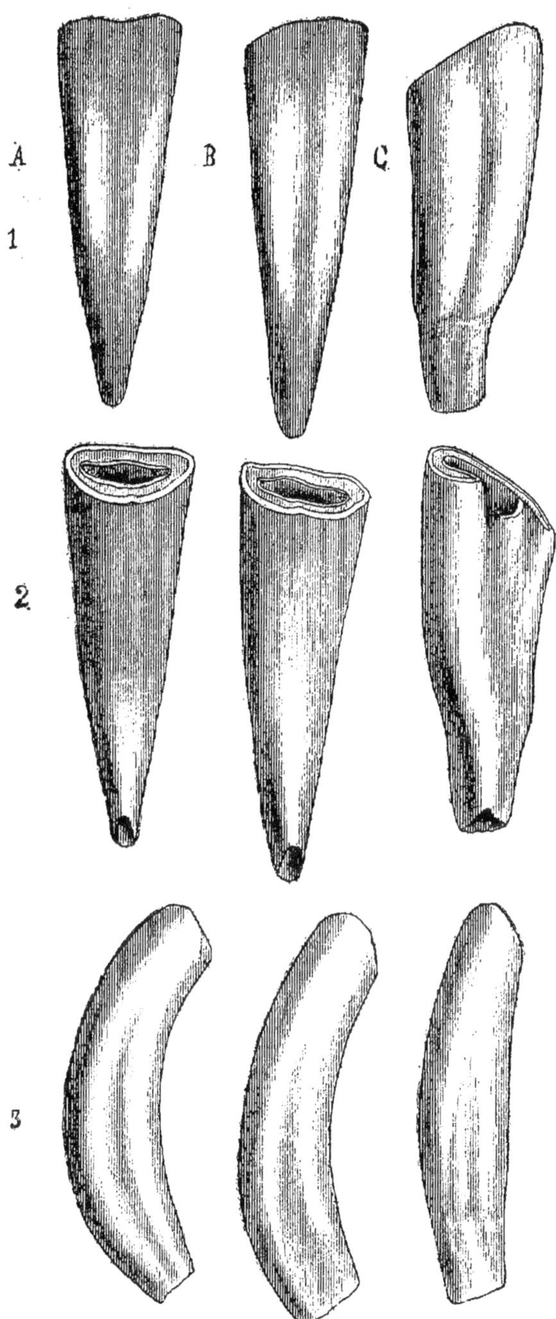

FIG. 15. — Pince (A), mitoyenne (B) et coin (C) supérieurs gauches d'un cheval de 5 ans 1/2. — 1, Vus par devant. — 2, Vus par derrière. — 3, Vus par le côté interne.

Indépendamment des caractères différentiels précédents, il faut citer ceux tirés du degré d'usure : entre incisives d'une même arcade, les pinces sont toujours le plus usées et les coins le moins ; les mitoyennes présentent un degré d'usure intermédiaire.

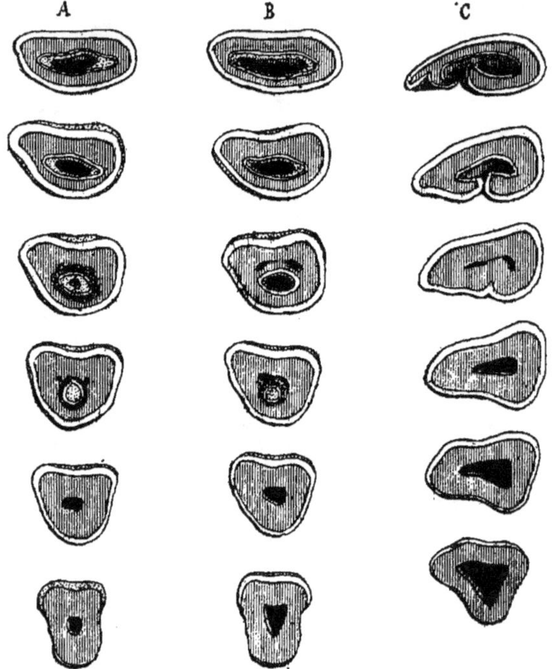

Fig. 16. — Pince (A), mitoyenne (B) et coin (C) supérieurs d'un cheval de 6 ans, débités en 6 tranches vues par la section supérieure. (Le côté interne de ces sections est à droite.)

Différences entre incisives supérieures et inférieures (fig. 15 et 16). — Les incisives supérieures sont plus volumineuses et surtout plus larges que les inférieures, ce qui fait qu'elles débordent sur elles, surtout aux extrémités de l'arcade.

Voici quelques mesures prises au compas d'épaisseur sur les tables des incisives de deux chevaux âgés de six ans.

N° 1

	Pinces		Mitoyennes		Coins	
	Largeur	Épaisseur	Largeur	Épaisseur	Largeur	Épaisseur
Inférieures	20^{mm}	11^{mm}	22^{mm}	10^{mm}	20^{mm}	9^{mm}
Supérieures	23	11	24	12	23	11

Largeur de l'arcade supérieure. . . . . . 83 millimètres
Pourtour   —   —   . . . . . . 146 —
Largeur de l'arcade inférieure. . . . . . 83 —
Pourtour   —   —   . . . . . . 125 —

N° 2

	Pinces		Mitoyennes		Coins	
	Largeur	Épaisseur	Largeur	Épaisseur	Largeur	Épaisseur
Inférieures	18^{mm}	9^{mm}	21^{mm}	9^{mm}	19^{mm}	19^{mm},5
Supérieures	20	10	22	11	24	10

Largeur de l'arcade supérieure. . . . . . 71 millimètres
Pourtour   —   —   . . . . . . 134 —
Largeur de l'arcade inférieure . . . . . . 72 —
Pourtour   —   —   . . . . . . 117 —

Elles montrent que les arcades incisives ne diffèrent guère par leur largeur transverse prise, en ligne droite, d'un coin à l'autre, mais qu'elles diffèrent beaucoup par leur pourtour, les coins supérieurs dépassant chacun de 7 à 10 millimètres, en arrière, les inférieurs.

La flèche de l'arcade supérieure est plus longue que celle de l'inférieure.

Le cornet émailleux est plus profond et son fond est moins rapproché de la face postérieure de la dent dans les incisives supérieures que dans les inférieures. Il s'ensuit que le rasement et le nivellement de celles-ci se font en premier lieu.

Différences entre incisives remplaçantes et incisives
caduques (fig. de 17 à 21). — Il est très important de con-

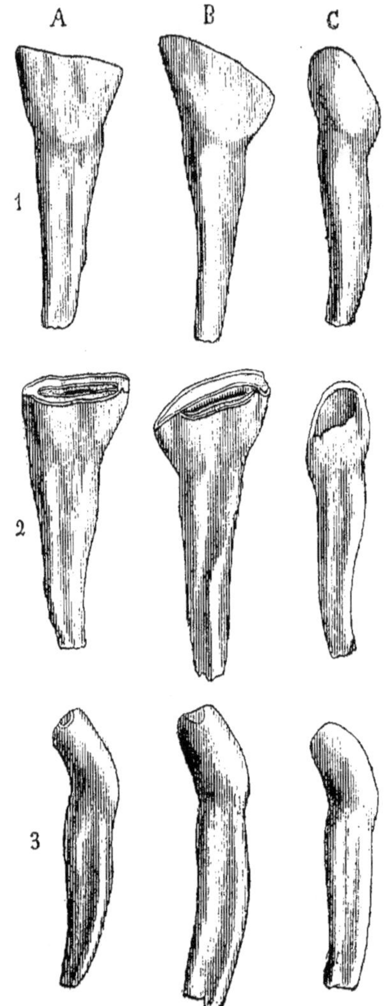

Fig. 17. — Pince (A), mitoyenne (B) et coin (C) inférieurs d'un poulain de 1 an.
— 1. Vus par devant. — 2, Vus par derrière. — 3, Vus par le côté interne.

naître ces différences, en vue de la détermination de l'âge.

Prendrait-on, par exemple, les dents de lait d'un poulain de

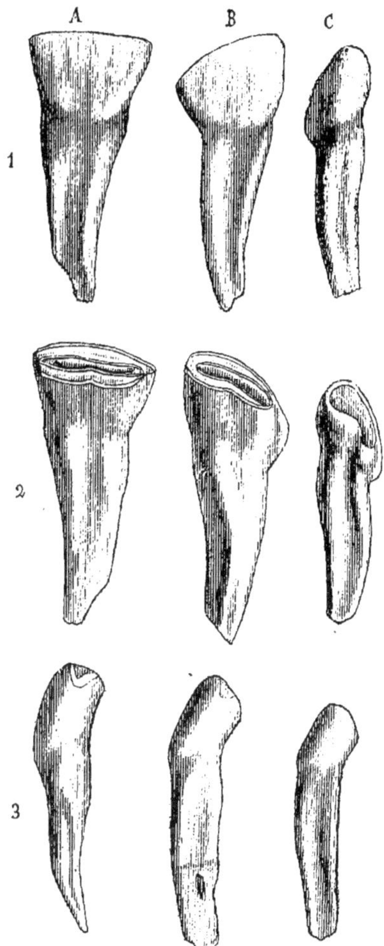

Fig. 18. — Pince, mitoyenne et coin supérieurs du même poulain que ci-dessus,
vus sous les mêmes aspects.

deux ans pour des dents d'adulte, on lui donnerait sept ou
huit ans ; quelle erreur !

a) Les incisives caduques sont fortement colletées, et, comme leur éruption n'est pas indéfinie, le collet se montre bientôt à la gencive.

b) Elles sont plus petites et plus blanches que leurs remplaçantes ; leur couronne surtout est moins haute, ce qui est en rapport avec leur courte durée ; mesurée en avant sur la dent

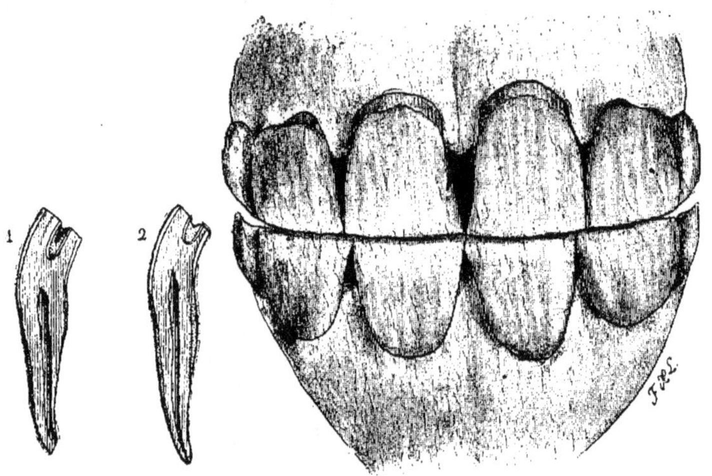

Fig. 19. — Coupe longitudinale d'une pince supérieure et d'une pince inférieure d'un poulain de 2 ans.

Fig. 20. — Bouts des mâchoires d'un poulain d'un an, vus de face.

vierge, elle a environ 20 millimètres dans les pinces et mitoyennes, 12 à 15 millimètres dans les coins. La largeur et l'épaisseur des tables prises sur un poulain de dix mois ont été :

	Pinces		Mitoyennes		Coins	
	Largeur	Épaisseur	Largeur	Épaisseur	Largeur	Épaisseur
Supérieures	18^{mm}	8^{mm}	18^{mm}	8^{mm}	13^{mm}	6^{mm},5
Inférieures.	16	7	18	7,5	11	6^{mm},5

c) La face antérieure de la couronne ne présente point de cannelure ; elle est d'abord finement striée longitudinalement.

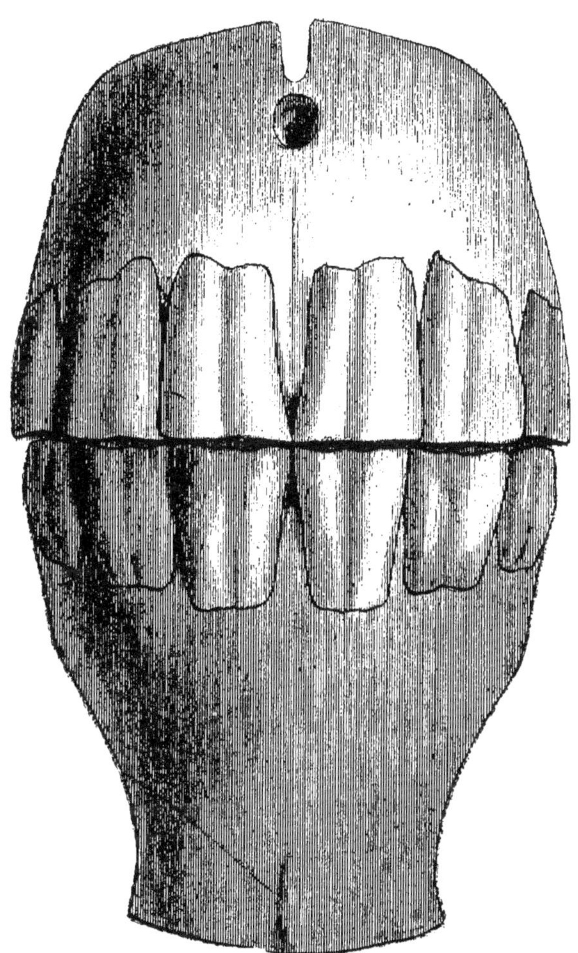

Fig. 21. — Bouts des mâchoires d'un cheval de 5 ans 1/2, vus de face.

elle se polit ensuite par le frottement. La face postérieure est à peu près plane dans le sens transversal. La table n'est pas sujette aux changements de forme qu'elle présente sur les incisives remplaçantes ; elle se rétrécit au fur et à mesure de l'usure, mais elle reste toujours aplatie d'avant en arrière. Le cornet d'émail est moins profond et plus aplati que dans les dents d'adulte, attendu qu'il participe aux différences de la couronne.

d) La partie libre se raccourcit par l'usure ; la largeur l'emporte de plus en plus sur la hauteur et peut en devenir le double lorsque la dent va tomber. Il est à remarquer que les coins usent lentement ; leur rasement est très tardif.

e) La racine des incisives de lait a la forme d'une pyramide cannelée sur chacune de ses trois faces. A un certain moment, les incisives remplaçantes la rongent en arrière et la réduisent à l'état lamellaire.

Toutes ces différences produisent un contraste frappant entre les deux sortes de dents quand elles coexistent dans une même arcade ; elles suffisent toujours à l'observateur sérieux pour reconnaître les unes ou les autres, même isolées.

Quant aux différences entre incisives de lait d'une même arcade ou des deux arcades, elles sont à peu près les mêmes que celles indiquées pour les dents remplaçantes. Nous ajouterons seulement que les coins sont bien inférieurs en volume aux autres dents de lait.

MODE DE REMPLACEMENT DES INCISIVES (fig. 22). — Quelque temps avant de tomber les incisives de lait se déchaussent, puis deviennent plus ou moins branlantes. Au moment de leur chute on voit déjà le bord antérieur des remplaçantes. Celles-ci ne se développent pas immédiatement au-dessous, mais un peu en arrière ; on les voit s'arc-bouter contre la face postérieure des dents de lait, en ronger la racine et finalement les expulser.

On admet en général que l'incisive caduque constitue un obstacle à la sortie de la remplaçante et que, en arrachant l'une,

on hâte l'éruption de l'autre. Cela n'a rien que de vraisembla-
ble, surtout si l'on tient compte que, dans certains cas d'arrêt
de développement et d'inclusion d'une dent remplaçante, il a

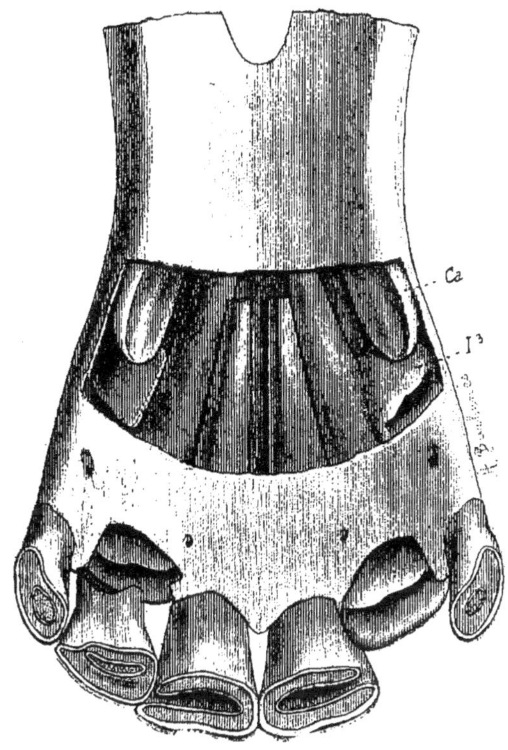

Fig. 22. — Bout de la mâchoire inférieure d'un cheval de 3 ans 1/2
sculpté pour montrer les dents remplaçantes. — I³ coin. — *Ca,* canine

suffi que la dent de lait tombât ou fût arrachée pour que l'éruption se fît, même à une époque avancée de la vie. (Voy.
page 77.)

Il n'est pas rare de voir persister une incisive de lait après
éruption de la remplaçante ; celle-ci est alors déviée en arrière
et l'arcade a perdu sa régularité.

CHRONOLOGIE DU DÉVELOPPEMENT. — 1° *Dates de formation*

des follicules. — D'après Emmanuel Rousseau, tous les follicules de première dentition seraient déjà visibles chez des embryons de deux à trois mois de gestation, comme de petites vésicules alignées, remplies d'un liquide muqueux, légèrement safrané.

Legros et Magitot ont examiné minutieusement à ce point de vue quatre embryons de cheval, ils donnent des dates moins précoces qui nous paraissent plus près de la vérité :

Sur un premier embryon de 100 jours, l'organe adamantin de la pince était formé et le bulbe apparaissait ; on voyait débuter l'organe de l'émail de la mitoyenne.

Sur un deuxième embryon de 190 jours, le follicule de la pince était clos ; la mitoyenne n'en était qu'à l'apparition de son bulbe, et le bourgeon adamantin du coin venait de se former.

Sur un troisième embryon de 200 jours environ, mesurant 255 millimètres, les follicules des pinces et des mitoyennes caduques étaients clos et complets ; la dentine n'aurait pas tardé à s'y montrer. Les bourgeons adamantins des incisives remplaçantes étaient déjà formés et leurs bulbes à l'état naissant.

Sur un quatrième embryon de 220 jours, on observait de petits chapeaux de dentine dans les follicules temporaires. (Les auteurs disent « dans tous les follicules temporaires » ; il y a lieu de penser qu'il faut faire exception pour ceux des coins, car ces dents sont toujours en retard sur les autres.)

2° Dates de l'apparition des dents dans l'os. — C'est à la fin du septième mois de la gestation que les pinces et les mitoyennes caduques apparaissent. Les coins ne se montrent que vers la fin de la gestation, parfois même après la naissance.

Quant aux dents remplaçantes, voici ce que nous avons constaté :

Vers 6 à 8 mois, le bord antérieur des pinces est déjà ébauché. A 1 an, ces dents ont environ 1 centimètre de longueur.

De 15 à 18 mois les mitoyennes apparaissent. A 2 ans elles ont près de 2 centimètres, et l'os est percé d'un *iter dentis* de plusieurs millimètres de diamètre.

Vers 38 mois, c'est le tour des coins de se montrer. A trois ans et demi, quand tombent les mitoyennes caduques, ils ont déjà 1 centimètre de longueur et leur follicule s'ouvre à la surface de l'os par un *iter dentis* bien marqué.

En somme, les pinces et les mitoyennes remplaçantes apparaissent dans leurs follicules environ deux ans et les coins un an et demi, avant de se montrer au dehors.

Il est à remarquer que ces dents se développent dans l'os, dans la position même qu'elles présentent après l'éruption ; seulement elles chevauchent légèrement, la mitoyenne derrière la pince, le coin derrière la mitoyenne, afin de trouver place. Ce chevauchement est beaucoup plus prononcé dans les dents caduques que dans les dents remplaçantes, à cause de la quasi simultanéité de leur développement qui ne leur eût point permis de se loger autrement.

3° *Dates de l'éruption.*

Incisives caduques		Incisives remplaçantes	
Pinces . .	6 à 12 jours	Pinces . .	2 ans 1/2 à 3 ans
Mitoyennes .	30 à 40 jours	Mitoyennes .	3 ans 1/2 à 4 ans
Coins. . .	6 à 10 mois	Coins. . .	4 ans 1/2 à 5 ans

Ces dates sont assez fixes, la marge de chacune d'elles représente le temps que met la dent, à partir de sa sortie de la gencive, pour atteindre le niveau de la table.

CHANGEMENTS QU'APPORTE L'AGE A LA TABLE DES INCISIVES D'ADULTE AINSI QU'A LA FORME ET A LA DIRECTION DE LEURS ARCADES. — a) *Formes de la table.* — L'usure forme la table de ces dents à des niveaux de plus en plus inférieurs et réalise ainsi les sections que nous avons décrites. Cette table passe donc successivement par les formes dites elliptiques, ovales, arrondies, triangulaires, biangulaires.

La table elliptique est fortement aplatie d'avant en arrière et allongée transversalement. Le rapport de l'épaisseur à la largeur est d'environ 1 : 2.

La table ovale se distingue au bord postérieur déjà bien arqué. Le rapport de l'épaisseur à la largeur est d'environ 6 : 10.

La table arrondie présente ce même bord en demi-cercle, ou à peu près, et l'indice d'épaisseur est d'environ 2 : 3.

La table triangulaire résulte pour ainsi dire de l'étirement angulaire de son bord postérieur, l'épaisseur approche de la largeur ou même lui est égale 1 : 1.

Enfin la table biangulaire est manifestement aplatie d'un côté à l'autre, l'épaisseur l'emportant sur la largeur.

Ces formes se succèdent insensiblement comme bien on pense et se confondent. Les coins ne les revêtent pas aussi régulièrement que les autres dents à cause de leur angularité particulière.

Nous tirons de nombreuses mensurations faites sur des tables ou des sections les chiffres suivants exprimant à peu près la largeur et l'épaisseur de la table des incisives d'un cheval aux différents âges (cheval plutôt petit que gros).

DENTS INFÉRIEURES

	Pinces		Mitoyennes		Coins	
	Largeur	Epaisseur	Largeur	Epaisseur	Largeur	Epaisseur
6 ans . .	18^{mm}	9^{mm}	21^{mm}	9^{mm}	19^{mm}	8^{mm},5
8 ans . .	16	9,5	18	9,5	18	9
10 ans . .	14	10	16	10	16	9,5
14 ans . .	12	11	14	11	15	10,5
18 ans . .	10	11,5	12	11,5	13	11
22 ans . .	9	13	11	13	12	12

DENTS SUPÉRIEURES

	Pinces		Mitoyennes		Coins	
	Largeur	Epaisseur	Largeur	Epaisseur	Largeur	Epaisseur
6 ans . .	20mm	10mm	22mm	10mm	23mm	10mm
8 ans . .	18	10,5	20	10,5	21	10
10 ans . .	16	11	18	11	19	10,5
14 ans . .	14	12	16	12	17	11,5
18 ans . .	12	12,5	14	12,5	15	12
22 ans . .	11	13	13	13	14	13

La table des coins s'élargit souvent outre mesure par suite de leur usure oblique.

b) *Détails de la table.* — La table des incisives ne varie pas moins dans ses détails que dans sa forme.

Ces dents commencent à user par le bord antérieur de leur cavité dentaire externe, qui se met ainsi de niveau avec le postérieur. Celui-ci est entamé à son tour, et bientôt l'émail du cornet dentaire, émail central, se trouve complètement séparé de l'émail périphérique. Puis, la cavité creusée au centre de l'émail central, cavité marquée d'une tache noire dite *germe de fève*, s'efface et disparaît : on dit alors que la dent *a rasé* ou *est rasée*. L'émail central persiste quelque temps encore, circonscrivant un petit noyau cémenteux et faisant relief sur la table ; il disparaît à son tour après avoir diminué progressivement de volume, surtout dans le sens transversal, et après s'être éloigné de plus en plus du bord antérieur de la table. Cet émail central, d'abord elliptique et très allongé en travers, se rétrécit peu à peu, devient triangulaire, puis arrondi, ensuite ponctiforme, et disparaît enfin ; on dit alors que la dent *a nivelé* ou qu'elle *est nivelée.*

Le nivellement, de même que le rasement, se fait plus tardivement sur les incisives supérieures que sur les inférieures, parce que leur cornet dentaire est plus profond. On constate aussi que leur émail central ne se rapproche pas autant du bord postérieur de la table que celui des inférieures.

Après disparition de toute trace du cornet dentaire, il ne reste plus sur la table légèrement déprimée, qu'une tache centrale appelée *étoile dentaire*. Cette tache résulte de la mise à nu, par l'usure, de l'ivoire de nouvelle formation ; elle fait apparition bien avant le nivellement de la dent, sous forme d'une bande jaunâtre qui entoure plus ou moins complètement l'émail central et qui est surtout très manifeste en avant de cet émail. Elle persiste jusqu'à la fin de la vie, mais en changeant de forme et de position : elle s'épaissit peu à peu en même temps qu'elle se raccourcit, de sorte qu'elle arrive à la forme ronde au moment où la dent se nivelle ; dès lors elle occupe le centre de la table où elle forme une tache aréolée qu'il ne faut pas prendre pour un émail central. Si l'œil ne suffisait pas à faire cette distinction, on n'aurait qu'à passer le doigt sur la table, l'étoile dentaire n'y fait aucun relief.

Lorsque l'usure atteint le voisinage de la racine, l'émail d'encadrement de la table diminue beaucoup d'épaisseur en arrière et par côté ; il finit par s'interrompre latéralement, puis en arrière. Alors la dent, presque réduite à un chicot radical, peut s'incruster d'une épaisse couche de cément pathologique.

c) *Direction*. — La direction des incisives change avec l'âge soit relativement à leur plan de rencontre, soit par rapport au plan médian.

I. Au début, les incisives des deux mâchoires correspondent en formant un demi-cercle, c'est-à-dire à la manière des mors d'une tenaille (fig. 23) ; plus tard elles se joignent en ogive et l'ogive s'aplatit de plus en plus jusqu'à former un angle aigu (fig. 24). Les dents tendent ainsi à se mettre dans l'axe des

mâchoires ; celles de la mâchoire inférieure arrivent même quelquefois à s'incliner en bas. Les lèvres, poussées par le bout

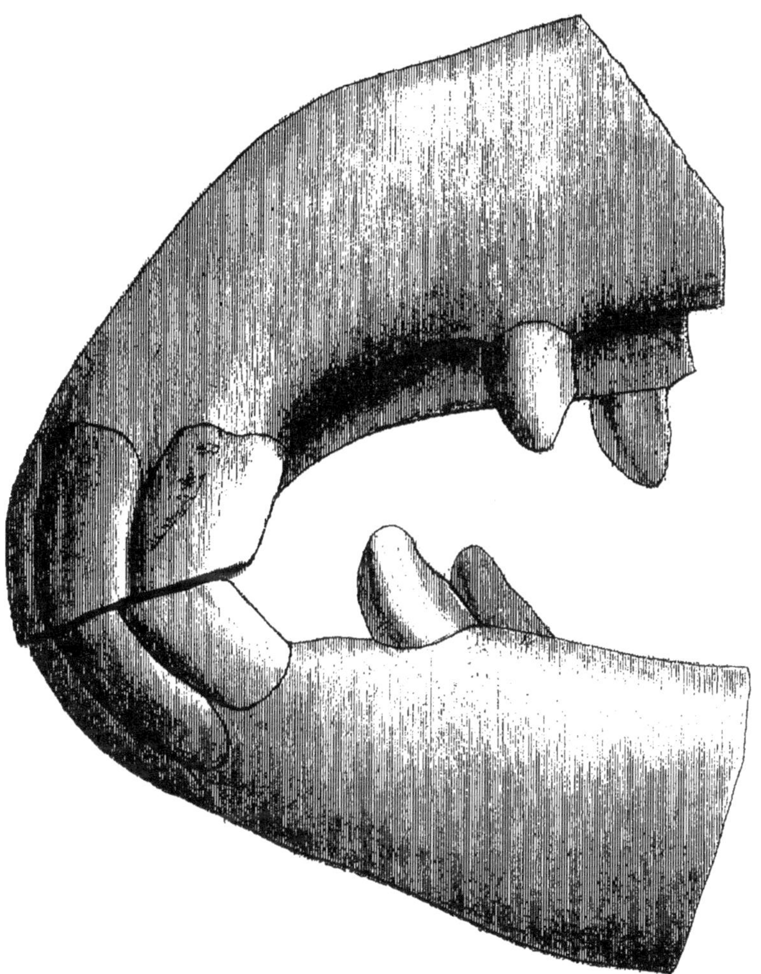

pointu des arcades incisives, s'allongent, ferment mal la bouche
et laissent même écouler la salive, ce qui accuse à première
vue un âge très avancé.

On explique aisément ce changement de direction : en effet, deux incisives opposées sont comparables à deux quarts de cercle qui forment demi-cercle par leur jonction. L'usure

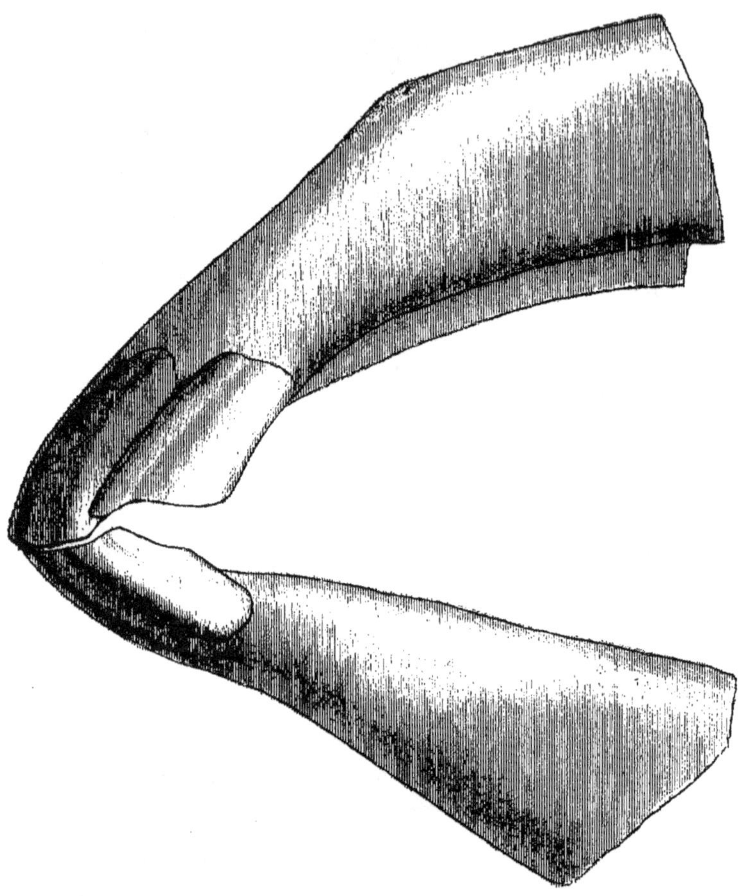

Fig. 24. — Profil des mâchoires d'un cheval très vieux.

rognant constamment leurs extrémités contiguës, il est clair que le demi-cercle primitif doit se briser au centre et se convertir en une ogive de plus en plus aplatie. En outre, les incisives

inférieures sont susceptibles d'éprouver, surtout lorsqu'elles
sont trop longues, un mouvement de bascule de haut en bas.

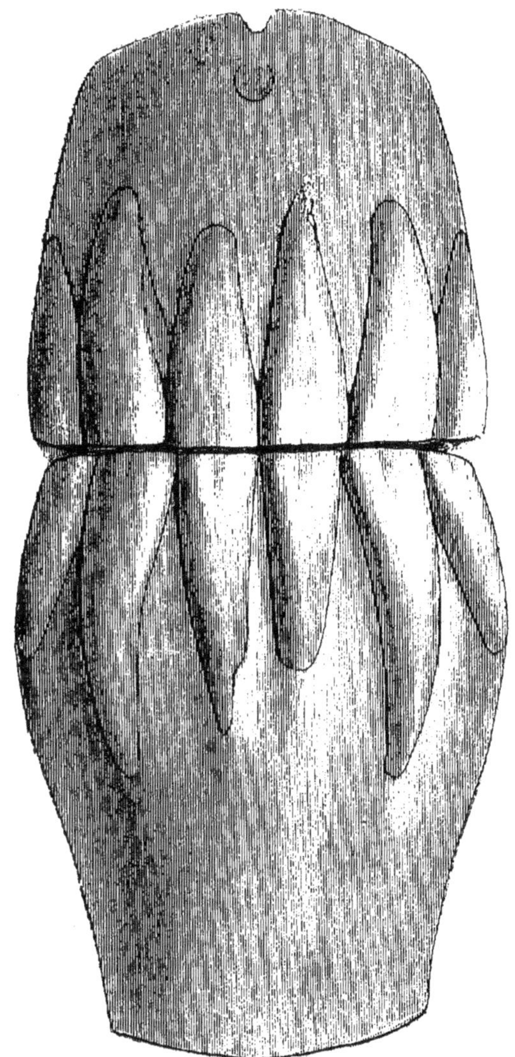

Fig. 25. — Mâchoires vues de face d'un cheval très vieux
(les dents convergent par la partie libre).

II. Les incisives d'une même arcade sont d'abord étroitement contiguës et convergentes par la partie enchâssée; leurs alvéoles ne sont séparées que par une très mince cloison osseuse, souvent résorbée en différents points. A un âge avancé, ces dents deviennent au contraire divergentes par la partie enchâssée, comme si elles éprouvaient un mouvement de bascule latéral autour de leur point d'émergence. Cette convergence des dents par la partie libre est un des signes les plus certains de la vieillesse (fig. 25).

d) *Arcades*. — Les arcades incisives, primitivement larges et demi-circulaires, se rétrécissent et se redressent peu à peu sous l'influence de la pousse constante des dents qui met hors des alvéoles des parties de plus en plus étroites, gardant toujours le contact au niveau de la table. Dans l'extrême vieillesse, les incisives sont à peu près sur la même ligne droite et leur largeur totale a considérablement diminué (d'un quart ou même d'un tiers) (fig. 26 et 27).

Tous ces changements éprouvés par les incisives ne vont pas sans des modifications corrélatives des os où elles sont implantées, os qui s'amincissent, se rétractent et subissent un remaniement interstitiel incessant. Il y a peu d'organes aussi plastiques que les maxillaires; nous en donnerons plus loin d'autres preuves.

CHANGEMENTS DANS LA LONGUEUR DES INCISIVES. — Dès que les dents ont pris contact avec leurs correspondantes, elles se collettent légèrement, et leur racine commence à se former; cette racine s'allonge jusque dans la vieillesse, d'abord activement, puis lentement; elle atteint 2 à 3 centimètres de longueur et se termine par une pointe aiguë. Simultanément la dent use à la couronne. Il y a d'abord prédominance de l'allongement radiculaire sur l'usure coronaire, puis c'est l'inverse qu'on observe.

Voici quelques mesures moyennes qui témoignent de ces faits :

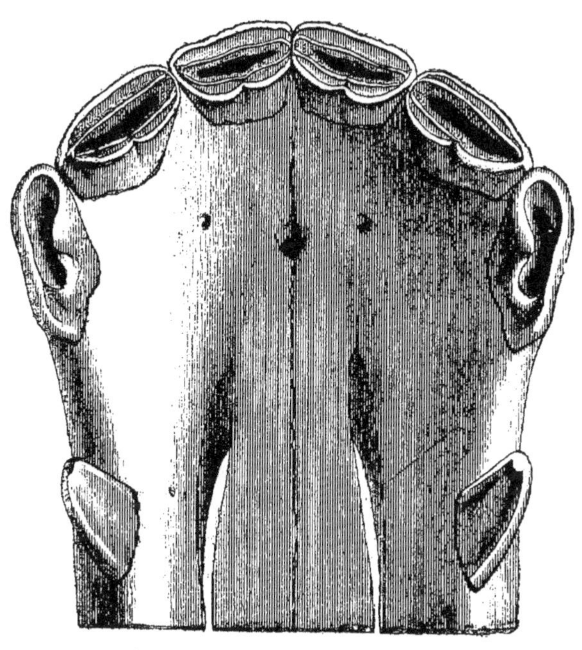
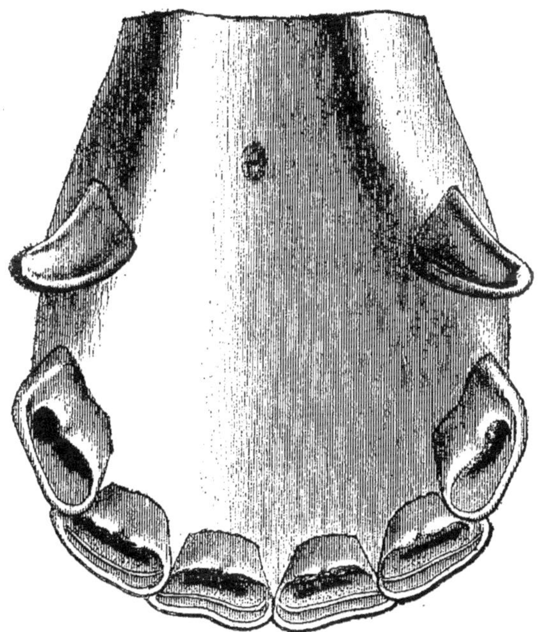

Fig. 26. — Mâchoires d'un cheval prenant 5 ans.

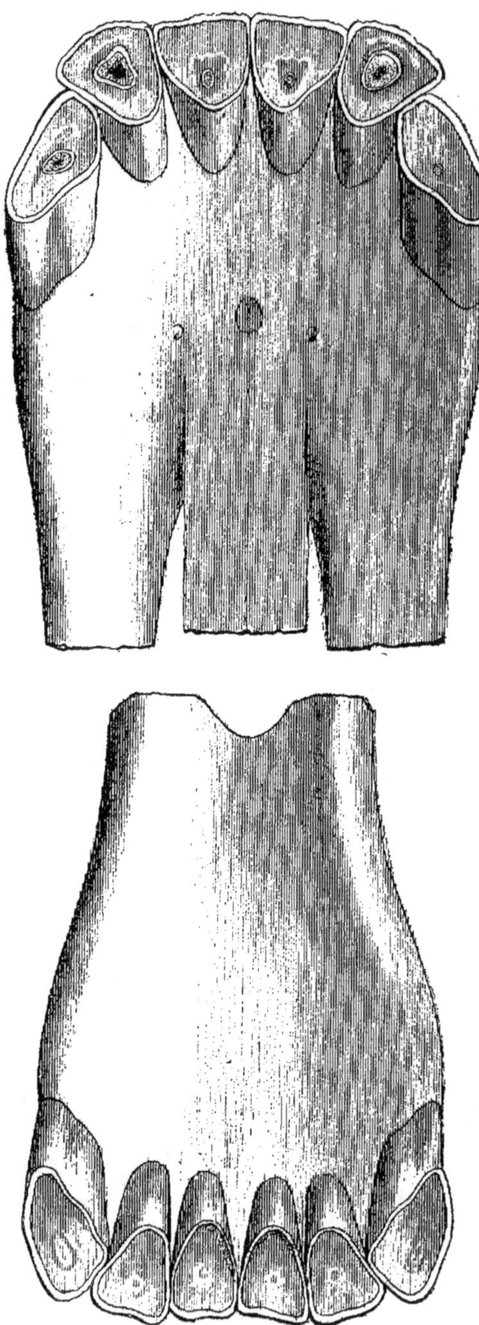

Fig. 27. — Mâchoires d'un cheval très vieux.

	Pinces	Mitoyennes	Coins
A 5 ans faits	63^{mm}	66^{mm}	55^{mm}
A 10 ans	65	70	65
A 15 ans	60	65	65
A 20 ans	50	55	55
A 25 ans	40	45	45

A l'état normal, il y a équilibre entre la quantité dont les incisives usent sur la table et la quantité dont elles sortent de l'alvéole, de façon que la longueur de la partie libre reste constante. Pessina et H. Bouley ont constaté que la pousse, comme l'usure, se fait à raison de 3 millimètres par an (un peu plus chez les chevaux communs que chez les chevaux distingués). Mais nous avons observé que ce taux d'usure et d'éruption n'est exact que jusqu'à neuf ou dix ans; il décroît ensuite avec l'âge.

D'après Girard, la longueur normale de la partie libre des incisives, mesurée sur la face antérieure, à partir du bord gingival, est de 18 millimètres pour les pinces, 15 millimètres pour les mitoyennes, 13 millimètres pour les coins. Nos mensurations nous conduisent à donner des chiffres supérieurs, à savoir : 20 millimètres pour les pinces inférieures, 17 pour les mitoyennes, 14 pour les coins, et quelques millimètres en plus pour les dents opposées de la mâchoire supérieure.

La face postérieure est à peu près moitié moins émergente que l'antérieure.

Anomalies. — Les anomalies ne sont pas rares, ainsi que le prouvent les nombreuses observations qu'on en a recueillies.

Anomalies numériques. — 1° *Augmentation*. — Nous ne connaissons point de cas de cette anomalie pour les incisives caduques; en revanche, elle est fréquente pour les incisives de deuxième dentition, sans compter les cas de persistance de dents de lait après éruption de leurs remplaçantes.

L'hippiatre Lafosse parle de chevaux qui avaient une double rangée d'incisives [1]. A. Goubaux décrit cette duplication des arcades incisives chez un cheval qui possédait ainsi vingt-quatre incisives [2]. Plus souvent on trouve une, deux, ou trois dents surnuméraires, hors rang ou intercalées aux autres; si elles sont intercalées, elles sont d'ordinaire déformées, ou plus ou moins atrophiées, quelquefois atténuées en cône. Il est commun de voir une incisive surnuméraire pousser synchroniquement avec une incisive normale, par une sorte de duplication, et parfois même se souder avec elle.

Nous possédons la mâchoire inférieure d'un cheval adulte qui avait sept incisives en arcade régulière, une centrale sur la ligne médiane, et trois de chaque côté symétriquement; il est difficile de dire quelle est la dent surnuméraire.

2° *Diminution*. — Cette anomalie a été constatée dans les deux dentitions, mais bien plus souvent dans la deuxième. Quand une incisive de lait manque, sa remplaçante peut ne pas se développer ou bien apparaître à son heure. M. Morot cite une jument qui n'avait point de coins temporaires à la mâchoire supérieure et qui prit néanmoins à l'époque ordinaire les quatre coins d'adulte. Il cite aussi un poulain qui manquait d'une mitoyenne supérieure et dont il trouva la remplaçante dans l'os. Le coin est la dent de lait la plus sujette à manquer; il est d'ailleurs normalement en état d'atrophie.

Le même observateur a publié une vingtaine de cas de diminution numérique des incisives d'adulte, soit à l'une, soit à

[1] Lafosse, *Cours d'Hippiatrique*, Paris, 1772.
[2] A. Goubaux, *Recueil vétérinaire*, 1854.

l'autre mâchoire [1]. Nous en avons constaté une dizaine de semblables. En général, la place de la dent manquante s'efface plus ou moins par suite de la concentration des dents qui restent. On a signalé :

a) L'absence des coins, à l'une ou à l'autre mâchoire, d'un côté ou de l'autre, voire de tous les quatre ;

b) L'absence d'une mitoyenne, gauche ou droite, supérieure ou inférieure ;

c) L'absence d'une pince, gauche ou droite, supérieure ou inférieure ;

d) L'absence de la pince et de la mitoyenne supérieures gauches ;

e) L'absence de la mitoyenne et du coin supérieurs droits ;

f) L'absence de la mitoyenne et du coin inférieurs gauches.

A la place des dents absentes, on voit parfois les dents de lait persister ; car, si une incisive d'adulte peut se développer là où il n'y avait pas de dent de lait, inversement une incisive de lait peut ne pas être remplacée.

Il ne nous semble pas que les anomalies numériques par augmentation ou par diminution soient plus fréquentes à l'une qu'à l'autre mâchoire.

L'hérédité des anomalies numériques des dents a été plusieurs fois constatée chez l'homme. On l'a aussi signalée chez le cheval : M. Morot a vu deux pouliches sœurs qui manquaient l'une et l'autre de coins temporaires à la mâchoire supérieure ; il est à présumer que les parents en manquaient aussi, mais l'auteur n'a pu avoir de renseignements sur ce point. L'un de nous [2] a suivi une famille de chevaux qui manquaient tous de la mitoyenne gauche.

[1] Morot, *Bulletin de la Société centrale vétérinaire*, années 1885, 1888, 1890, 1893.

[2] Cornevin, *Traité de zootechnie générale*.

ANOMALIES DE SIÈGE. — On voit assez souvent une incisive d'adulte, principalement un coin, se dévier en arrière, par suite de la persistance anormale de la dent de lait. Il a été dit plus haut que les incisives surnuméraires se placent communément hors rang, soit en avant, soit plutôt en arrière.

ANOMALIES DE DIRECTION. — Les anomalies primitives de direction sont très rares, à moins qu'il ne s'agisse de dents surnuméraires. L'antéversion et la rétroversion, si communes chez l'homme, sont le plus souvent secondaires chez les Solipèdes ; la première se produit normalement sous l'influence de l'âge ; la deuxième s'observe surtout sous l'influence du tic. La latéroversion a été rencontrée plusieurs fois. En revanche, on voit assez souvent les incisives d'adulte de ces animaux chevaucher légèrement, le bord interne de l'une sur la face postérieure de l'autre, notamment lorsque leur éruption a été hâtée par l'arrachement des dents de lait.

Il existe, dans nos collections d'anatomie, une tête de cheval de cinq ans dont le coin inférieur droit a tourné sur son axe, de telle manière que sa face antérieure regarde en haut et son bord interne en dehors.

ANOMALIES DE FORME. — On a signalé des cas :

D'incisives conoïdes, ou plus ou moins informes ;

D'incisives aplaties, mais dépourvues de cornet dentaire ;

D'incisives possédant deux cornets dentaires placés côte à côte, quoique primordialement simples ;

D'incisives plus ou moins étroites et comprimées pour ainsi dire par leurs voisines ;

D'incisives bifides, par suite de la séparation complète des deux denticules qui font paroi au cornet dentaire ;

D'incisives dont la paroi postérieure du cornet dentaire était plus ou moins fissurée ou effondrée.

Cette fissuration du cornet dentaire est très commune dans les coins, surtout à la mâchoire inférieure ; on l'observe aussi assez souvent sur les mitoyennes inférieures. Il en résulte qu'après usure l'émail central reste continu avec l'émail d'encadrement.

Le cornet dentaire est en outre sujet à des variations dans sa profondeur et surtout dans la quantité de cément qu'il renferme.

Anomalies de volume. — Les incisives surnuméraires sont souvent plus ou moins réduites, comme nous l'avons dit. Il peut en être de même de certaines incisives normales. On a vu chez des adultes :

Une pince de la mâchoire inférieure, extrêmement rudimentaire et styloïde.

Une mitoyenne supérieure très petite, formant enclave entre la pince et le coin, qui se rejoignaient presque au-dessus d'elle.

Les deux coins inférieurs en état d'atrophie manifeste, etc. En un mot, divers degrés de réduction conduisant à la disparition complète.

Abstraction faite des odontômes dont nous n'avons pas à parler ici, les cas d'augmentation de volume sont plus rares ; cependant MM. Goubaux et Barrier, Morot, ont décrit des incisives à cornet dédoublé qui étaient anormalement grosses, un coin entre autres en était devenu quadrifacial.

Anomalies de développement. — On peut observer un arrêt de développement ; alors la dent qui manque au dehors se trouve incluse dans l'os ; la diminution numérique n'est qu'apparente. M. Morot a signalé trois ou quatre cas de ces inclusions chez des chevaux ou juments plus ou moins âgés. Il est probable que, si l'on avait pu sculpter les maxillaires dans tous les cas signalés de diminution numérique des incisives, on aurait plus d'une fois trouvé la ou les dents manquantes, surtout lorsque la place de ces dents était restée libre sur le bord maxillaire.

Il n'est pas extrêmement rare de voir deux incisives faire

coalescence et constituer une dent volumineuse portant des traces plus ou moins manifestes de sa dualité, telles que sillons sur le plan de soudure, deux émaux centraux, etc. Cette fusion ne peut se faire qu'entre dents voisines, d'un même côté, se développant synchroniquement, par exemple, entre deux incisives de lait, une pince et une mitoyenne, une mitoyenne et un coin, ou bien entre une incisive remplaçante et une incisive surnuméraire qui en est la duplication. Les dents normales de deuxième dentition ne peuvent se souder, car leur développement est successif.

ANOMALIES DE DURETÉ ET D'USURE. — Le degré de dureté des dents est avant tout un caractère individuel. En général, les chevaux de sang, nerveux, énergiques, usent leurs dents moins vite que les chevaux communs et lymphatiques. Pessina a constaté que les premiers usent annuellement de 3 millimètres; tandis que les seconds usent de 4. L'usure est, en outre, influencée considérablement par le régime et par la manière dont s'exécute la mastication. Pour ces diverses causes et d'autres encore, elle peut être excessive, insuffisante ou irrégulière.

L'excès ou le défaut d'usure influent sur la longueur de la partie libre des dents, car l'équilibre normal entre la pousse et la détrition se trouve rompu. S'il y a excès, la dent se raccourcit; s'il y a défaut, elle s'allonge. Rien n'est plus commun que de voir la partie libre des incisives s'allonger avec l'âge. Dans les deux cas, les caractères de la table ne sont plus en rapport avec l'âge de l'animal; il y a lieu de rectifier le jugement que l'on en pourrait déduire.

L'irrégularité d'usure n'est pas moins fréquente : on peut voir une arcade incisive s'user de travers, c'est-à-dire plus d'un côté que de l'autre, ou bien les incisives médianes supérieures s'allonger démesurément au-devant des inférieures en formant *bec de perroquet* ou, inversement, les incisives médianes infé-

rieures se recourber au-devant des supérieures et constituer
ce que M. le professeur Barrier appelle le *bec de perroquet
renversé* [1].

L'*usure de travers* résulte de ce que la mastication se fait
principalement ou exclusivement du côté trop usé; elle révèle
une irrégularité correspondante dans l'usure des molaires. Pour
se faire une idée de la forme que devraient avoir les tables, il

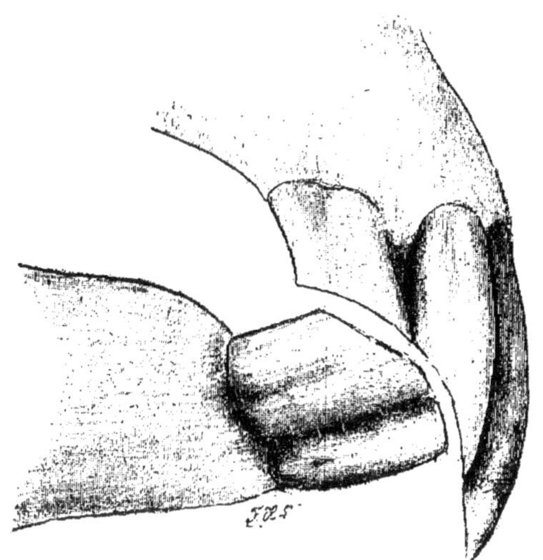

Fig. 28. — Bec de perroquet.

faut supposer une moyenne entre le côté trop usé et celui qui
l'est insuffisamment.

Le *bec de perroquet* (fig. 28) n'est que l'exagération d'une
disposition normale, à savoir la proéminence, dans son milieu,
de l'arcade incisive supérieure, proéminence excessive chez
quelques sujets et qui s'accroît encore dans la vieillesse par
suite de la correspondance aiguë des dents opposées. Tant que

---

[1] G. Barrier, *Bulletin de la Société centrale vétérinaire*, 1885.

la mâchoire inférieure est suffisamment mobile dans le sens
antéro-postérieur, la partie débordante des incisives supérieures use comme le restant de leurs tables ; mais lorsque cette
mobilité se restreint, par exemple sous l'influence d'irrégularités des molaires, elle se trouve soustraite à l'usure et s'allonge
peu à peu, du fait de la pousse constante ; la table s'étend ainsi
sur la face interne et se convertit en un long biseau. Les
parties latérales de l'arcade incisive supérieure ne participent
pas à cet allongement insolite, d'abord parce qu'elles ne débordent pas ou presque pas, si ce n'est en arrière, ensuite parce
que les mouvements de latéralité de la mâchoire inférieure les
en empêchent.

Le *bec de perroquet renversé*, anomalie inverse de la précédente, serait, au dire de M. Faulon[1], assez fréquent sur les
mulets du Gers ; nous l'avons rencontré nous-mêmes plusieurs
fois chez l'âne. Les pinces et les mitoyennes inférieures s'usent
en biseau aux dépens de leur face interne ; leur partie antérieure
s'allonge et se recourbe au-devant des supérieures. Le point de
départ de cette difformité paraît être un léger brachygnathisme
supérieur qui met en saillie les incisives inférieures, ou bien une
usure trop rapide des incisives supérieures aboutissant au même
résultat.

ANOMALIES PAR DISCORDANCE DES MACHOIRES. — On a observé
du *brachygnathisme supérieur* et du *brachygnathisme inférieur*. — Dans le premier cas, les incisives d'en haut sont en
retrait et menacent le plancher de la bouche par leur pousse non
compensée par l'usure. Dans le deuxième cas, ce sont les
incisives inférieures qui se placent derrière les supérieures et
peuvent entamer le palais jusqu'à perforation.

ANOMALIES D'USURE PRODUITES PAR LE TIC. — Nous en

---

[1] Faulon, *Société centrale vétérinaire*, 1888.

parlerons plus loin comme de l'une des difficultés les plus fréquentes apportées à la connaissance de l'âge.

Section II. — Canines.

Les canines, vulgairement crochets (fig. 7 et 29), n'existent
que dans la deuxième dentition, et chez les mâles seulement;
toutefois, il est fréquent d'en rencontrer, chez la jument, de
plus ou moins rudimentaires à l'une ou à l'autre mâchoire ou
même à toutes deux. En Bretagne, les juments possédant des
canines bien formées sont qualifiées de *bréhaignes* et passent,
mais à tort, pour stériles. On n'a pas constaté que la castration
des mâles influât sur le développement de leurs canines.

Les canines de lait n'ont pas aussi complètement disparu
qu'on le croit généralement; en cherchant bien on en trouve la
trace sur presque tous les jeunes sujets, mâles ou femelles,
soit un grêle stylet éburné couché sur la gencive et facile à
arracher, soit un follicule atrophié. Rigot et Forthomme disent
même en avoir rencontré de complètement développées chez
des poulains de trois à quatre ans. De même, les canines
d'adulte laissent toujours quelque trace chez la jument, ne
serait-ce qu'un follicule avorté avec ou sans globule dentaire
dans son intérieur.

La canine bien développée est une dent conique, incurvée
en arrière, placée à un centimètre environ du coin à la mâchoire inférieure, à 2 à 3 centimètres de cette même dent à la
mâchoire supérieure, de telle sorte qu'il n'y a pas correspondance entre les dents opposées. Ces dents ont une croissance
limitée; elles se terminent à la longue par une racine obtuse
qui fait suite à la couronne sans démarcation tranchée.

La partie enchâssée est cylindro-conique. La partie libre est aplatie d'un côté à l'autre, et offre à envisager deux faces et une extrémité. La face externe est convexe, fortement dans le sens

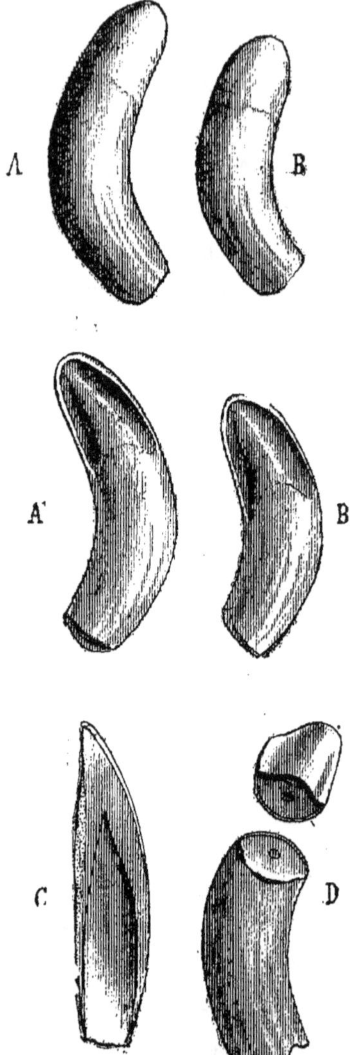

FIG. 29. — Crochets d'un cheval de 6 ans. — A, Crochet inférieur, face externe. — B, Crochet supérieur, face externe. — A′, Crochet inférieur, face interne. — B′, Crochet supérieur, face interne. — C, Coupe longitudinale d'un côté à l'autre. — D, Coupe transversale.

transversal, légèrement dans le sens longitudinal. La face interne est encadrée d'un bord tranchant qui dessine une ogive ; elle présente une éminence conique bordée par deux cannelures. L'extrémité forme une pointe arrondie et aplatie où se termine le sommet de l'éminence interne ; elle s'émousse du fait des mouvements de la langue et des lèvres, ou bien de frottements accidentels contre le mors, le billot, etc.

Passé six ou sept ans, les crochets ne sortent plus guère de leurs alvéoles ; il est rare qu'ils émergent de la gencive de plus de 20 à 25 millimètres ; ils se raccourcissent ensuite de plus en plus par usure, et l'éminence conique de leur face interne disparaît tôt ou tard. Une étoile dentaire ronde et aréolée ne tarde pas à se montrer sur leur pointe émoussée ; mais il n'y a, dans cette usure, rien de régulier.

Comme particularité de structure, il faut signaler la minceur extrême ou même l'absence complète de l'émail sur la face interne ; il paraît s'arrêter sur le bord saillant qui encadre cette face. Le cément est en quantité presque négligeable.

Les crochets des deux mâchoires sont très semblables les uns aux autres ; les supérieurs sont seulement un peu moins longs et moins pointus que les inférieurs.

Chronologie du développement. — D'après Pouchet et Chabry, l'organe adamantin des canines s'observe déjà sur l'embryon de 21 centimètres de longueur (6 mois environ de gestation). Il est probable qu'il s'agit là du germe de la canine de lait, germe appelé à l'avortement, et que l'organe adamantin de la canine d'adulte se forme plus tard.

Cette dent apparaît dans l'os vers la même époque que la mitoyenne remplaçante, c'est-à-dire à un an et demi environ. A deux ans, elle mesure déjà 2 centimètres.

Elle traverse la gencive à une époque sur laquelle les auteurs ne sont point d'accord. D'après Girard, ces dents existent quelquefois à trois ans ; d'autres fois elles tardent jusqu'à six ; en moyenne, elles sortent à quatre ans. Lecoq dit aussi que l'éruption des crochets est irrégulière, « le plus souvent ils commencent à pointer vers trois ans et demi et se trouvent bien sortis à quatre ans, quoique moins longs qu'ils ne le seront à cinq et surtout à six ou sept ans ».

D'après les observations de l'un de nous, cette éruption n'est pas aussi irrégulière que le disent les auteurs précités, notamment Girard ; jamais nous n'avons vu de crochets sortis à trois ans, ou non sortis à six ans ; il est très rare qu'ils traversent la gencive avant quatre ans ; ils ne sont bien apparents que de quatre ans à quatre ans et demi, et, à cinq ans, ils ont à peu près la longueur des coins. M. Constant Lesbre a vérifié la justesse de ces observations sur les jeunes chevaux de l'annexe de remontes de Montoire. Il a constaté, en outre, que les crochets inférieurs ont presque toujours une avance de deux à trois mois sur les supérieurs, fait déjà observé par Solleysel, et qu'il y a un certain synchronisme d'éruption entre les canines d'une mâchoire et les coins remplaçants de l'autre mâchoire ; ainsi, les canines inférieures sortent en même temps que les coins supérieurs vers cinquante et un ou cinquante-deux mois, tandis que les canines supérieures et les coins inférieurs sortent ensemble à quatre ans et demi (cinquante-quatre mois).

Anomalies. — Nous avons déjà signalé ci-dessus l'existence de crochets plus ou moins bien développés chez la jument, ou encore, d'après Forthomme et Rigot, de crochets caducs bien formés.

Par contre, les crochets peuvent faire défaut chez le cheval, soit tous les quatre (Goubaux et Barrier en citent un cas), soit ceux d'une mâchoire, soit l'un d'eux seulement. D'après les auteurs précités, les crochets manqueraient plus souvent à la mâchoire supérieure qu'à l'inférieure ; cependant, nous avons vu plusieurs fois chez des juments un ou les deux crochets faire défaut à celle-ci, tandis qu'ils existaient sur celle-là.

On a aussi signalé quelques cas de canines surnuméraires. Goubaux et Barrier figurent la mâchoire inférieure d'un âne adulte qui présentait à droite deux crochets bien développés, situés l'un derrière l'autre et adossés. Morot [1] dit avoir vu un cheval adulte porteur de sept canines, dont quatre supérieures et trois inférieures ; les surnuméraires étaient placées derrière les autres sans leur être tout à fait contiguës.

Les anomalies de siège ne sont pas non plus fort rares, surtout à la mâchoire inférieure. On peut voir les crochets inférieurs se rapprocher beaucoup des coins et même s'adosser à eux. M. Morot a vu, trois fois, une canine inférieure prendre la place d'un coin qui faisait défaut et se mettre ainsi en contact avec la mitoyenne. Il a constaté, une autre fois, une véritable transposition d'une canine inférieure qui avait pris la place d'une mitoyenne absente. Dans les deux cas, la dent n'était pas simplement conoïde (une incisive peut subir cette transformation) ; elle avait la forme caractéristique du crochet et aucun doute n'était permis sur sa véritable nature ; sa place normale était d'ailleurs libre.

Enfin, la diminution de volume est une anomalie assez fréquente.

Section III. — Molaires.

La formule des molaires de première dention est :

$$\frac{1^e, 2^e, 3^e, 4^e}{0, 2^e, 3^e, 4^e}$$

[1] Morot, *loc. cit.*

Celle des molaires de l'adulte est :

$$pm \ \frac{2^e, 3^e, 4^e}{2^e, 3^e, 4^e} \qquad am \ \frac{3}{3}$$

ou, dans certains sujets, par suite de la persistance de la pre-- mière de lait :

$$pm \ \frac{1, II^e, III^e, IV^e}{II^e, III^e, IV^e} \qquad am \ \frac{III}{III}$$

Nous décrirons d'abord les molaires de deuxième dentition au nombre de six de chaque côté de chaque mâchoire. Nous indiquerons ensuite les différences offertes par les molaires de première dentition. Dans le classement numérique de ces dents, nous ferons abstraction de la première prémolaire, dent rudimentaire qui manque presque toujours à la mâchoire inférieure.

Les arcades molaires ont une longueur moyenne de 18 à 20 centimètres. Les supérieures sont légèrement convexes en dehors et convergentes à leurs deux extrémités ; leur convergence postérieure n'est pas constante. Les inférieures sont droites et divergentes en arrière comme les branches d'un V ; quelquefois elles sont légèrement concaves en dehors.

Le tableau ci-dessous donne l'écartement des arcades molaires entre les deux premières prémolaires, entre les deux premières arrière-molaires, et entre les deux dernières arrière-molaires chez deux jeunes chevaux.

	Entre 1res p. m.		Entre 2es p. m.		Entre 3es m.	
	supérieures	inférieures	supérieures	inférieures	supérieures	inférieures
Nº 1. . .	57mm	43m m	75mm	59mm	83mm	78mm
Nº 2. . .	56	40	76	58	72	73

On voit par ces mesures, que les arcades supérieures débordent considérablement sur les inférieures, excepté en arrière, où il y a à peu près juxtaposition.

Les tables ne sont pas horizontales, c'est-à-dire perpendiculaires à l'axe des dents, mais obliques comme le montre la figure 30;

Le bord interne est plus élevé que l'externe dans les molaires

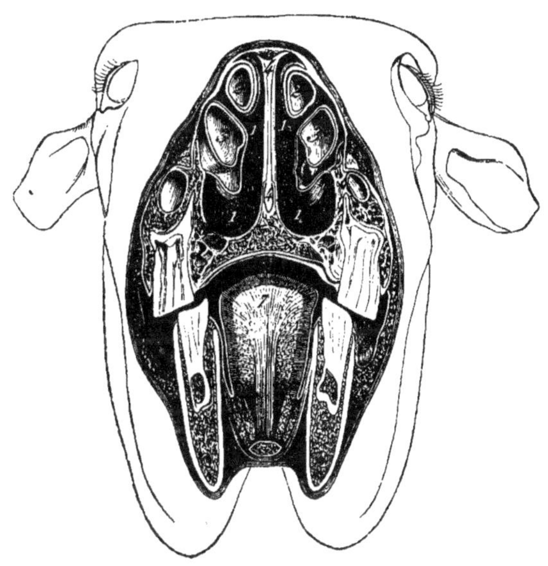

Fig. 30. — Coupe transversale de la tête. — 1, Fosse nasale. — 2, Cornet supérieur. — 3, Cornet inférieur. — 4, Cloison médiane du nez. — 5-6, Cavité buccale.— 7, Langue. — On voit bien le mode de juxtaposition des molaires. (Extrait du *Traité d'anatomie comparée* de MM. Chauveau et Arloing.)

inférieures, tandis que le bord externe proémine sur l'interne dans les molaires supérieures. Grâce à cette disposition, les dents d'un côté sont soustraites au contact, et par conséquent à l'usure, pendant que s'opère la mastication sur l'autre côté.

La longueur de la barre, c'est -à-dire la distance du coin à la première molaire est variable selon la taille ; nous l'avons trouvée de 9 centimètres en moyenne ; la barre inférieure est généralement plus courte de quelques millimètres.

A l'instar des incisives, les molaires sont d'abord dépourvues de racines, réduites à un fût de 7 à 9 centimètres de hauteur ; celles-ci ne commencent à se former que vers l'époque où la dent atteint le niveau de la table ; elles sont multiples et se détachent au niveau d'un collet manifeste ; elles poussent en divergeant, jusqu'à ce que les orifices de la pulpe soient fermés et atteignent 2 à 3 centimètres de longueur. En même temps, le fût de la dent ou couronne est expulsé peu à peu de l'alvéole, de manière à compenser son usure et à maintenir à peu près constante sa saillie dans la bouche ; cette saillie est d'environ 15 millimètres en dehors, 10 millimètres en dedans pour les molaires supérieures ; 15 millimètres en dedans, 10 millimètres en dehors pour les molaires inférieures.

Molaires supérieures. — Prenons une molaire supérieure quelconque, qui ne soit pas terminale, d'un cheval adulte. Elle a la forme d'un parallélipipède profondément enchâssé auquel s'ajoutent quatre racines, deux externes et deux internes ; sa section est à peu près carrée et on lui distingue une face anté-rieure, une face postérieure, une face externe, une face interne et une extrémité libre (fig. 31 et 32).

La face antérieure et la face postérieure sont des faces planes adjacentes aux molaires voisines et s'usant à leur contact, vers la table.

La face externe est parcourue par deux cannelures longitu-dinales et trois reliefs ; le relief médian et le relief antérieur figurent des espèces de côtes en forme de colonnettes ; le relief postérieur est un simple bord saillant plus ou moins apparent.

La face interne est presque plane ; on y voit cependant deux sillons plus ou moins superficiels qui délimitent une sorte de pilier aplati marqué sur la table par un appendice d'émail.

L'extrémité, envisagée dans la dent vierge, présente quatre denticules en forme de croissants à convexité interne, circonscrivant deux cavités et figurant un B majuscule quiporterait un

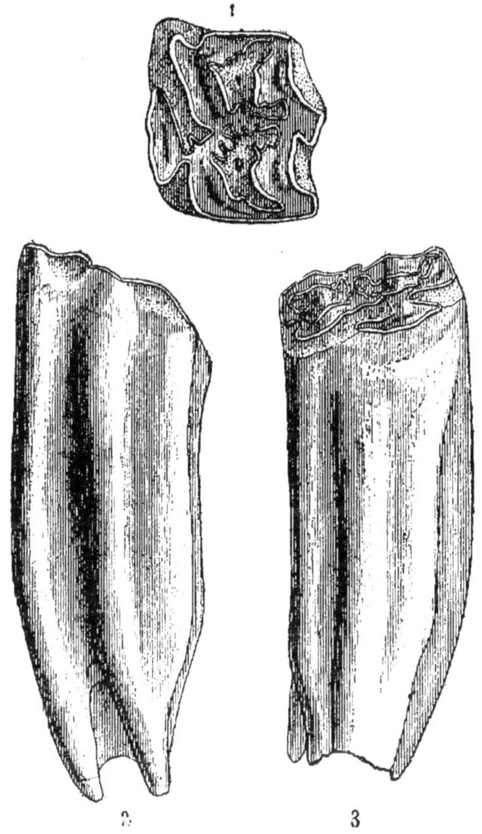

Fig. 31. — Une molaire supérieure de cheval (déjà usée d'une certaine longueur). — 1, Table (le cément est pointillé). —2, Face externe. — 3, Face interne.

appendice à sa boucle antérieure ; cet appendice, annexé au croissant antéro-interne, forme pilastre, sur la face interne de la dent ; nous le désignerons désormais sous le nom de *denticule annexe*. Le croissant postéro-interne se dédouble en arrière, et son pli interne tend à constituer un deuxième denticule annexe.

On fera une bonne étude de la structure par l'examen d'une coupe longitudinale antéro-postérieure (fig. 33) et d'une coupe transversale ; la table de la dent réalise assez bien cette dernière coupe. Sur la coupe longitudinale, on voit deux cornets d'émail

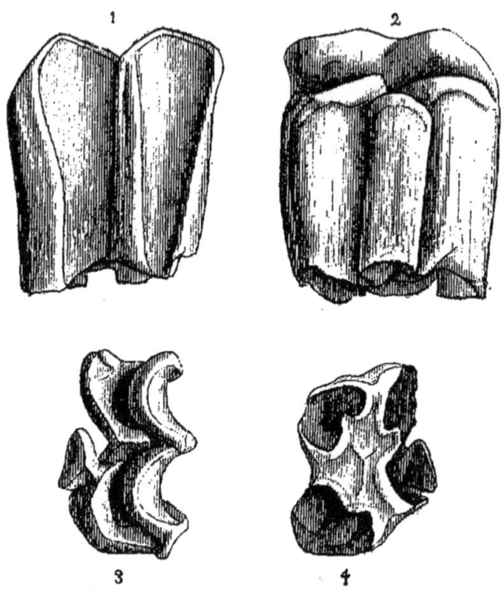

Fig. 32. — Une molaire supérieure d'un poulain nouveau-né. — 1, Face externe. — 2, Face interne. — 3, Extrémité libre. — 4, Extrémité enchâssée montrant trois orifices d'où partiront autant de racines.

placés l'un au-devant de l'autre, s'enfonçant jusqu'à une petite distance du collet, et comblés en grande partie de cément. L'ivoire et la cavité de la pulpe se modèlent sur le fond de ces cornets et affectent ainsi une disposition très diverticulaire. L'orifice de la pulpe, d'abord simple et très large, se divise en plusieurs orifices secondaires qui deviennent les points de départ des racines.

Sur la table on voit : 1° un émail extérieur circonscrivant le

B dont nous avons parlé, avec l'appendice de la boucle antérieure et le pli de dédoublement de la boucle postérieure ;
2° deux cercles flexueux d'émail central provenant des cornets
dentaires et formant le contour interne des boucles du B ;

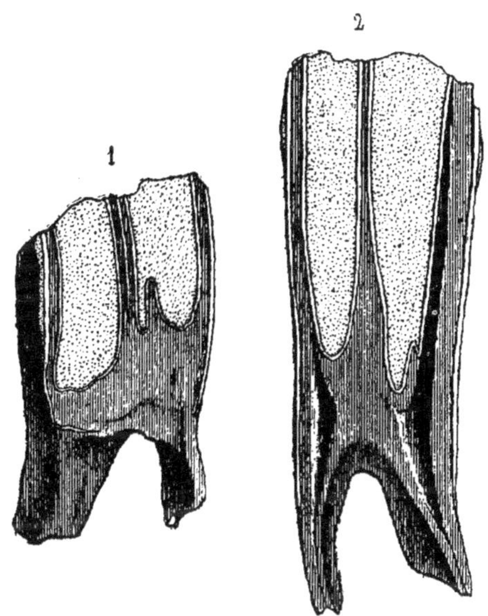

Fig. 33. — Coupe longitudinale antéro-postérieure. — 1, D'une molaire supérieure d'adulte, très usée. — 2, D'une molaire inférieure d'adulte, beaucoup
moins usée. — Les cornets émailleux sont pleins de cément.

3° l'ivoire, occupant les intervalles compris entre les émaux
centraux et l'émail périphérique, marqué de taches jaune bru-
nâtre qui sont autant d'étoiles dentaires ; 4° enfin, le cément, en
quantité considérable, soit à l'intérieur des deux cercles d'émail
central, soit sur le côté interne, soit dans les cannelures externes.
Le cément est en très petite quantité sur la partie enchâssée ; il
ne se dépose abondamment qu'à la sortie de l'alvéole.

Le rasement des molaires s'effectue très vite, attendu que
leurs cornets d'émail sont en grande partie comblés de cément ;

au contraire leur nivellement, c'est-à-dire la disparition des émaux centraux, ne se produit que sur les dents usées jusqu'au voisinage des racines.

Caractères individuels (fig. 34). — Contrairement à ce qu'on observe dans beaucoup d'espèces, les arrière-molaires tiennent moins de place dans l'arcade que les prémolaires ; le rapport de longueur, mesuré sur la table, entre les trois arrière-molaires et les trois avant-molaires, est d'environ 5 : 6.

La largeur de la table diminue, d'une manière générale, de la première à la dernière molaire.

LONGUEUR ET LARGEUR DE LA TABLE DES MOLAIRES SUPÉRIEURES
CHEZ 4 CHEVAUX
(La largeur prise au maximum de la côte médiane externe au denticule annexe)

	1re		2e		3e		4e		5e		6e	
	Long.	Larg.	Long.	Larg.	Long.	Larg.	Long.	Larg.	Long.	Larg	Long.	Larg.
	mm	mm	mm	mm	mm	mm	mm	mm	mm	mm	mm	mm
Nº 1.	37 — 26		30 — 29		28 — 30,5		26 — 28		26 — 27		27 — 23	
Nº 2.	36 — 26		29 — 29		29 — 30		27 — 29		26 — 27,5		28 — 24	
Nº 3.	38 — 25		28 — 28		27 — 28		24 — 26		25 — 26		28 — 23	
Nº 4.	36 — 24		28 — 26		28 — 29		25 — 28		26 — 28		32 — 26	

Rapports de ces deux dimensions ou indices moyens des tables

1,45	1	0,95	0,90	0,90	1,17

De la première à la dernière molaire, le denticule annexe s'allonge et s'aplatit, ce qui porte en arrière le sillon interne qui lui fait démarcation ; les côtes externes diminuent de largeur ; le pli d'émail sur lequel l'un de nous a attiré l'attention sous le nom de *pli caballin,* pli situé au côté interne de la table dans l'angle des boucles du B, va en décroissant, de façon qu'il est parfois peu perceptible sur les arrière-molaires, tandis qu'il est très marqué sur les avant-molaires.

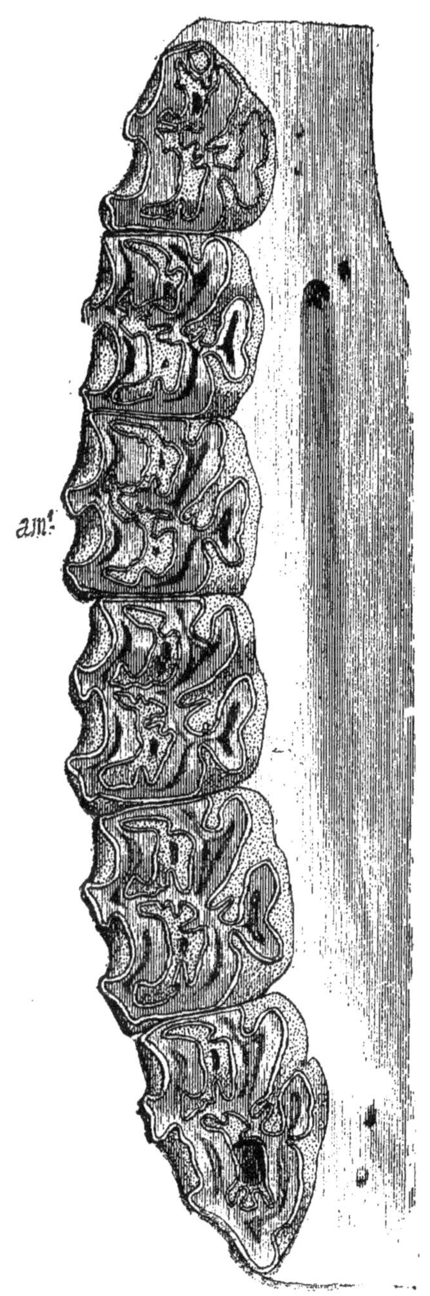

Fig. 34. — Vue de la table d'une arcade molaire supérieure d'un cheval de 5 ans. — *am¹*, Première arrière-molaire.

La première molaire présente un bord anguleux qui tient lieu de face antérieure, et un denticule annexe arrondi sur la table.

La dernière est non moins remarquable par le bord épais, indemne d'usure qui remplace sa face postérieure.

L'une et l'autre n'ont que trois racines, tandis que les molaires intermédiaires en ont quatre.

MOLAIRES INFÉRIEURES (fig. 35 et 36). — Les molaires inférieures sont moins volumineuses que les supérieures, à cause de leur aplatissement latéral.

Leurs deux faces latérales sont plus ou moins planes ; l'externe est parcourue par un sillon médian ; l'interne est à peine ondulé longitudinalement sur la partie libre ; tandis qu'elle est fortement sillonnée sur la partie enchâssée, là où elle n'est pas nivelée par le cortical osseux.

L'extrémité libre, envisagée dans la dent vierge, présente six denticules : deux externes, trois internes, un postérieur, entre lesquels existent des vallées plus ou moins profondes. Les deux denticules externes ont la forme de croissants convexes en dehors ; les trois denticules internes numérotés d'avant en arrière 1, 2, 3, figurent des cônes très surbaissés ; le denticule postérieur est comprimé contre la dent suivante et plus ou moins infléchi ; il ne prend tout son développement que dans la dernière molaire, qui lui doit son apparence trilobée.

La table des molaires inférieures se forme rapidement et montre un dessin d'émail figurant aussi un B, mais étroit et à boucles tournées en dehors ; de plus l'intérieur de ces boucles s'ouvre sur la face interne ; le cément qui les remplit est en communication avec le cément extérieur, et les émaux centraux restent continus avec l'émail périphérique. C'est ce que montrent les figures 35 et 37 où l'on voit : 1° les deux croissants externes, séparés par un sillon marqué d'un pli d'émail ; 2° les trois denticules internes, plus ou moins arrondis, les deux pre-

miers continus l'un à l'autre en forme de 8 pédiculé ; 3° le
denticule postérieur, aplati et usé contre la dent suivante,

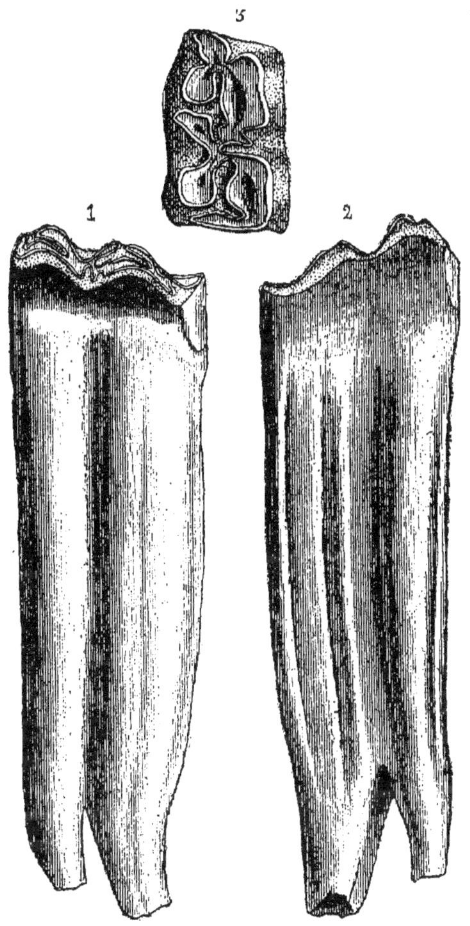

Fig. 35. — Une molaire inférieure de cheval.
1, Face externe. — 2, Face interne. — 3, Table.

finissant par disparaître sur les premières dents, tandis qu'il
augmente avec l'âge sur la dernière ; 4° dans la concavité des
croissants externes, les espaces étroits circonscrits par les

émaux centraux et communiquant avec le cément de la face interne.

L'ivoire est marqué d'une étoile dentaire au centre de chaque denticule.

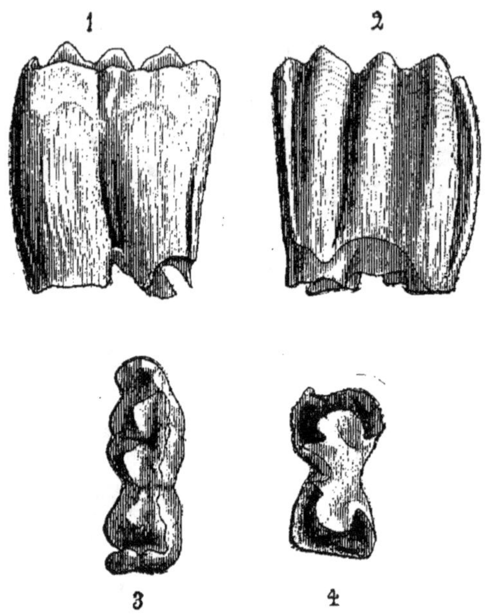

Fig. 36. — Une molaire inférieure d'un poulain nouveau-né. — 1, Face externe. — 2, Face interne. — 3, Extrémité libre. — 4, Extrémité enchâssée avec deux racines naissantes.

Le cément est en couche épaisse sur les deux faces latérales de la partie libre, qu'il tend à niveler.

Les molaires inférieures n'ont que deux racines, une antérieure, l'autre postérieure, excepté la première et la dernière qui en ont souvent trois.

Caractères individuels. — La longueur des trois arrière-molaires, mesurée sur la table, est à celle des trois avant-molaires à peu près comme 9 : 10. La largeur de la table diminue d'avant en arrière, surtout à partir des arrière-molaires. Les denticules internes 1 et 2 sont d'autant moins développés et d'autant plus courbés l'un vers l'autre que la dent envisagée est plus postérieure. Les espaces circonscrits par les émaux centraux diminuent de largeur de la première à la dernière dent. Le sillon externe est plus profond sur les arrière-molaires où l'on voit son fond s'insinuer entre les émaux centraux, ce que l'on observe exceptionnellement sur les avant-molaires. Le denticule postérieur augmente et se redresse de la première à la dernière molaire ; il est commun de le voir disparaître sur les prémolaires sous l'influence de l'usure.

La première et la dernière molaire inférieures se distinguent aisément en outre au bord anguleux par lequel elles terminent l'arcade, ainsi qu'à leur longueur qui surpasse celle de toutes les autres. Nous avons déjà dit que le denticule postérieur de la dernière lui donne un aspect trilobé caractéristique.

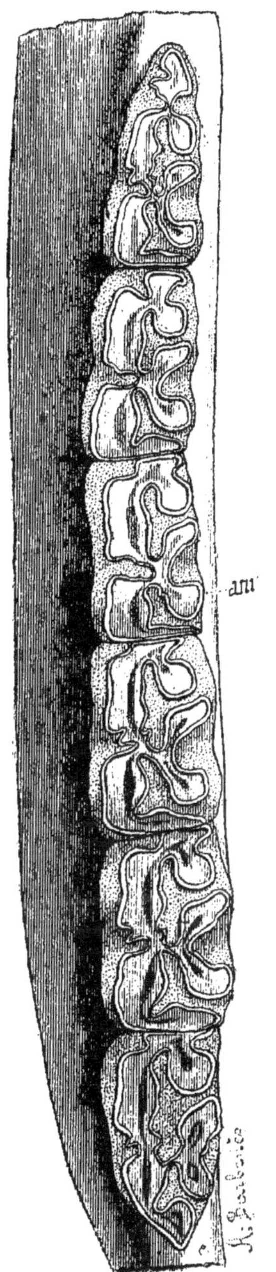

Fig. 37. — Vue de la table d'une arcade molaire inférieure d'un cheval de 5 ans.

LONGUEUR ET LARGEUR DE LA TABLE DES MOLAIRES INFÉRIEURES
CHEZ 4 CHEVAUX

(Les mêmes que ceux du tableau précédent)

	1re	2e	3e	4e	5e	6e
	Long. Larg.	Long. Larg	Long. Larg.	Long. Larg.	Long. Larg.	Long. Larg.
	mm mm	mm mm	mm mm	mm mm	mm mm	mm mm
N° 1.	33 — 18	29 — 20	28 — 20	26 — 18	26 — 17	33 — 15
N° 2.	34 — 20	28 — 20	29 — 20	26 — 19	26 — 17	33 — 16
N° 3.	34 — 20	27 — 21	27 — 21	25 — 18	26 — 18	33 — 16
N° 4.	33 — 19	28 — 21	28 — 22	24 — 21	26 — 19	36 — 18

Indices moyens des tables

1,70	1,38	1,38	1,35	1,50	2,10

MOLAIRES DE PREMIÈRE DENTITION (fig. 38 et 39). — On a cru longtemps, sans doute à cause de leur uniformité, que toutes les molaires du cheval étaient des dents persistantes. Nous avons montré, au chapitre de l'historique, page 29, comment on découvrit peu à peu que c'était une erreur et que les trois premières de chaque arcade sont caduques.

La formule des molaires de lait est, avons-nous déjà dit :

$$\frac{1^e, \quad 2^e, \quad 3^e, \quad 4^e,}{0, \quad 2^e, \quad 3^e, \quad 4^e.}$$

La première supérieure, signalée par tous les auteurs depuis Daubenton, est une dent rudimentaire que les vétérinaires considèrent à tort comme une surdent, attendu qu'elle fait partie de la formule dentaire normale, et qu'elle était bien développée dans certains Equidés fossiles précurseurs des Solipèdes actuels, tels que les Palæotherium et les Anchitherium. Elle est très variable de forme et de volume, tantôt creusée d'une cavité, comme une prémolaire supérieure de Ruminant, tantôt terminée

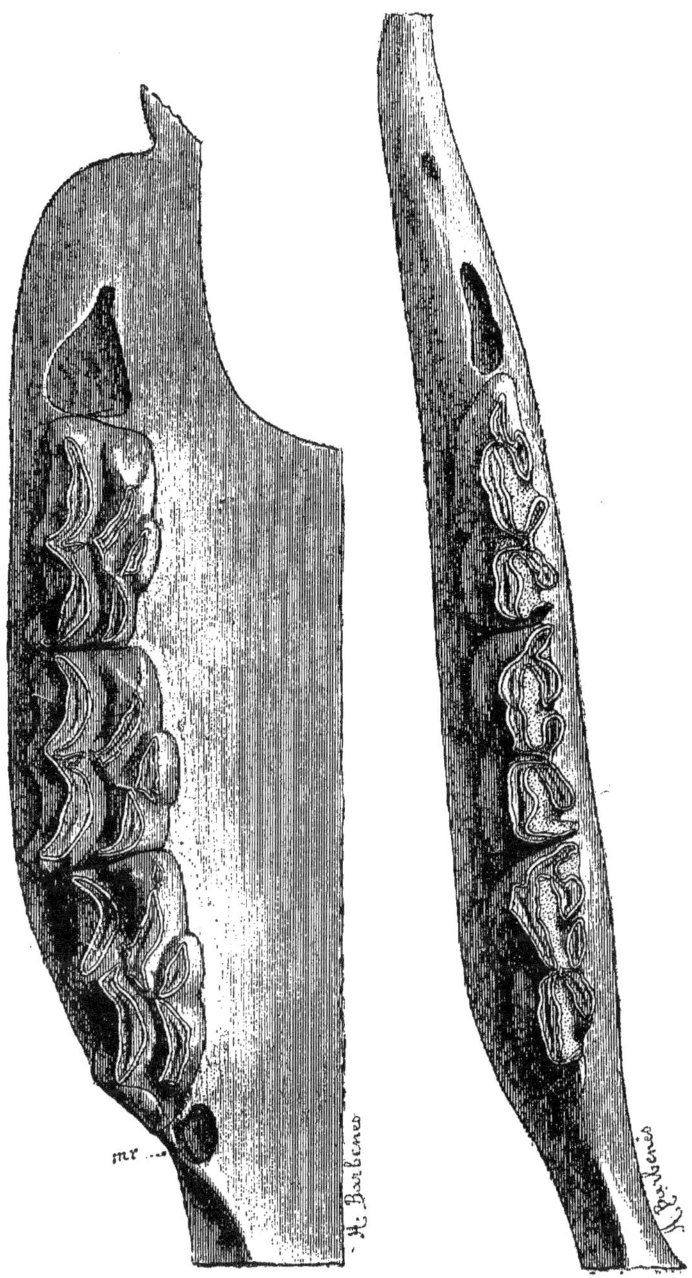

Fɪɢ. 38. — Une arcade molaire supérieure d'un poulain de 4 mois. — (mr, Molaire rudimentaire encore dans l'alvéole).

Fɪɢ. 39. — Une arcade molaire inférieure d'un poulain de 4 mois.

en pointe mousse comme une tuberculeuse de Carnivore, tantôt
réduite à l'état styloïde, toujours uniradiculée. Certains auteurs
la disent inconstante; nous déclarons, avec Tenon, Cuvier,
Emmanuel Rousseau, etc., que nous l'avons rencontrée sur
toutes les têtes de poulains, ânons et autres Solipèdes de cinq à
trente mois qu'il nous a été donné d'examiner. Parfois, elle
s'isole sur la barre et se place à plusieurs centimètres en avant
des autres. Elle pousse ordinairement vers l'âge de cinq à
six mois et tombe avec la dent suivante vers deux ans et demi,
pour n'être jamais remplacée ; il n'est pas rare toutefois de la
voir persister pendant l'âge adulte et même jusque dans la
vieillesse. Il ne faut pas douter qu'elle marche vers la disparition, sort qu'a déjà subi sa correspondante de l'autre mâchoire,
que l'on voit réapparaître chez quelques rares individus sous
la forme styloïde. Au point de vue phylétique, ce sont là des
dents primordialement diphysaires, comme les autres prémolaires, qui sont devenues monophysaires par disparition du
germe de deuxième génération. Autrement dit, ce sont des
dents de lait qui ont perdu leurs remplaçantes et qui sont
elles-mêmes en état d'atrophie progressive[1].

Les autres molaires de lait, seules importantes pour l'individu, se distinguent des molaires d'adulte à leur faible hauteur
et à leur étroitesse; leur fût ne dépasse pas 3 à 4 centimètres,
tandis qu'il atteint 7 à 10 centimètres dans les molaires de
deuxième dentition, différence en rapport avec la durée relative
de leurs usages.

---

[1] Lesbre, *Société de biologie*, janvier 1893.

LONGUEUR ET LARGEUR DE LA TABLE DES MOLAIRES CADUQUES
D'UN POULAIN DE 10 MOIS

1re Sup.	2e Sup.	3e Sup.	1re Inf.	2e Inf.	3e Inf.
mm mm 39 — 23	mm mm 29 — 24	mm mm 34 — 24	mm mm 33 — 14	mm mm 29 — 16	mm mm 33 — 15

Indices des tables

1,72	1,20	1,45	2,30	1,85	2,20

Ces dimensions, envisagées surtout dans leurs rapports, sont assez différentes de celles des molaires d'adulte pour permettre toujours une distinction facile. Au surplus, les molaires caduques supérieures se reconnaîtront encore à leur denticule annexe plus court, à leurs côtes externes moins fortes et à leurs émaux centraux plus sinueux ; les molaires caduques inférieures, à leurs denticules internes 1 et 2 plus étroits et moins courbés l'un vers l'autre, à leurs émaux centraux très resserrés, etc.

La distinction des molaires caduques entre elles ne sera pas plus difficile ; elle repose sur des caractères semblables à ceux déjà indiqués pour les molaires d'adulte. Ainsi, à la mâchoire supérieure, la première se fait remarquer par son bord antérieur qui tient lieu de face, par son denticule annexe court et arrondi, et par la largeur de sa côte médiane externe ; la troisième diffère de la deuxième par sa plus grande dimension antéro-postérieure, par son denticule annexe également plus long et enfin par la position de sa côte externe, qui est à peu près médiane, tandis qu'elle est nettement postérieure dans les deux dents précédentes. A la mâchoire inférieure, la première est caractérisée par son bord antérieur ;

la dernière par son denticule postérieur ébauchant un troisième lobe, par la profondeur de son sillon externe et par l'inflexion des denticules internes 1 et 2 ; la dent intermédiaire ne pourra donc pas être confondue. Le troisième lobe de la dernière molaire caduque est incomparablement moins développé que celui de la dernière molaire d'adulte ; il est limité à la partie supérieure, où il forme une pointe anguleuse. Ce fait est en parfait accord avec la loi d'après laquelle la forme des dents est subordonnée à leur position dans la mâchoire ; attendu que la dent en question ne reste pas longtemps dernière ; la première arrière-molaire, en se développant à sa base, entraîne l'atrophie et l'inflexion de son denticule postérieur.

CHRONOLOGIE DU DÉVELOPPEMENT. — a) *Dates de la formation des follicules.* — Nous ne connaissons que les observations de Legros et Magitot qui donnent quelques renseignements sur ce point :

Chez un embryon de cent jours de gestation, le bulbe des molaires de première dentition était formé et la paroi folliculaire ébauchée.

Chez un embryon de cent quatre-vingt-dix jours, on voyait débuter l'organe adamantin de la première arrière-molaire.

Chez un embryon de deux cents jours environ, mesurant 255 millimètres, tous les follicules de première dentition étaient clos et achevés ; les pédicules des organes adamantins étaient rompus et avaient bourgeonné abondamment ; l'épithélium adamantin était très haut et près d'entrer en fonction.

C'est vraisemblablement à cette époque qu'apparaissent les bourgeons des molaires remplaçantes.

On ne sait rien sur les dates de formation des organes adamantins des deuxième et troisième arrière-molaires.

b) *Dates de l'apparition des dents dans les follicules.* — D'après les auteurs sus-nommés, ce ne serait qu'après le deux centième jour de la gestation que les premiers chapeaux de dentine ébaucheraient les dents de lait ; ils ont vu ces petits chapeaux dans les follicules temporaires d'un embryon de deux cent vingt jours.

Dans son *Traité d'anatomie comparée du système dentaire*, Emmanuel Rousseau dit que les sacs dentaires sont déjà visibles chez des embryons de deux à trois mois de gestation, sous forme de petites vésicules alignées, remplies d'un liquide muqueux, légèrement safrané ; des points d'éburnification apparaîtraient sur la pulpe des molaires du centième au cent-quinzième jour. Les dates de Legros et Magitot paraissent mériter plus de crédit. Quoi qu'il en soit, à neuf mois de gestation, toutes les molaires de lait ont apparu, ainsi que la première arrière-molaire ; elles débutent toujours par plusieurs points éburnés correspondant aux sommets de leurs denticules ; tandis que les incisives et les canines ne débutent que par un point.

A la naissance, la première arrière-molaire n'a que quelques millimètres de hauteur.

Vers cinq mois, apparaît la deuxième arrière-molaire.

A quatorze ou quinze mois, se montrent les prémolaires remplaçantes.

Enfin, à dix-huit ou vingt mois, c'est le tour de la dernière molaire.

c) *Hauteur des molaires dans leurs follicules à différents âges* (fig. 40 à 43).

A 3 ou 4 mois, la 1re arrière-molaire a.   .   .   . 2 à 2^{cm},50.
A 6 ou 7 mois, la 1re arrière-molaire a.   .   .   . 6 centimètres.
—   —   la 2e arrière molaire a.   .   .   . 1 centimètre.
A 1 an, la 2e arrière-molaire a .   .   .   .   . 4 à 5 centimètres.
A 2 ans, la 3e arrière-molaire a .   .   .   .   . 3 à 4 centimètres.
—   les prémolaires ont .   .   .   .   .   . 5 à 7 centimètres.
A 3 ans, la 3e arrière-molaire a.   .   .   .   . 4 à 5 centimètres.

d) *Dates de l'éruption.* — I. *Molaires de première dentition.* — A la naissance, les molaires de lait ne présentent hors de la gencive que les sommets de leurs denticules les plus saillants ; le germe du cément qui les enveloppe commence seulement à opérer son dépôt. Il faut environ trois semaines pour qu'elles soient bien sorties ; la première et la deuxième ont un peu d'avance sur la troisième. Leur table ne s'établit que vers trois à quatre mois, un peu plus tôt à la mâchoire inférieure qu'à la supérieure. La molaire rudimentaire est toujours en retard sur les autres ; elle ne fait éruption que plusieurs mois après la naissance (cinq à six mois).

II. *Molaires de deuxième dentition.* — Voici leurs dates d'éruption vérifiées par l'un de nous sur un grand nombre de têtes.

ARRIÈRE-MOLAIRES AUX DEUX MACHOIRES

1re	2e	3e
10 mois à 1 an	20 à 26 mois	40 à 50 mois

PRÉ-MOLAIRES REMPLAÇANTES

1re		2e		3e	
Sup.	Inf.	Sup.	Inf.	Sup.	Inf.
28 à 34 mois	26 à 32 mois	38 à 42 mois	30 à 34 mois	45 à 50 mois	40 à 44 mois

Ainsi que Cuvier l'avait déjà remarqué, il y a un certain synchronisme d'éruption entre la dernière prémolaire et la dernière arrière-molaire. Celle-ci met toujours longtemps à dégager sa partie postérieure de l'alvéole ; ce n'est guère qu'à cinq ans que, à la mâchoire supérieure, sa table se complète par la fermeture de la deuxième boucle d'émail.

Modifications éprouvées après l'éruption (fig. 40 à 46).
— Les racines des molaires caduques apparaissent dès les premières semaines qui suivent la naissance, en même nombre
qu'aux molaires de deuxième dentition ; elles grandissent
ensuite jusqu'à atteindre 1 centimètre et demi à 2 centimètres.

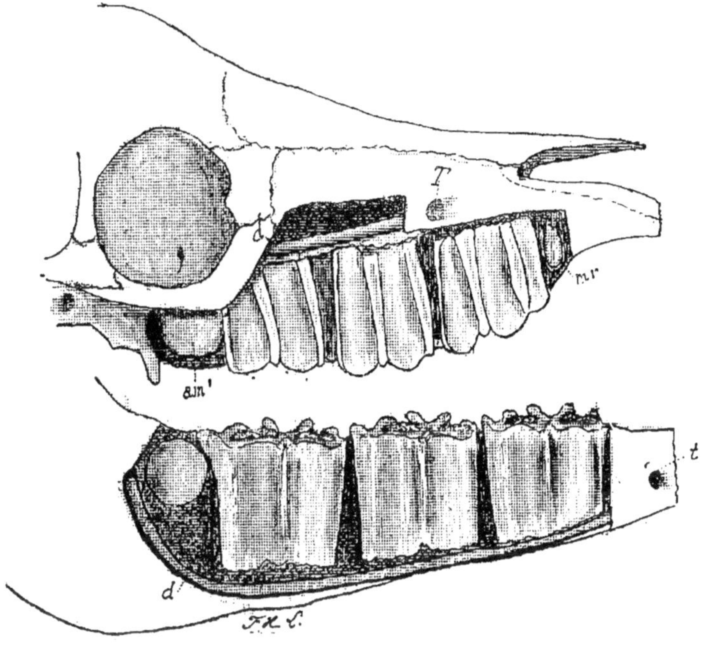

Fig. 40. — Etat des molaires à la naissance. — *mr*, Molaire rudimentaire.
— *am¹*, Follicule de la première arrière-molaire. — *d, d*, Conduits dentaires. — T, Trou sous-orbitaire et trou mentonnier.

La couronne de ces dents, mesurée avant toute usure, a de 3 à
4 centimètres de hauteur, dont 15 millimètres environ émergent de l'alvéole. Aux deux mâchoires, on observe une grada-
tion de hauteur de la première à la dernière. L'éruption se
poursuit, conformément à la règle générale, jusqu'à émergence du collet ; à ce moment, qui précède de peu la chute,
la couronne est réduite du fait de l'usure à une plaque d'un

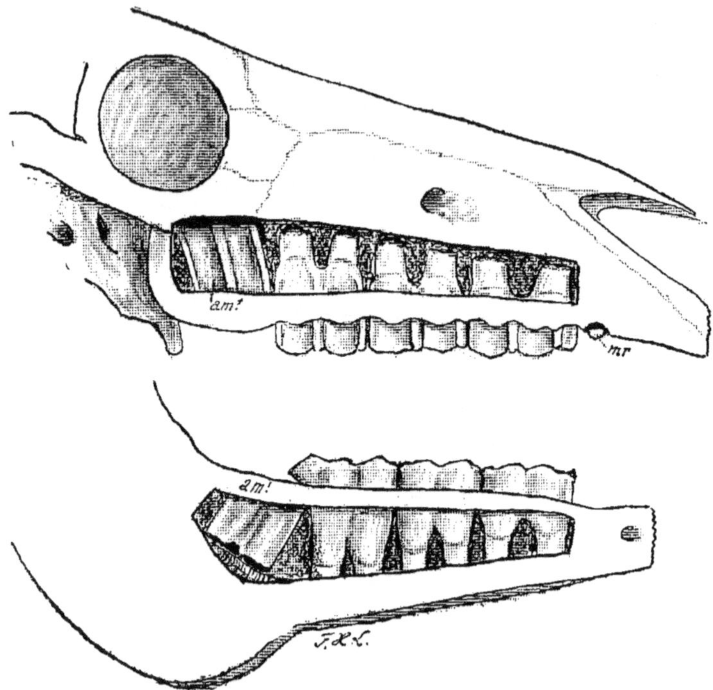

Fig. 41. — Etat des molaires à 4 mois.
mr, Molaire rudimentaire. — *am¹*, Première arrière-molaire.

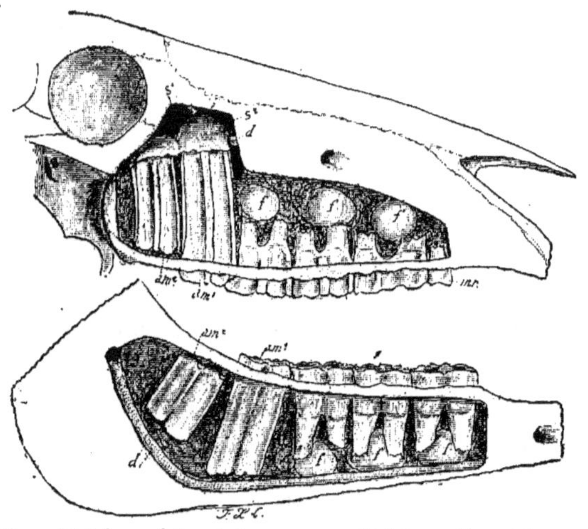

Fig. 42. — Etat des molaires à 1 an. — *mr*, Molaire rudimentaire. — *f, f,* Follicules des molaires remplaçantes. — *am¹*, Première arrière-molaire. — *am²*, Deuxième arrière-molaire. — *d, d*, Conduits dentaires. — S¹, Sinus maxillaire supérieur. — S², Sinus maxillaire inférieur.

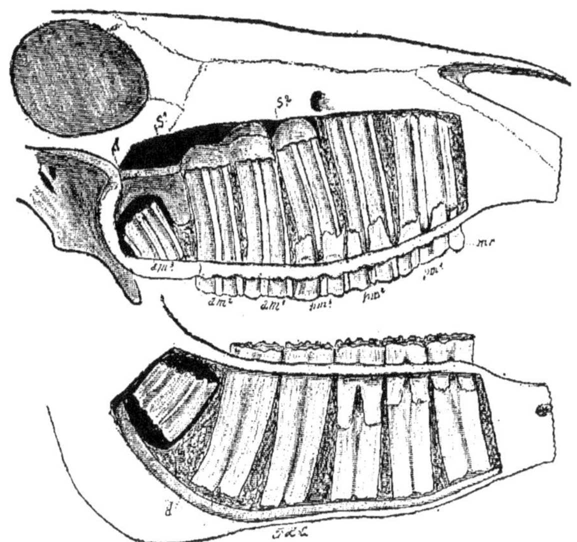

Fjg. 43. — Etat des molaires à 2 ans. — Les molaires remplaçantes poussent sous les caduques. — am^3, Dernière molaire. — am^1, Première arrière-molaire. — am^2, Deuxième arrière-molaire. — d, d, Conduits dentaires. — S^1, Sinus maxillaire supérieur. — S^2, Sinus maxillaire inf rieur.

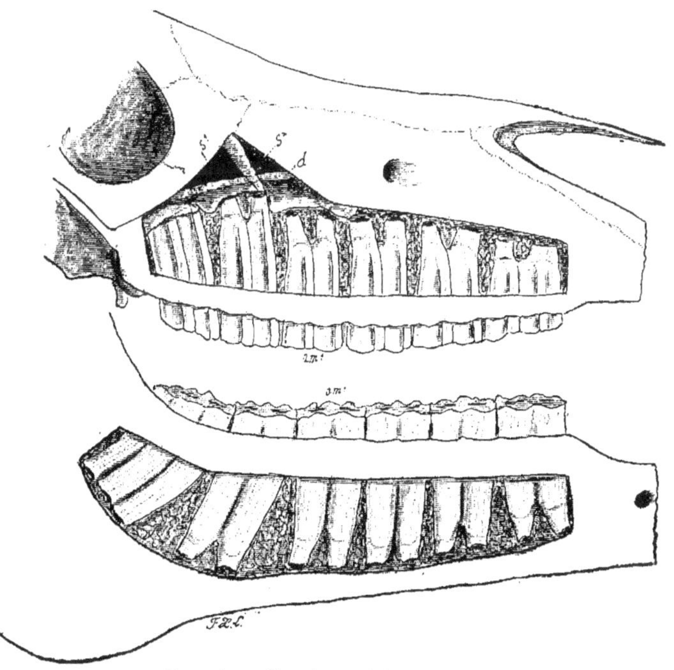

Fig. 44. — Etat des molaires à 5 ans.

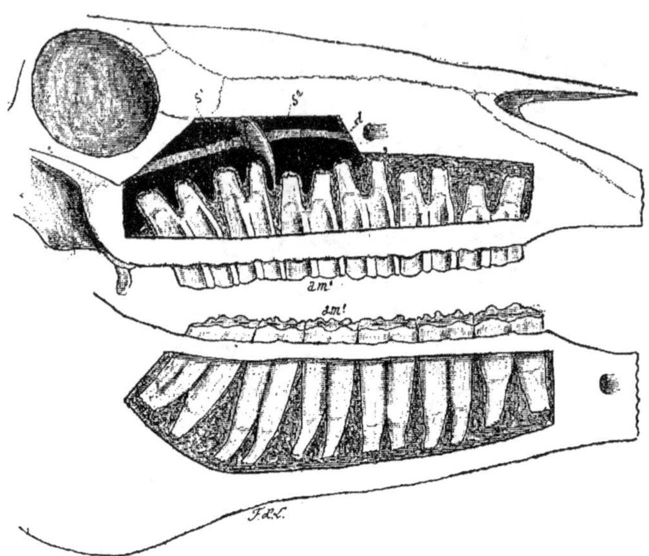

Fɪɢ. 45. — Etat des molaires à 9 ou 10 ans.

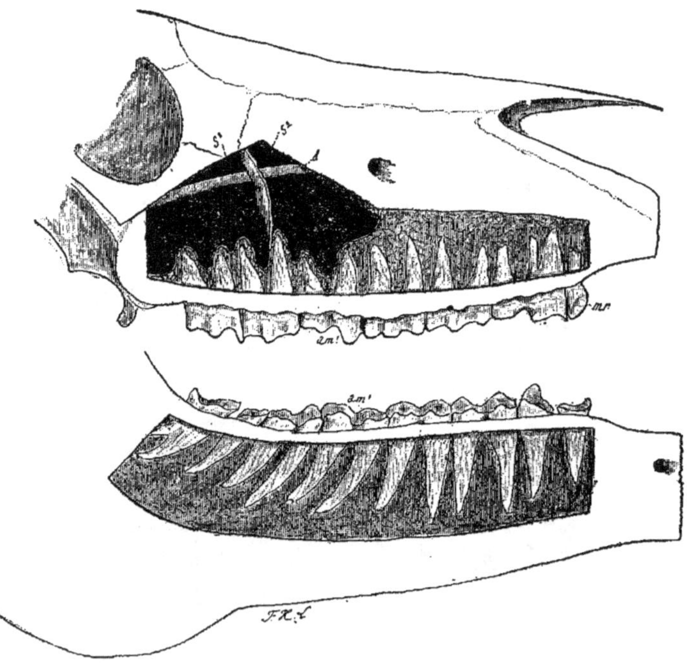

Fɪɢ. 46. — Etat des molaires à un âge très avancé. — La molaire rudimentaire, *mr*, existe encore. — La première et la dernière inférieures sont usées jusqu'aux racines.

centimètre environ sous laquelle pousse la dent remplaçante de manière à en miner les racines et à en provoquer l'expulsion.

HAUTEURS DU FUT DES MOLAIRES CADUQUES CHEZ DES POULAINS
DE DIFFÉRENTS AGES

	1re Sup.	2e Sup.	3e Sup.	1re Inf.	2e Inf.	3e Inf.
à 3 ou 4 mois	27 mm	29 mm	32 mm	25 mm	27 mm	30 mm
à 6 ou 7 mois	24	26	29	22	24	27
à 1 an	17	20	25	15	17	20
à 2 ans	6 à 8	12 à 15	20 à 22	10 à 12	12 à 14	15 à 18

Au moment où les molaires de deuxième dentition atteignent le niveau de la table, elles ont toute leur hauteur ; leurs racines ne tardent pas à se montrer et, seules, continuent à croître jusqu'à ce qu'elles aient atteint 2 centimètres et demi à 3 centimètres.

Voici la hauteur moyenne du fût de ces dents prise avant l'usure, aux moments où elles atteignent le niveau de la table :

1re	2e	3e	4e	5e	6e
65 mm	80 mm	80 mm	90 mm	90 mm	70 mm

Il n'y a pas de différence bien sensible et constante entre les molaires opposées des deux mâchoires.

Ces dents proéminant dans la bouche d'environ 15 millimètres du côté le plus saillant et 10 millimètres du côté le moins saillant, il s'ensuit qu'elles sont d'abord très profondément implantées dans les maxillaires ; à la mâchoire inférieure, elles occupent presque toute la hauteur des branches maxillaires, souvent même la deuxième et la troisième s'accusent en dehors par une convexité ; à la mâchoire supérieure, elles s'enfoncent jusqu'au niveau du trou sous-orbitaire et du canal dentaire supérieur, au-dessus duquel leurs alvéoles proéminent ; elles font bomber la lame externe du sus-maxillaire et remplissent à peu près complètement les sinus maxillaires. Au fur et à mesure que les molaires poussent au dehors, leurs alvéoles se rétractent, s'oblitèrent ; le fond s'élevant vers l'orifice cède la place aux sinus ou bien au tissu osseux spongieux ; les lames compactes des maxillaires se rapprochent et, à la longue, le chanfrein s'évide sur le côté, la ganache devient tranchante. Le collet n'arrive à la gencive qu'à un âge très avancé ; dès lors la saillie de la dent dans la bouche diminue peu à peu, l'usure arrive jusqu'au ras de la gencive et il ne reste plus que des chicots radiculaires impropres à la mastication ; le terme de l'existence approche, fatal et inéluctable. Chose admirable, le rapport entre la longueur du fût des molaires et la durée de leurs fonctions s'observe dans les molaires de lait comme dans les molaires de deuxième dentition; celles-là, ne devant durer que deux à trois ans, n'ont pas plus de 3 à 4 centimètres de couronne ; celles-ci persisteront jusqu'à la fin de la vie, elles se font remarquer par leur grande hauteur. Il y a là une telle adéquation qu'on peut déduire la longévité du cheval de la longueur de ses molaires. Les mensurations établissent que, à partir du moment où leur table est complète, c'est-à-dire de cinq ans, les molaires de deuxième dentition usent d'environ 3 millimètres par an ; or, à cinq ans la couronne de ces dents a de 6 à 7 centimètres d'élévation; il suffit donc de vingt et quelques années pour l'user à fond, ce qui, avec les cinq années antérieures, fait une longévité moyenne de vingt-cinq à trente ans, chiffre donné déjà par Buffon. L'usure se ralentissant un peu dans la vieillesse, mettons que les dents puissent suffire à leur tâche jusqu'à trente ou trente-cinq ans, c'est un terme extrême que bien peu de chevaux atteignent ; on pourrait compter les cas authentiques de ceux qui le dépassent, comme dans notre espèce on compte les centenaires.

HAUTEURS MOYENNES DES MOLAIRES A DIFFÉRENTES ÉPOQUES DE L'EXISTENCE
(Racines non comprises)

	1re	2e	3e	4e	5e	6e
à 5 ans	45 à 50 mm	55 à 60 mm	68 mm	60 mm	65 mm	65 mm
à 10 ans	30 à 35	40 à 45	50 à 55	45	50	50
à 15 ans	15 à 20	25 à 30	35 à 40	30	35	35
à 20 ans	q q.s. mm.	10 à 15	20 à 25	15	20	20

Nota. — L'usure ne se fait pas toujours régulièrement ; rien n'est plus commun que les accidents des tables dentaires chez les Solipèdes.

MODIFICATIONS DES MAXILLAIRES CORRÉLATIVES AU DÉVELOPPEMENT DES MOLAIRES. — Les molaires de lait ne laissent d'abord aucune place libre en arrière d'elles ; elles s'étendent jusqu'à la base de l'apophyse coronoïde d'une part, jusqu'à la protubérance maxillaire d'autre part. Les arrière-molaires qui apparaissent ensuite successivement doivent, pour se faire place, pousser en avant les dents précédentes qui s'éloignent de plus en plus de leur point de départ. Ainsi :

A 4 mois, une ligne transversale, tangente à l'arcade palatine, coupe la dernière molaire de lait par le 1/4 postérieur.
A 6 mois, elle laisse cette dent en avant.
A 1 an, elle passe à travers la partie antérieure de la 1re arrière-molaire qui vient de faire éruption.
A 2 ans, elle coupe cette dent tout à fait en arrière.
A 3 ans, elle passe entre la 1re et la 2e arrière-molaires.
A 4 ans, elle traverse la partie antérieure de la 2e arrière-molaire.
A 5 ans, elle traverse la partie postérieure de cette même dent.
Plus tard, elle passe entre les deux dernières molaires, et même à travers la dernière dans un âge avancé.

A la mâchoire inférieure, les dents de lait s'éloignent concomitamment de la base de l'apophyse coronoïde.

Ce transfert n'est pas seulement apparent, corrélatif à l'accroissement des maxillaires, il est réel, effectif ; ce qui le prouve, c'est que les rapports des dents avec certaines particularités extérieures, fixes, de ces os, sont changeants, comme le démontre le tableau ci-dessous, des superpositions du trou sous-orbitaire et de l'épine malaire à divers âges (la tête étant horizontale.)

	Trou sous-orbitaire au-dessus de :	Épine malaire au-dessus de :
A la naissance.	Bord antérieur de la 2ᵉ molaire	Milieu de la 2ᵉ molaire
A 3 ou 4 mois .	Partie antérieure de la 2ᵉ molaire	Quart postérieur de la 2ᵉ molaire
De 6 à 10 mois.	Milieu de la 2ᵉ molaire	Intervalle de la 2ᵉ et de la 3ᵉ m.
De 2 à 3 ans. .	Intervalle de la 2ᵉ et de la 3ᵉ mol.	Tiers antérieur de la 3ᵉ
De 4 à 5 ans .	Partie antérieure de la 3ᵉ molaire	Milieu de la 3ᵉ
Plus tard. . .	Milieu ou partie postér. de la 3ᵉ	*Ut* partie antérieure de la 4ᵉ

Il y a aussi déplacement relativement aux sinus maxillaires ; certaines molaires supérieures passent du sinus supérieur dans le sinus inférieur ou de celui-ci dans le diploé [1].

Ce mouvement d'arrière en avant paraît avoir pour cause une poussée exercée par les arrière-molaires, qui sont obliquement enchâssées et comme arc-boutées contre les autres, poussée dont témoigne l'usure des faces adjacentes. Il est évident que l'os se prête à ce mouvement, grâce à un remaniement incessant de sa substance, à une sorte de plasticité modelante qui maintient l'indépendance de chaque alvéole. Cette plasticité des maxillaires est la meilleure preuve qu'on puisse donner de l'accroissement interstitiel du tissu osseux ; la théorie de Flourens sur l'accroissement des os, par juxtaposition, est trop absolue ; elle ne s'applique guère qu'aux os longs.

[1] Pour plus de détails, voir *Observations sur les dents et les mâchoires des Solipèdes (loc. cit)*.

Ce n'est pas tout. Tant que la croissance de leur fût n'est pas terminée, les molaires tiennent leur extrémité enchâssée au contact des canaux dentaires ou tout près ; ceux-ci reculent au fur et à mesure que celles-là s'accroissent. Quand la couronne est achevée, les canaux dentaires ne varient plus, et, comme les dents sont ensuite progressivement expulsées de leurs alvéoles, un intervalle se forme, qui se laisse envahir par les sinus maxillaires ou bien par le tissu spongieux. Il est curieux de voir la paroi des alvéoles, lesquelles remplissaient les sinus maxillaires, se déprimer, s'effondrer en quelque sorte pour laisser la place à ceux-ci.

En somme, il y a un rapport si étroit entre les dents et les mâchoires des Solipèdes qu'on peut dire que les *dents se développent en fonction des mâchoires et les mâchoires en fonction des dents.*

ANOMALIES DES MOLAIRES. — Nous tenons pour entendu qu'il ne faut pas compter comme molaire supplémentaire la molaire rudimentaire de première dentition qui persiste assez souvent en avant des pré-molaires remplaçantes de la mâchoire supérieure.

Une molaire vraiment surnuméraire, déjà signalée par nombre d'auteurs et que nous avons rencontrée plusieurs fois, c'est une quatrième arrière-molaire, aussi volumineuse que les précédentes, mais en général placée obliquement ou déviée en dehors ; elle siège le plus souvent à la mâchoire supérieure ; on l'a rencontrée aussi à l'inférieure. M. Morot a décrit les mâchoires d'une jument qui possédait une quatrième arrière-molaire aux deux côtés de la mâchoire inférieure, ainsi qu'au côté droit de la mâchoire supérieure. Cette dent a été également rencontrée sur l'âne.

Is. Geoffroy-Saint-Hilaire dit avoir vu un cheval auquel il manquait deux molaires à la même mâchoire.

Les anomalies d'usure sont les plus fréquentes, surtout à partir d'un certain âge. Quand, pour une cause quelconque, deux molaires en opposition ne sont pas d'égale dureté ou ne frottent pas également par toute la surface de leurs tables, celles-ci ne tardent pas à se déformer. La molaire plus dure, n'usant pas en proportion de sa pousse, fait saillie sur le niveau général de la table, tandis que la molaire moins dure, usant au delà de la quantité dont elle sort de l'alvéole, s'excave et se laisse pénétrer par l'autre. Pareillement, si un côté de la table use moins que le côté opposé, ce qui arrive souvent pour le côté externe des molaires supérieures et le côté interne des molaires inférieures, ce côté s'allonge peu à peu et la table devient de plus en plus oblique, jusqu'à approcher de la verticale. On peut voir ainsi les molaires plates et triturantes des Solipèdes s'opposer en lames de cisailles, à la manière de celles des Carnivores, disposition anormale que M. G. Barrier propose de dénommer *molaires en ciseaux.*

La plupart des irrégularités d'usure des molaires sont imputables à une modification du jeu de la mâchoire inférieure. La mastication normale se fait alternativement et également d'un côté et de l'autre; le maxillaire inférieur combine régulièrement les mouvements de diduction et de glissement horizontal aux mouvements principaux d'écartement et de rapprochement. La mastication se fait-elle exclusivement ou principalement d'un côté, les arcades molaires de l'autre côté n'étant plus régulièrement superposées, le bord externe de la table supérieure et le bord interne de la table inférieure sont à peu près soustraits à l'usure; ils s'allongent de plus en plus et finissent par produire la correspondance en ciseaux. Une fois cet état produit, les mouvements de latéralité de la mâchoire deviennent graduellement impossibles, ce qui, à la longue, détermine une déformation semblable de l'autre côté. Toutefois, le côté sur lequel l'animal mâche de préférence reste toujours plus usé que l'autre. Les incisives participent nécessairement à cette usure de travers; elles révèlent à première vue l'anomalie des molaires.

H. Bouley[1] a fait remarquer que beaucoup de chevaux gloutons mâchent sommairement, par simple rapprochement des mâchoires; les mouvements de diduction sont insuffisants pour atteindre les parties les plus externes des molaires supérieures et les parties les plus internes des molaires inférieures; dès lors ces parties s'allongent et forment des pointes tranchantes qu'il faut raboter, sous peine de les voir gêner la mastication, blesser les joues ou la langue. Il y a lieu de se demander si le régime granivore de beaucoup de chevaux n'est pas pour quelque chose dans cette restriction des mouvements latéraux de la mandibule, attendu que ces mouvements sont moins utiles pour mâcher de l'avoine que du fourrage.

D'autres fois, ce sont les mouvements de glissement horizontal qui sont supprimés, par suite de la production de vallées et de collines transverses qui engrènent en quelque sorte les tables molaires ; alors on peut voir se former le bec de perroquet, ou bien s'allonger outre mesure l'un ou l'autre des bords qui terminent les arcades molaires supérieures ou inférieures.

Article II. — Dents de l'Ane, du Mulet et de quelques autres Équidés

La dentition des Équidés est remarquablement uniforme : mêmes formules, même mode de développement, mêmes dates d'éruption (du moins en ce qui concerne les Solipèdes domestiques), mêmes anomalies, etc.; c'est au point que la distinction

---

[1] *Nouveau Dictionnaire de méd., chir. et hyg. vét.*, t. IV.

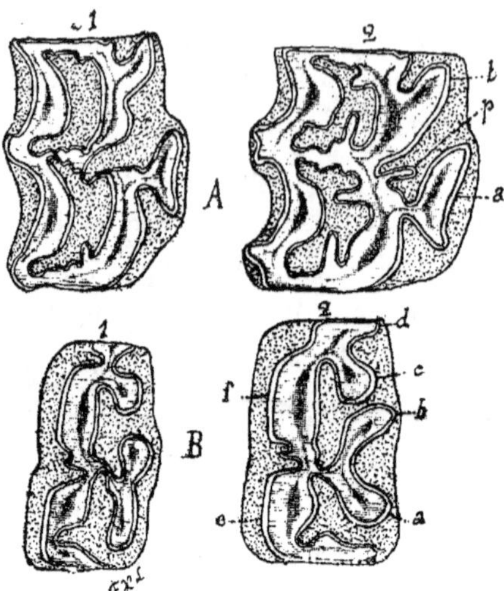

Fɪɢ. 47. — Molaires de deuxième dentition (tables) (âne et cheval).

A. — 1, 3ᵉ molaire supérieure droite d'un âne de 4 ans 1/2; 2, 3ᵉ molaire supérieure droite d'un cheval de 5 ans. — a, Denticule annexe. — b, Pli de dédoublement du croissant postéro-interne. — p, Pli caballin.

B. — 1, 3ᵉ molaire inférieure d'un âne de 4 ans 1/2 ; 2, 3ᵉ molaire inférieure d'un cheval de 5 ans. — a, Denticule interne nᵒ 1. — b, Denticule interne nᵒ 2. — c, Denticule interne nᵒ 3. — d, Denticule postérieur. — e, f, Denticules externes. — (Le cément est marqué par du pointillé).

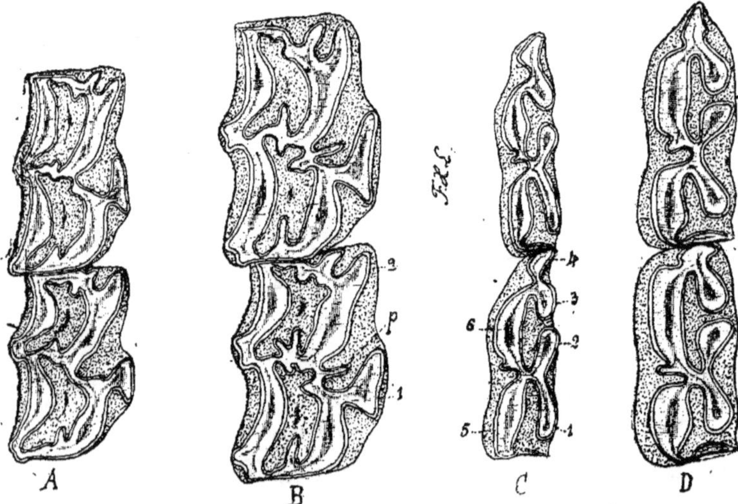

Fɪɢ. 48. — Molaires de première dentition (ânon et poulain) (tables). — A, 2ᵉ et 3ᵉ molaires supérieures d'un ânon d'un an. — B, 2ᵉ et 3ᵉ molaires supérieures d'un poulain d'un an. — C, 2ᵉ et 3ᵉ molaires inférieures d'un ânon d'un an. — D, 2ᵉ et 3ᵉ molaires inférieures d'un poulain d'un an.

des espèces par les dents est souvent difficile ou même impossible. Ce n'est qu'en analysant les détails les plus minutieux
qu'on découvre quelques traits caractéristiques entre celles de
l'âne et celles du cheval. Divers auteurs, entre autres Rutimeyer, avaient déjà cherché ces différences; mais c'est à l'un
de nous que l'on est redevable de leur connaissance exacte et
complète, permettant d'asseoir une diagnose certaine sur un
simple fragment de mâchoire (fig. 47 et 48).

Section I. — Ane.

Les *incisives* se font remarquer par leur étroitesse transversale, en vertu de laquelle leurs tables prennent la forme arrondie
plus tôt que chez le cheval, et par leur dureté plus grande qui
met toujours en retard leur rasement et leur nivellement. La
paroi postérieure du cornet dentaire est plus mince; dans les
coins inférieurs, elle est souvent incomplète, parfois même
presque nulle; il s'ensuit que le rasement de ces dents est très
irrégulier.

Sur un baudet du Poitou, âgé de cinq ans, la largeur maximum des incisives inférieures, mesurée sur la table, était de
14 à 16 millimètres, tandis que chez le cheval cette dimension
atteint en moyenne 20 millimètres. A égalité d'âge, l'indice de
la table est sensiblement plus élevé chez l'âne que chez le
cheval.

Les canines ne présentent aucune différence notable.

Les molaires supérieures de première dentition, abstraction faite de la molaire rudimentaire, se distinguent de celles du
cheval : 1° à l'absence du pli caballin; 2° à la brièveté du denticule annexe; 3° à la moindre largeur des côtes externes, qui
ne sont point déprimées dans le milieu, ainsi qu'on l'observe

sur les deux premières dents du cheval; 4° aux cannelures externes moins profondes; 5° aux émaux centraux moins sinueux.

Voici la longueur et la largeur de la table des molaires supérieures d'un poulain de dix mois et d'un ânon du même âge.

	1re		2e		3e	
Poulain de 10 mois.	39mm	23mm	29mm	24mm	34mm	24mm
Anon de 10 mois .	34	19	25	21	28	19

Les *molaires inférieures* de l'ânon diffèrent de celles du poulain :

1° Par leurs tables manifestement plus étroites, ainsi qu'en témoignent les chiffres ci-dessous :

LONGUEUR ET LARGEUR DES TABLES

	1re		2e		3e	
Poulain de 10 mois.	33mm,5	14mm,5	29mm	16mm	33mm	16mm
Anon de 10 mois .	28	12	25,5	11	29,5	10

2° Par l'allongement tout particulier du denticule interne 1 de la deuxième et de la troisième dent; ce denticule l'emporte notablement sur le denticule 2, et le 8 qu'ils forment sur la table a ses boucles très inégales; 3° par l'alignement antéro-postérieur de ces denticules 1 et 2, qui sont au contraire infléchis l'un vers l'autre sur la deuxième et la troisième molaire inférieures du poulain; 4° par le sillon externe plus large et moins profond, ne portant qu'un pli d'émail très petit; tandis que ce même sillon, chez le poulain, présente un pli d'émail très prononcé, souvent même double ou triple sur la première dent.

Le tableau ci-dessous, donnant la longueur et la largeur moyennes des tables des *molaires d'adulte* dans le cheval et dans l'âne, montre qu'il n'y a aucune différence à tirer de l'in-

dice des tables, ni du rapport de longueur entre les avant-
molaires et les arrière-molaires.

LONGUEUR ET LARGEUR DE LA TABLE

	Molaires supérieures					
	1re	2^e	3^e	4e	5^e	6e
Cheval	38 — 25	28 — 28	27 — 28	24 — 26	25 — 26	28 — 23
Ane	29 — 21	23 — 22,5	21 — 22	19 — 21	19 — 20	19 — 17

	Molaires inférieures					
Cheval	34 — 20	27 — 21	27 — 21	25 — 18	26 — 18	33 — 16
Ane	23 — 14	22 — 15	22 — 15	20 — 13	20 — 13	23 — 11

C'est la disposition de l'émail sur la table qu'il faut principalement consulter; elle révèle approximativement les mêmes
différences que celles déjà indiquées à propos des molaires de
lait. Ainsi, pour les *molaires supérieures*, le denticule annexe
est plus court, pédiculé à peu près par le milieu au lieu de l'être
par la partie antérieure, ainsi que dans le cheval. Les côtes
externes sont étroites et simples, tandis qu'elles sont larges et
souvent déprimées dans les avant-molaires de ce dernier. Le pli
caballin fait défaut, quel que soit l'âge du sujet envisagé ou, s'il
existe, ce n'est qu'à l'état de vestige; chez le cheval, au contraire,
il est très prononcé, parfois double, et ne s'efface qu'à un âge
assez avancé, plus tôt sur les arrière-molaires que sur les avant-
molaires. Les émaux centraux sont d'ordinaire moins sinueux et
les cannelures externes moins profondes dans le type asinien que
dans le type caballin. Pour les *molaires inférieures*, on constate
que le 8 formé sur la table par les denticules internes 1 et 2 a
ses deux boucles ordinairement rondes chez l'âne; tandis que,

chez le cheval, la postérieure est un peu aplatie, anguleuse à son sommet; dans celui-ci, les boucles de ce 8 sont sensiblement égales en longueur et fortement courbées l'une vers l'autre; dans celui-là, la boucle antérieure est plus allongée que la postérieure et les deux sont plus ou moins alignées dans le grand axe de la dent. Ces différences sont nulles dans la première molaire qui, dans les deux espèces en parallèle, présente les denticules internes 1 et 2 sur la même ligne, le numéro 2 l'emportant souvent en longueur sur le numéro 1. Le sillon externe est moins profond sur les dents de l'âne que sur celles du cheval; il est rare qu'il s'insinue entre les émaux centraux, comme on le voit souvent sur les arrière-molaires de ce dernier; le pli d'émail que porte ledit sillon n'est pas, à âge égal, aussi prononcé dans l'âne que dans le cheval.

Nous avons vérifié les différences qui viennent d'être décrites sur un bon nombre de têtes osseuses d'animaux des deux espèces appartenant à des races variées. Assurément, elles ne sont pas toujours également prononcées; certaines même peuvent disparaître avec l'usure; mais nous les croyons suffisantes, dans leur ensemble, pour qu'on se prononce entre les deux espèces, n'aurait-on que quelques molaires de l'une ou de l'autre mâchoire. Parfois même, une seule molaire ne laissera aucune place au doute. Par exemple, si c'est une molaire supérieure montrant des côtes externes larges et dédoublées, avec un pli caballin prononcé, on peut affirmer qu'elle est d'un cheval. Si c'est une molaire supérieure n'ayant point de pli caballin, quoique peu usée, présentant d'autre part des côtes étroites, un denticule annexe court, pédiculé presque par le milieu, on peut conclure que c'est celle d'un âne, etc., etc.

La dentition du zèbre, du daw, de l'hémione et de l'onagre se rapproche beaucoup de celle de l'âne. C'est tout ce que nous voulons en dire ici.

Section II. — Mulet et Bardot.

La dentition du mulet tient beaucoup plus de celle du père,
l'âne, que de celle de la mère, la jument (fig. 49). Le denticule
annexe des molaires supérieures est écourté en arrière comme
dans l'âne ; le pli caballin est nul ou seulement à l'état de
vestige ; les denticules internes 1 et 2 des molaires inférieures

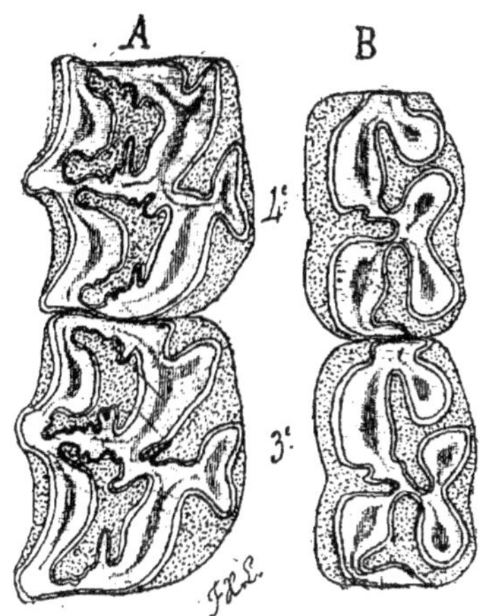

Fig. 49. — 3es et 4es molaires d'un mulet du Dauphiné de 7 ans.
A, Supérieures. — B, Inférieures.

sont plus ou moins inégaux, alignés ; les incisives sont
étroites, etc., etc. Il ne serait pas facile de distinguer les dents
d'un mulet de celles d'un âne. Toutefois, on rencontre certains
mulets dont les molaires présentent quelques caractères à tendance caballine, par exemple, des côtes externes larges et légèrement déprimées, des émaux centraux fortement sinueux, des
denticules 1 et 2 infléchis l'un vers l'autre, etc. En somme,
il y a mélange de caractères, mais avec une majorité plus ou
moins forte de caractères asiniens.

Quant au bardot, la seule tête étiquetée sous ce nom que nous ayons eue entre les mains montrait des dents semblables à celles d'un mulet.

Section III. — Hipparions.

Un vif intérêt s'attache à l'étude des dents des Prééquidés; dans l'impossibilité d'entrer ici dans l'examen des principales formes, nous nous arrêterons aux Hipparions.

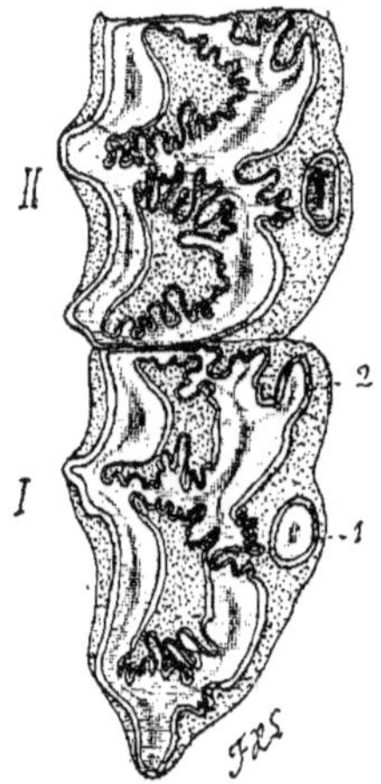

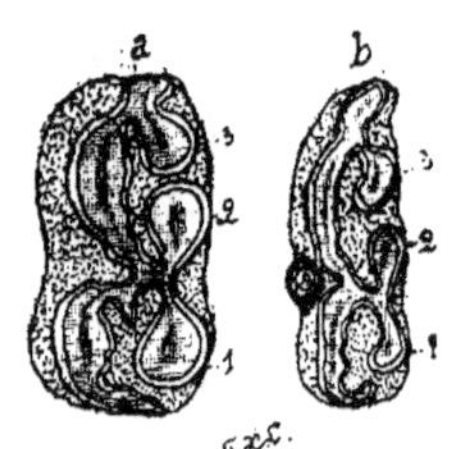

Fig. 50. — 1re et 2e molaires supérieures d'un hipparion adulte de la variété gracile de Pikermi.

Fig. 51. — Molaires inférieures d'hipparion gracile (3/4 de grandeur), d'après M. Gaudry. — a, Molaire d'adulte. — b, Molaire temporaire (avec une colonnette externe interlobaire.

Les Hipparions ont la même formule dentaire que les Solipèdes actuels; toutefois les canines s'observent dans les deux sexes, un peu moins développées chez les femelles que chez les mâles [1].

Les molaires sont les dents qui caractérisent le mieux ces

[1] Gaudry, *Animaux fossiles de l'Attique.*

animaux, surtout les supérieures, avec leur denticule annexe court, arrondi, formant îlot sur la table, et leurs émaux centraux très sinueux (fig. 50) ; les inférieures sont moins typiques (fig. 51), la forme arrondie et l'alignement de leurs denticules internes 1 et 2 se retrouvent chez les asiniens ; mais, d'après Rutimeyer, on peut les reconnaître à un pli d'émail qui fait relief à l'angle antéro-externe et qu'on observe souvent, sinon sur toutes, au moins sur quelques-unes.

Lorsqu'il s'agit de molaires inférieures temporaires, la détermination est toujours facile, attendu que ces dents portent, en bas de leur sillon externe, une colonnette interlobaire dont il n'existe pas trace sur les dents des Équidés vivants.

On ne s'entend pas relativement à la prémolaire rudimentaire des hipparions *(pm ¹)*. Owen et Kowalewsky signalent l'atrophie progressive de cette dent depuis les Paléothériens jusqu'aux chevaux actuels. Constante dans les Paléothériens et les Anchithériens, elle manquerait dans la moitié des individus chez les Hippariens, et elle serait extrêmement rare chez les chevaux actuels. Oscar Schmidt, au contraire, dit que la première prémolaire existe aux deux mâchoires dans les Équidés fossiles polydactyles, et qu'elle est même sujette au renouvellement à l'instar des autres molaires de lait. Il y a erreur des deux côtés : d'une part, cette dent n'est extrêmement rare chez les chevaux actuels qu'à la mâchoire inférieure, nous l'avons trouvée à la mâchoire supérieure de tous les jeunes Solipèdes que nous avons examinés ; d'autre part, elle n'est pas plus sujette au renouvellement chez les hipparions que chez les chevaux, à ce qu'il nous semble ; nous l'avons trouvée dans les premiers tout aussi petite et fruste que dans les seconds. M. Gaudry dit ne l'avoir rencontrée que deux fois à la mâchoire inférieure, tandis qu'elle existe généralement à la supérieure où son volume peut varier de 1 à 3.

Cette dent est encore très petite, uniradiculée et non sujette au remplacement à la mâchoire inférieure des Anchithériums et des Paléothériums ; mais elle atteint son développement complet à la mâchoire supérieure et, en la comparant aux autres, il est facile de voir qu'elle est remplacée comme elles.

Les particularités de la dentition des hipparions ne constituent pas des différences bien profondes relativement aux Solipèdes actuels. Owen, Rutimeyer, Gaudry ont montré qu'il existe des transitions entre les dents des hipparions et celles des chevaux : il est des hipparions dont l'émail des molaires supérieures est bien moins sinueux que d'habitude et dont le denticule annexe, au lieu d'être isolé sur la table, se réunit de bonne heure de manière à faire presqu'île comme chez les Solipèdes ; d'autre part, on trouve des chevaux dont les crêtes émailleuses des molaires supérieures sont plus sinueuses que d'ordinaire et tendent au type de l'hipparion. La différence la plus saillante réside dans le denticule annexe, isolé dans un cas, réuni dans l'autre cas ; encore n'est-ce qu'une différence secondaire, vu que ce denticule finit toujours par se réunir chez l'hipparion sous l'influence de l'usure, et qu'il se présente isolé sur les molaires de cheval qui commencent seulement à user.

Rien de fondamental dans les dents ne s'oppose à l'admission des chevaux dans la lignée directe des hipparions. Si, avec Mme Marie Pawlow [1], on veut la combattre, c'est plutôt en se basant sur la contemporanéité des deux formes que sur les dents.

Par contre, les ânes pourraient bien avoir une autre descendance : l'absence de cas de polydactylie, anomalie réversive rela-

---

[1] Marie Pawlow, Études sur l'histoire paléontologique des Ongulés en Amérique et en Europe (*Bulletin de la Société des naturalistes de Moscou*, 1877, 1888).

tivement commune chez les chevaux, semble témoigner qu'ils sont plus éloignés chronologiquement des formes ancestrales polydactyles que ces derniers.

Sous-Chapitre II. — DÉTERMINATION DE L'AGE DU CHEVAL, DE L'ANE ET DU MULET

Nous avons déjà eu l'occasion de dire que l'évolution dentaire est remarquablement uniforme dans le groupe des Solipèdes; aussi se guide-t-on essentiellement sur les mêmes caractères pour la connaissance de l'âge du cheval, de l'âne, du mulet, voire des Solipèdes sauvages. Une fois ces caractères indiqués pour le cheval, il y aura peu de choses à ajouter pour l'âne et le mulet.

Section I. — Age du cheval.

Les principaux signes de l'âge sont tirés des incisives et plus spécialement des inférieures, ce sont :

1° Les dates d'éruption des incisives temporaires ;

2° Le degré d'usure et le rasement de ces dents ;

3° Les dates d'éruption des incisives remplaçantes ;

4° Le degré d'usure et le rasement de celles-ci ;

5° Les changements dans l'étendue, la forme et la position de l'émail central ;

6° L'effacement de cet émail central ou nivellement de la table ;

7° L'apparition de l'étoile dentaire et ses changements de forme et de position ;

8° Les formes successives de la table ;

9° Les changements de forme et d'étendue des arcades incisives ;

10° Les changements dans la direction des incisives, relativement à l'horizontale et relativement au plan médian.

Il faut ajouter comme signes complémentaires, de contrôle et de rectification :

a) Les dates d'éruption des canines, chez le mâle, leur longueur et les progrès de leur usure ;

b) Les dates d'éruption des molaires de lait ;

c) Les dates d'éruption des molaires de deuxième dentition, prémolaires et arrière-molaires.

Les indices les plus sûrs sont tirés de l'éruption des dents. Ceux basés sur leur usure sont de valeur moindre et très différente ; il faut les contrôler les uns par les autres et savoir les subordonner suivant leur importance ; ce n'est qu'à cette condition qu'on peut arriver, dans les âges avancés, à une appréciation qui approche de la vérité.

Cela dit, exposons l'état de la dentition de période en période aussi rapprochées que possible.

A la naissance. — Pas d'incisives de sorties ; on sent, à travers la muqueuse des deux mâchoires, le bord antérieur des pinces. Les molaires de lait, à l'exception de la rudimentaire, percent la gencive de leurs denticules les plus saillants.

De 5 à 10 jours. — Le bord antérieur des pinces apparaît ; les supérieures précèdent le plus souvent les inférieures (fig. 52, 1).

De 30 à 40 jours. — Sortie des mitoyennes. Les molaires sont bien dégagées de la gencive.

A 2 mois. — Les mitoyennes se mettent de niveau avec les pinces ; celles-ci sont légèrement entamées par le bord antérieur (fig. 52, 2).

A 3 mois. — Les mitoyennes commencent à prendre contact d'une mâchoire à l'autre. Les molaires inférieures forment leur table.

A 4 mois. — Le bord antérieur des mitoyennes est entamé dans sa

partie adjacente aux pinces. Celles-ci sont usées par leurs deux
bords. Les molaires supérieures forment leur table (fig. 52, 3).

De 5 à 6 mois. — Vascularisation et sensibilité de la muqueuse au point
où va percer le coin, puis apparition de celui-ci. Mêmes phénomènes pour la molaire rudimentaire. Le bord antérieur des
mitoyennes est usé dans toute sa longueur ; le postérieur commence à user (fig. 52, 4).

De 7 à 10 mois. — Les coins arrivent peu à peu au niveau des mitoyennes,
de manière à compléter le demi-cercle des incisives. Les pinces
et les mitoyennes sont largement usées par leurs deux bords et
leur collet se dessine sous la gencive.

A 10 mois. — Sortie de la 1re arrière-molaire.

A 1 an. — Cette dent arrive à la table. Les coins commencent seulement
à prendre contact d'une mâchoire à l'autre ; ils sont encore indemnes. Les pinces inférieures rasent (fig. 53 et 54).

A 15 mois. — Les coins opposés ont pris contact et sont légèrement
usés par le bord antérieur. Les mitoyennes inférieures rasent
(fig. 55).

De 15 à 20 mois. — Période difficile à caractériser par les dents. Il
faut s'aider de la taille du poulain considérée d'après la race à
laquelle il appartient, de l'état de sa crinière et de l'époque habituelle de la naissance des poulains. On examinera attentivement,
le degré d'usure du coin. A peine touché à 15 mois, il use
ensuite de plus en plus en même temps que son collet se dégage
de la gencive ; mais le rasement de cette dent est beaucoup plus
irrégulier que celui des autres incisives, à cause de l'imperfection
de son cornet dentaire en arrière ; il est commun de rencontrer
des poulains de 2 ans dont les coins ne sont pas encore entamés
par le bord postérieur (fig. 56).

De 20 à 24 mois. — Eruption de la 2e arrière-molaire· qui atteint la
table à 2 ans. Le collet des incisives se met en évidence ; leur
arcade se redresse (fig. 57).

De 2 ans à 2 ans 1/2. — Les incisives, pinces et mitoyennes surtout,
sont considérablement raccourcies. Leur largeur arrive à être
double de leur hauteur ; leur collet se découvre. Les arcades se
sont beaucoup redressées par suite de l'élargissement du bout des
mâchoires. En pressant sur la muqueuse en arrière des pinces, on
fait naître quelque douleur témoignant de la proximité des dents
remplaçantes. Chute de la 1re molaire de lait ; celle d'en bas tombe
la première (fig. 58).

A 2 ans 1/2. — Chute des pinces et apparition du bord antérieur des remplaçantes. La 1re prémolaire inférieure a ou aura bientôt atteint le niveau de la table ; son opposée vient seulement de traverser la gencive. Chute de la 2e molaire inférieure de lait. (fig. 59).

A 3 ans. — Les pinces remplaçantes ont atteint le niveau de la table et commencent à user ; elles contrastent par leur volume avec les dents de lait restantes (voy. page 103). La 2e prémolaire inférieure a fait éruption et commence à user (fig. 60 et 61).

De 3 ans à 3 ans 1/2. — Chute et remplacement de la 2e molaire supérieure temporaire. Les pinces remplaçantes s'usent par leurs deux bords. Déchaussement et ébranlement des mitoyennes. Elargissement de la table des coins.

A 3 ans 1/2. — Chute des mitoyennes de lait et apparition du bord antérieur de leurs remplaçantes (fig. 62).

La 3e arrière-molaire perce la gencive ; elle ne dégage que très lentement sa partie postérieure et n'est complètement apparente qu'à 4 ans. Remplacement de la dernière molaire inférieure temporaire.

A 4 ans. — Les mitoyennes sont arrivées à niveau et commencent à user. La dernière molaire supérieure de lait vient d'être remplacée. La dent opposée a déjà formé sa table (fig. 63).

De 50 à 52 mois (4 ans faits). — Apparition des crochets ; les inférieurs ont ordinairement un peu d'avance sur les supérieurs. Les coins de lait du haut tombent souvent à cette époque (fig. 64).

A 4 ans 1/2. — Chute des coins devenus des chicots peu solides ; apparition de leurs remplaçants. Les supérieurs sont presque toujours plus sortis que les inférieurs. Usure prononcée des mitoyennes par leurs deux bords (fig. 65 et 66).

A 5 ans. — Les coins de deuxième dentition sont à niveau et commencent à user par le bord antérieur. Les pinces inférieures sont sur le point de raser ou déjà rasées (fig. 67, 68 et 69).

A partir du moment où toutes les dents caduques sont remplacées, où la bouche est faite, comme on dit, la précision dans l'appréciation de l'âge devient moins grande et il faut redoubler d'attention. Les coins, qui sont les dernières dents parues, donneront jusqu'à 8 ans les meilleurs indices par leur degré d'usure (fig. 70 et 71).

A 6 ans. — Les pinces inférieures ont rasé et leur table tend à la forme ovale. Le bord antérieur des coins a considérablement usé, le postérieur est légèrement entamé (fig. 72, 73 et 74).

A 7 ans. — Les mitoyennes inférieures ont rasé, parfois même depuis quelque temps ; elles marchent vers la forme ovalaire. Les coins sont considérablement usés par le bord postérieur. Une encoche se dessine aux coins supérieurs, là où ils dépassent les inférieurs. Cette encoche, vulgairement nommée *queue d'aronde,* se montre rarement avant 7 ans, mais persiste dans les âges suivants. Les dents blanchissent sur leur face antérieure par suite du frottement des lèvres qui enlève peu à peu leur écorce cémenteuse (fig. 75, 76 et 77).

A 8 ans. — Rasement des coins inférieurs ; l'encoche des supérieurs s'est approfondie. Les pinces tendent à la forme ronde. Les mitoyennes sont ovales. L'étoile dentaire apparaît comme une bande jaune au-devant de l'émail central des pinces et des mitoyennes ; il n'est pas rare qu'elle se montre plus tôt ; c'est un indice sans importance. La correspondance des mâchoires en demi-cercle, à la façon des mors d'une tenaille, s'est déjà modifiée ; elle tend à l'ogive (fig. 78 et 79).

A 9 ans. — Forme arrondie des pinces ; rasement des supérieures. Rétrécissement de leur émail central qui vire à la forme triangulaire. Apparence très nette de l'étoile dentaire sur toutes les dents. Les mitoyennes commencent à s'arrondir. Les coins sont ovales (fig. 80 et 81).

A 10 ans. — Les mitoyennes sont rondes ; les supérieures ont rasé. Email central très rétréci, surtout sur les pinces. L'étoile dentaire occupe presque le milieu de la table. Le profil de correspondance des mâchoires est franchement ogival (fig. 82 et 83).

A 11 ans. — Rasement des coins supérieurs ; les inférieurs passent à la forme ronde, qu'ils ne prennent jamais aussi exactement que les autres dents, à cause de leur angularité spéciale. L'émail central ne forme plus qu'un îlot arrondi, reporté en arrière sur les pinces inférieures ; il est aussi très restreint sur les autres dents inférieures, quoique encore allongé transversalement. L'étoile dentaire atteint le milieu de la table sur toutes ces dents. Les coins inférieurs vus par devant sont aussi larges à la gencive qu'à la table ; les supérieurs présentent une obliquité particulière relativement aux mitoyennes, d'où résulte une divergence notable de ces dents vers la partie enchâssée (fig. 84).

A 12 ans. — Les coins inférieurs achèvent de s'arrondir. L'émail central, très reporté en arrière, forme un îlot très petit, souvent ponctiforme sur les pinces et les mitoyennes ; parfois même il a disparu sur ces dents, tout au moins sur les pinces. Les arcades incisives sont manifestement rétrécies et redressées (fig. 85).

13 ans. — Toutes les incisives inférieures sont nivelées, ainsi que les coins supérieurs. L'étoile dentaire sera dorénavant la seule marque de la table sur ces dents, simple tache aréolée qui passe peu à peu à la forme ronde. L'émail central persiste quelques années encore sur les pinces et les mitoyennes supérieures, à l'état d'îlot arrondi (fig. 86).

A 14 ans. — Les pinces prennent la forme triangulaire.

A 15 ans. — Les mitoyennes se triangularisent. L'émail central des dents supérieures est très restreint (fig. 87).

De 16 à 18 ans. — Triangularité des coins. Nivellement des pinces et des mitoyennes supérieures (fig. 88).

Le profil de correspondance des mâchoires s'aplatit de plus en plus, de haut en bas, et s'allonge en avant (fig. 90).

De 18 à 20 ans. — Le triangle de la table s'allonge en arrière, se rétrécit d'un côté à l'autre et passe à la forme dite biangulaire, que l'on constate successivement sur les pinces à 18 ans, sur les mitoyennes à 19 ans, sur les coins à 20 ou 21 ans (fig. 89, 91).

Les incisives convergent par la partie interne de leurs tables et divergent de plus en plus par la partie enchâssée. Elles tendent à se mettre dans l'axe des mâchoires, et se correspondent à angle aigu d'une mâchoire à l'autre. Souvent les supérieures exagèrent leur proéminence sur les inférieures et s'allongent démesurément vers la partie moyenne de l'arcade (fig. 92, 93 et 94).

Au delà de vingt ans, il n'est plus guère possible d'apprécier l'âge d'un cheval. A ce moment, d'ailleurs, on considère généralement que sa carrière est terminée et sa valeur est minime. Les inconvénients de l'incertitude où l'on se trouve sont donc grandement atténués.

Il est des chevaux dont les incisives sont excessivement longues et presque horizontales ; on en trouve d'autres qui les ont usées et courtes à l'extrême. De la forme triangulaire, elles deviennent de plus en plus aplaties d'un côté à l'autre. Leur émail disparaît progressivement et il est remplacé par un cément qui les consolide quelque peu. L'étoile dentaire ne se révèle plus que par une tache blanche remplacée quelquefois par une petite cavité.

Les crochets sont toujours usés, mais à des degrés si variables qu'on ne peut s'appuyer sur leur état pour porter un jugement.

Quant aux molaires, elles s'usent d'une façon très irrégulière. Il en est d'usées au ras de la gencive, réduites à des chicots radiculaires, d'autres qui exagèrent leur saillie hors la gencive et qui, avec leurs aspérités, blessent les joues ou la langue, gênent la mastication, etc. Nous avons étudié déjà ces irrégularités; mais nous les devions signaler ici comme l'accompagnement habituel de la vieillesse des Solipèdes.

D'autres conséquences de la vieillesse, dont nous avons donné l'explication, sont : l'excavation du chanfrein, l'amincissement des ganaches, la forme pointue des lèvres, l'allongement apparent de la face, etc.

Le tableau suivant est une récapitulation des principaux signes de l'âge du cheval répartis en sept périodes.

I. — Éruption des incisives temporaires.

PINCES	5 à 10 jours.
MITOYENNES	1 mois.
COINS	6 mois.

II. — Usure et rasement des incisives temporaires inférieures.

PINCES	Commencent à user	2 mois.
	Sont rasées	1 an.
MITOYENNES. . .	Commencent à user.	4 mois.
	Sont rasées.	15 mois.
Coins	Commencent à user	15 mois.
	Sont rasés	très irrégul.

III. — Remplacement des incisives.

PINCES . . .	Caduques tombent à.	2 ans et demi.
	Remplaçantes sont à niveau à.	3 ans.
MITOYENNES. . .	Caduques tombent à.	3 ans et demi.
	Remplaçantes sont à niveau à.	4 ans.
COINS. . . .	Caducs tombent à	4 ans et demi.
	Remplaçants sont à niveau à	5 ans.

IV. — Usure et rasement des incisives remplaçantes inférieures.

(Le rasement étant sujet à varier, l'état du coin est le meilleur guide.)

PINCES rasées . . . . Coins peu entamés par le bord postérieur, à. 6 ans.
MITOYENNES rasées. Coins considérablement usés par le bord pos-
     térieur. Apparition de l'encoche aux
     coins supérieurs, à. . . . . 7 ans.
COINS rasés . . . PINCES tendant à la forme arrondie. Appa-
     rition de l'étoile dentaire, à. . . . . 8 ans.

V. — Rotondité de la table des incisives inférieures
Rasement des incisives supérieures.

*(L'émail central se rétrécit progressivement et tend à disparaître.
La correspondance des mâchoires passe à l'ogive.)*

PINCES INFÉRIEURES rondes. PINCES SUPÉRIEURES rasées, à . . 9 ans.
MITOYENNES INFÉR., rondes. MITOYENNES SUPÉR., rasées, à. . 10 ans.
COINS INFÉRIEURS ronds . . COINS SUPÉRIEURS rasés, à . . . 11 à 12 ans.
INCISIVES INFÉRIEURES et COINS SUPÉRIEURS nivelés, toutes
     les dents sont arrondies, les pinces
     tendent à la triangularité, à . . 13 ans.

*(A partir de 10 à 11 ans, les coins inférieurs, vus par devant, se montrent
aussi larges au niveau de la gencive que vers la table.)*

VI. — Triangularité de la table.

*(Nivellement des pinces et des mitoyennes supérieures. Le profil des mâchoires
devient angulaire. Les arcades incisives se sont beaucoup rétrécies et
redressées.)*

PINCES triangulaires à . . . . 14 ans.
MITOYENNES triangulaires à . . . . 15 ans.
COINS triangulaires, les PINCES et les MITOYENNES SUPÉRIEURES
     nivellent de . . . . 16 à 18 ans.

VII. — Biangularité de la table.

*(Les dents convergent par leur partie libre et tendent à se mettre dans le
prolongement des mâchoires.)*

PINCES biangulaires à . . . . 18 ans.
MITOYENNES biangulaires à. . . . . 19 ans.
COINS biangulaires de . . . . 20 à 21 ans.

A partir de la période de triangularité, on doit considérer
l'animal comme vieux et ne prétendre à aucune exactitude dans
l'appréciation de son âge ; souvent on se borne à dire qu'il est
vieux, très vieux ou extrêmement vieux. Si l'on donne un chiffre,

il ne faut pas manquer de le faire suivre de l'adverbe *environ*, dont il est prudent aussi de se servir pendant la période de rotondité, attendu que, même à ce moment, le plus connaisseur peut facilement se tromper d'un an ce qui, d'ailleurs, n'a pas une grande importance.

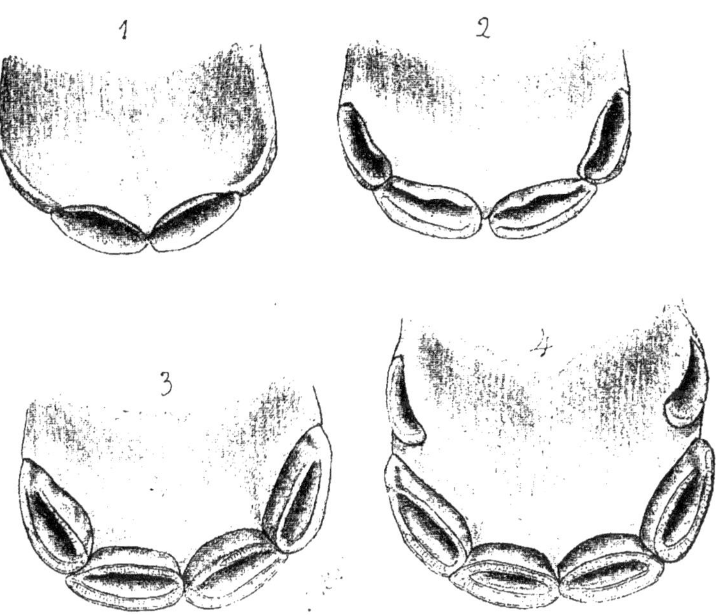

Fig. 12. — Bouts de mâchoire inférieure.

    1, D'un poulain de **12 jours**. (On aperçoit sous la gencive le bord antérieur de la mitoyenne).

    2, D'un poulain de **2 mois**.

    3, D'un poulain de **4 mois**.

    4, D'un poulain de **6 mois**.

Le problème de la détermination de l'âge, déjà très complexe passé une certaine époque de la vie, est rendu plus difficile encore par un grand nombre d'anomalies, d'irrégularités, ou par diverses supercheries des vendeurs, que nous ferons bientôt connaître.

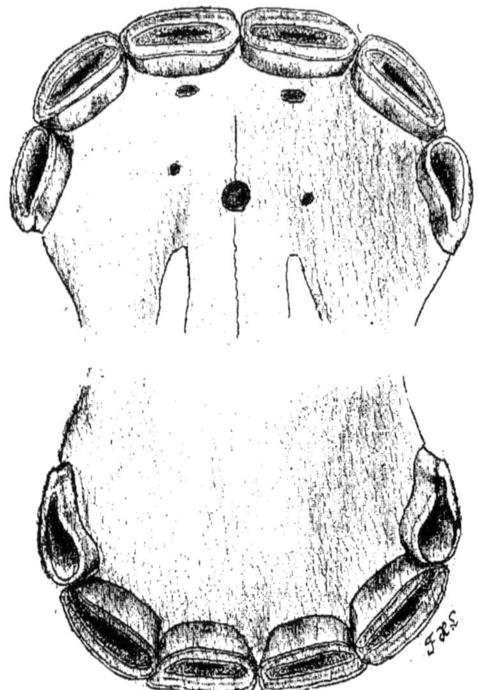

Fig. 53. — Un an. — Les pinces inférieures ont à peu près rasé;
les coins sont intacts.

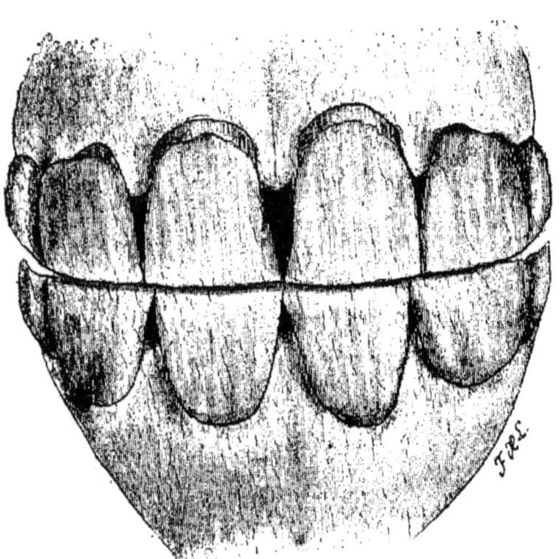

Fig. 54. — Un an. — Mâchoires jointes, vues de face.

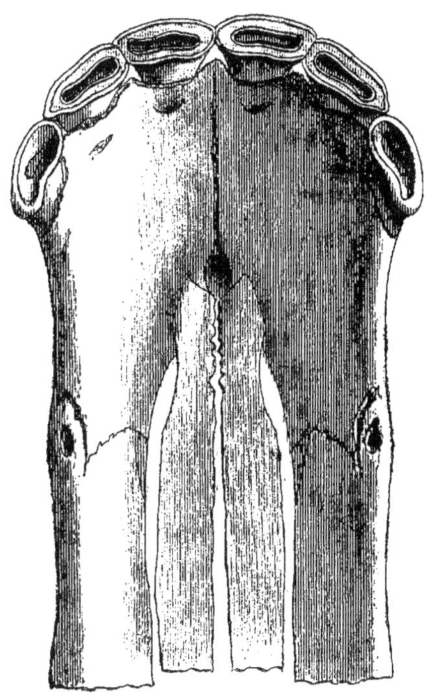

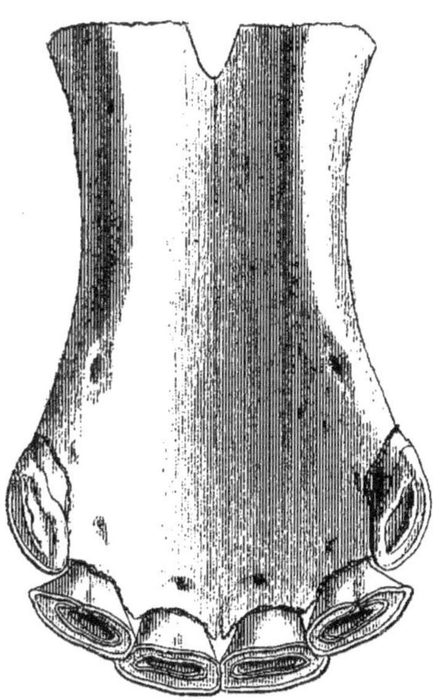

Fig. 53. — **15 mois.** — Les coins sont entamés à la mâchoire inférieure ; les autres dents de la même mâchoire sont en retard de rasement. — Les *iter dentis* s'ouvrent déjà à la surface de l'os.

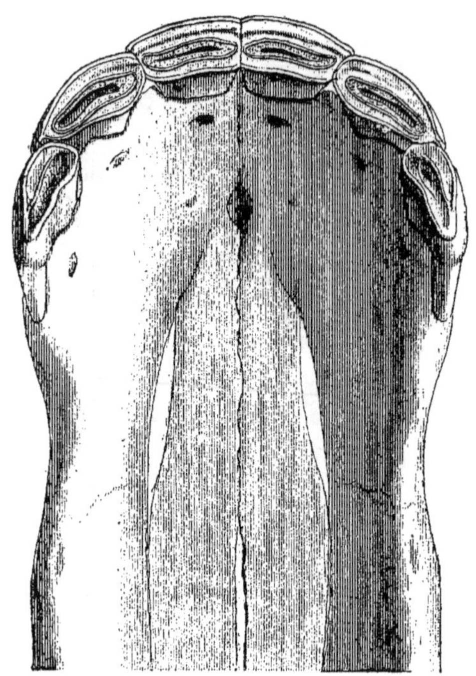

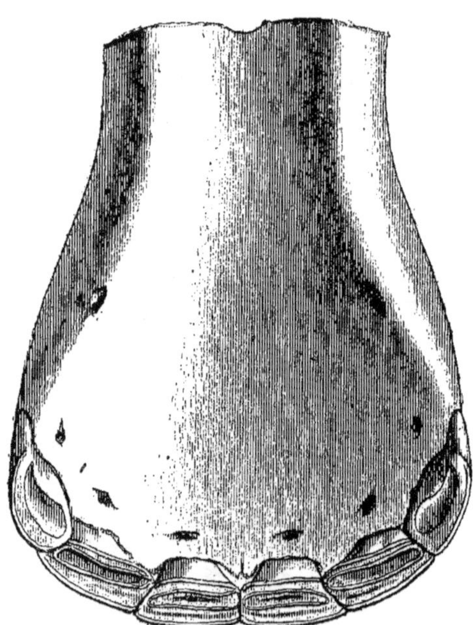

Fig. 56. — **18 mois** — Le coin est considérablement usé. — L'arcade incisive s'est redressée et déprimée dans son centre. — Les mitoyennes sont en retard pour leur rasement.

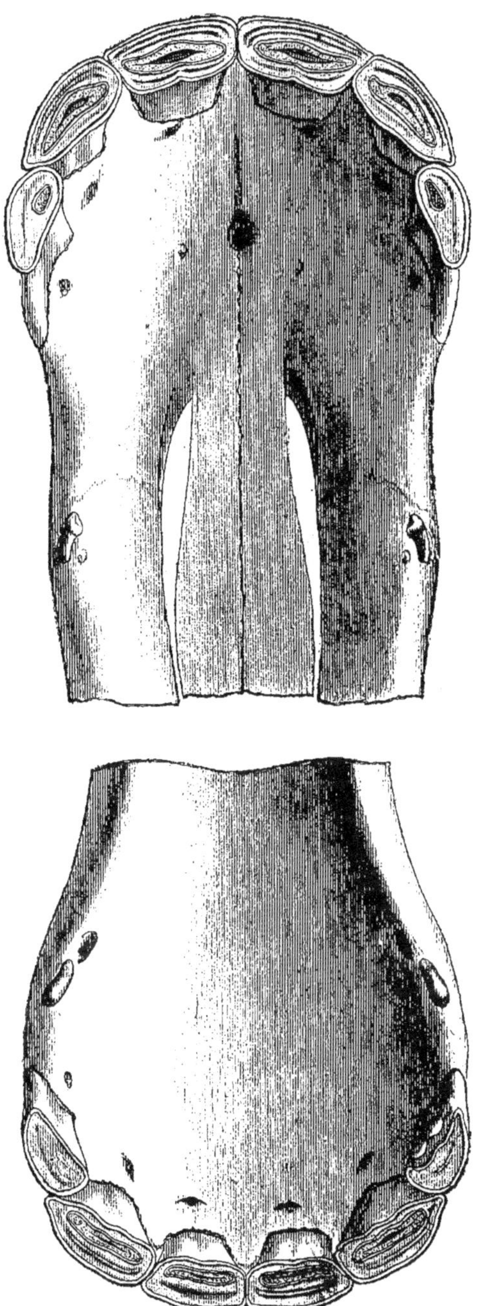

Fig. 57. — 2 ans. — Le rasement des dents est général.
Ce dessin montre les canines de lait, rudimentaires).

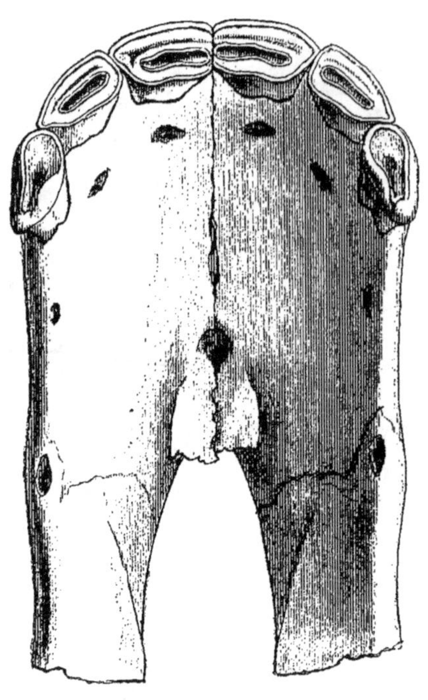

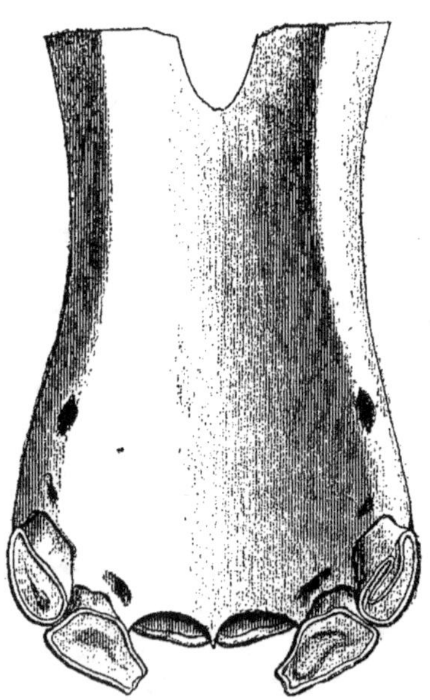

Fig. 58. — 28 mois. — Les dents sont extrêmement raccourcies ;
les pinces inférieures sont tombées.

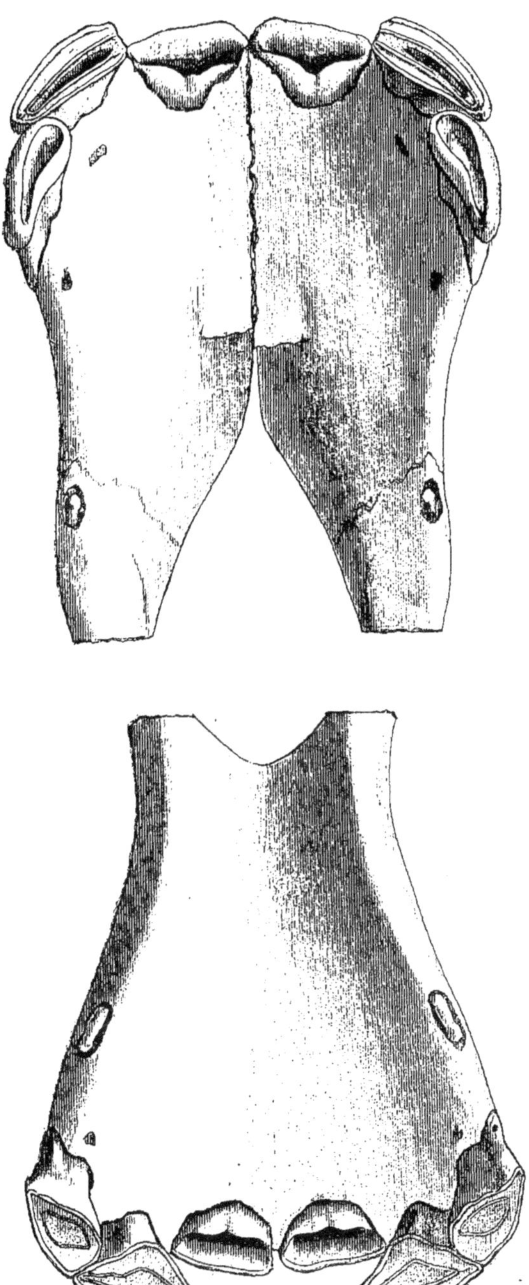

Fɪɢ. 59. — **2 ans 1/2.** — Apparition des pinces remplaçantes.

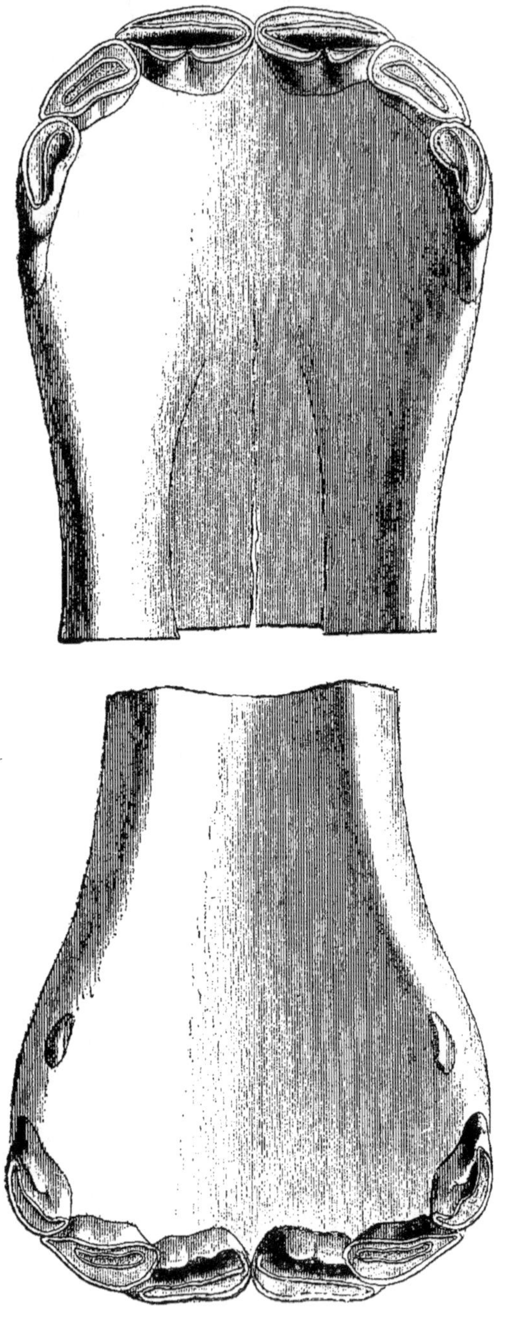

F_{IG}. 60. — 3 ans faits. — Les pinces remplaçantes ont commencé à user.

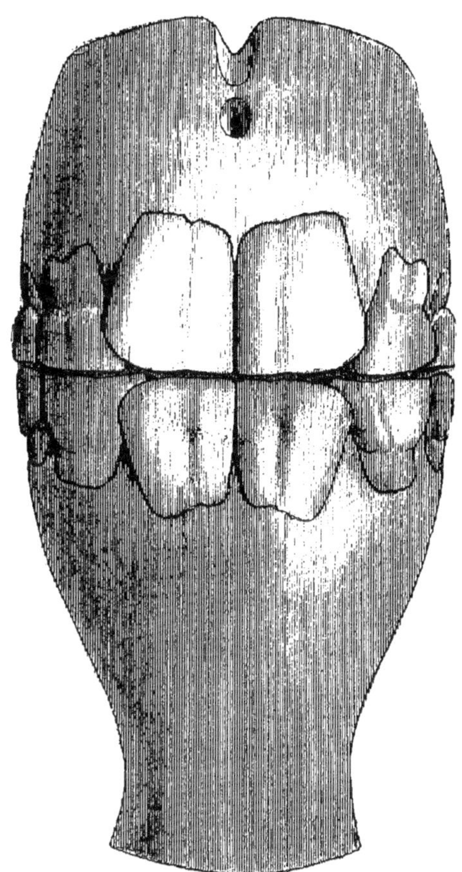

Fig. 61. — **3 ans**. — Mâchoires fermées, vues de face.

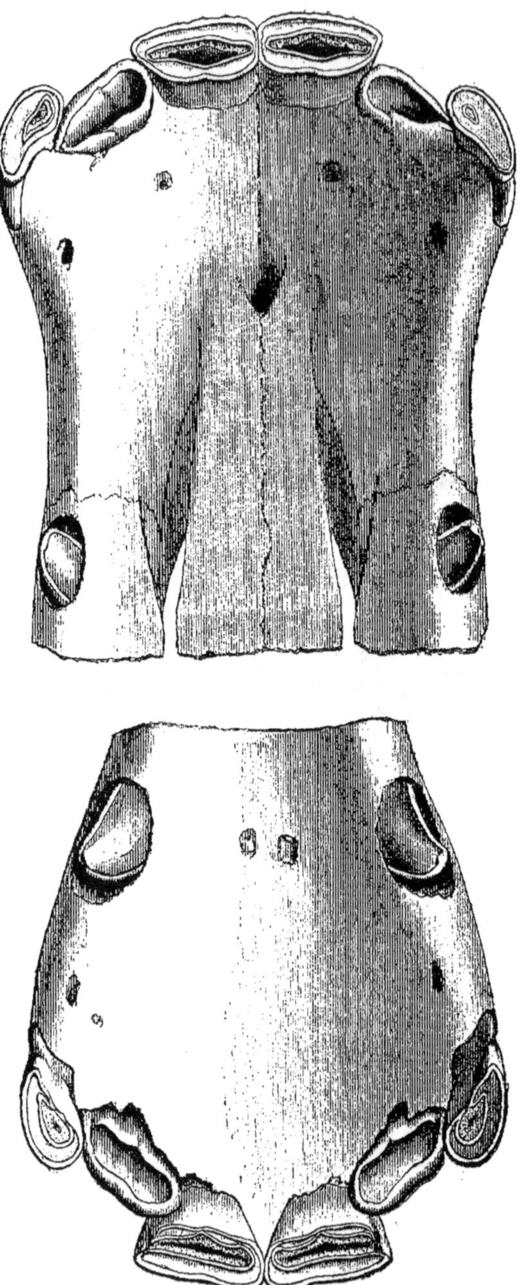

FIG. 62. — 3 ans 1/2. — Apparition des mitoyennes remplaçantes.
— (Les crochets étaient encore sous la gencive.)

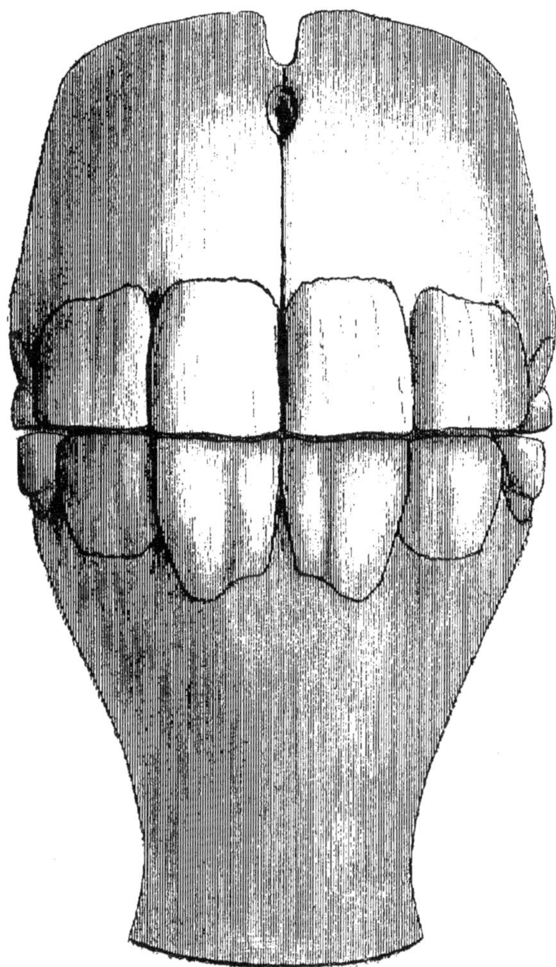

Fig. 63. — 4 ans. — Mâchoires fermées, vues de face.

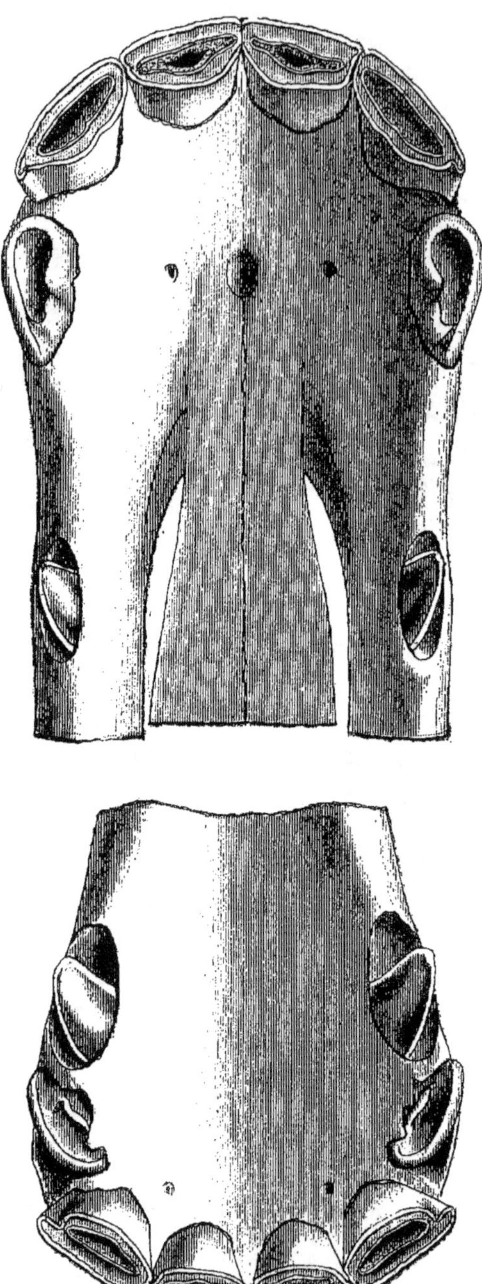

FIG. 66. — 4 ans 1/2. — Les coins inférieurs remplaçants percent ; les supérieurs atteindront bientôt la table. — Les crochets pointent. — Ces mâchoires paraissent un peu plus âgées, parce qu'il manque la gencive.

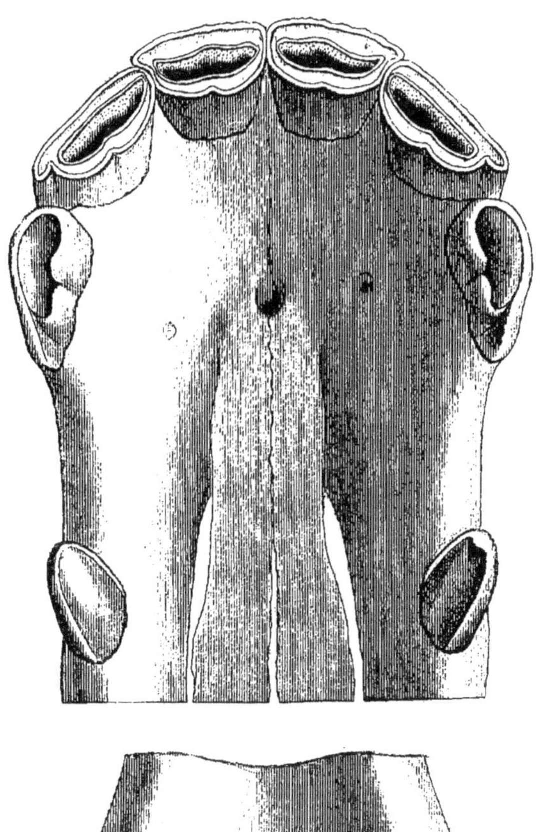
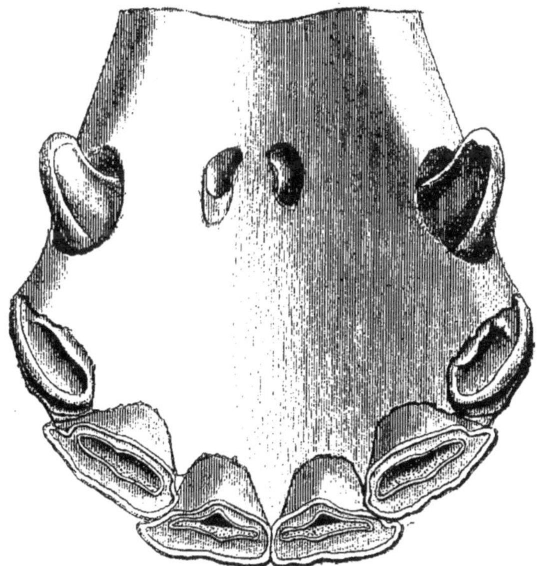

FIG. 67. — **Prenant 5 ans.** — Les coins sont bien apparents;
les crochets ont quelque longueur.

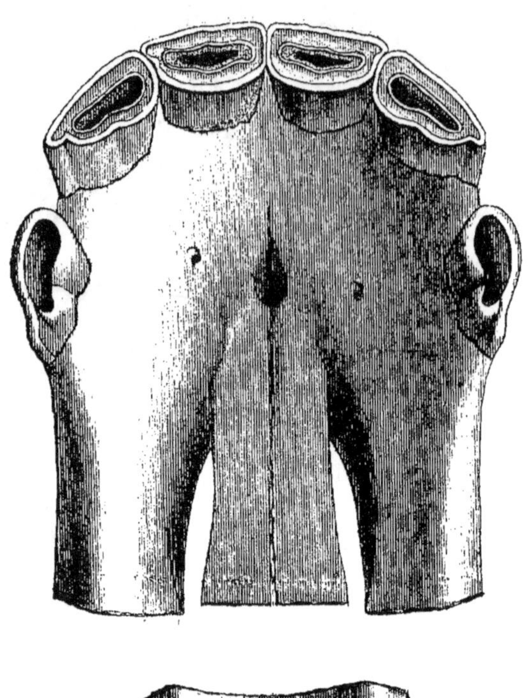

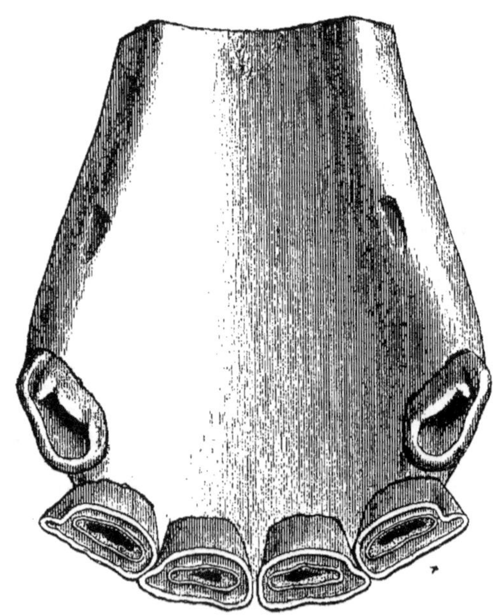

Fɪɢ. 68. — Prenant 5 ans (jument).
Les coins supérieurs sont déviés en arrière.

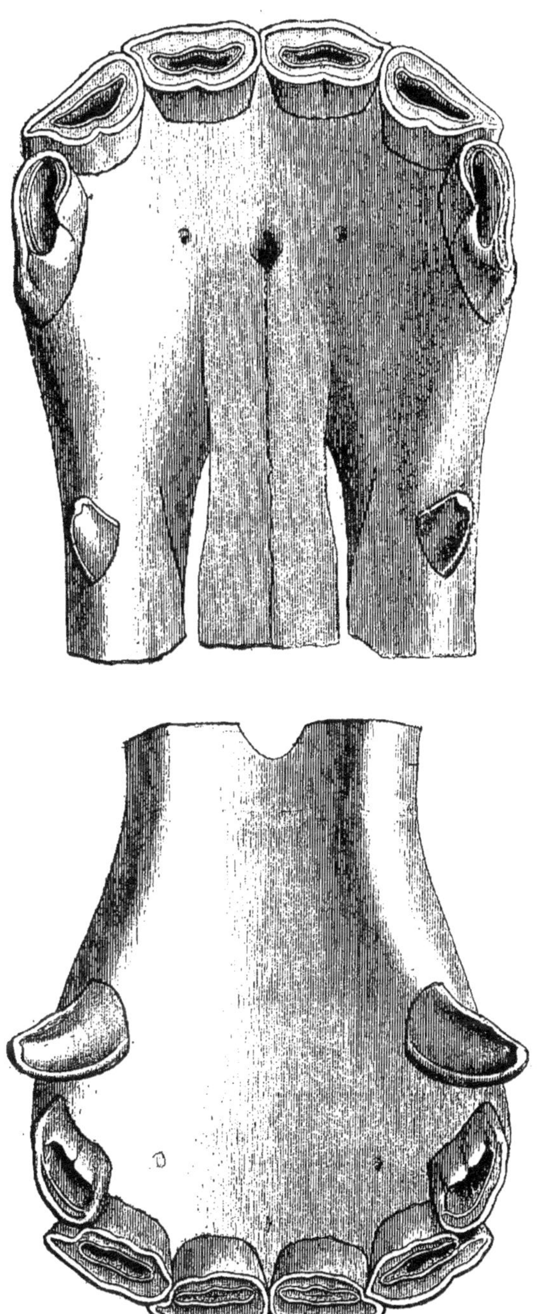

Fɪɢ. 69. — 5 ans faits. — Les coins ont un peu usé par le bord antérieur.
Les pinces inférieures ont rasé, par avance.

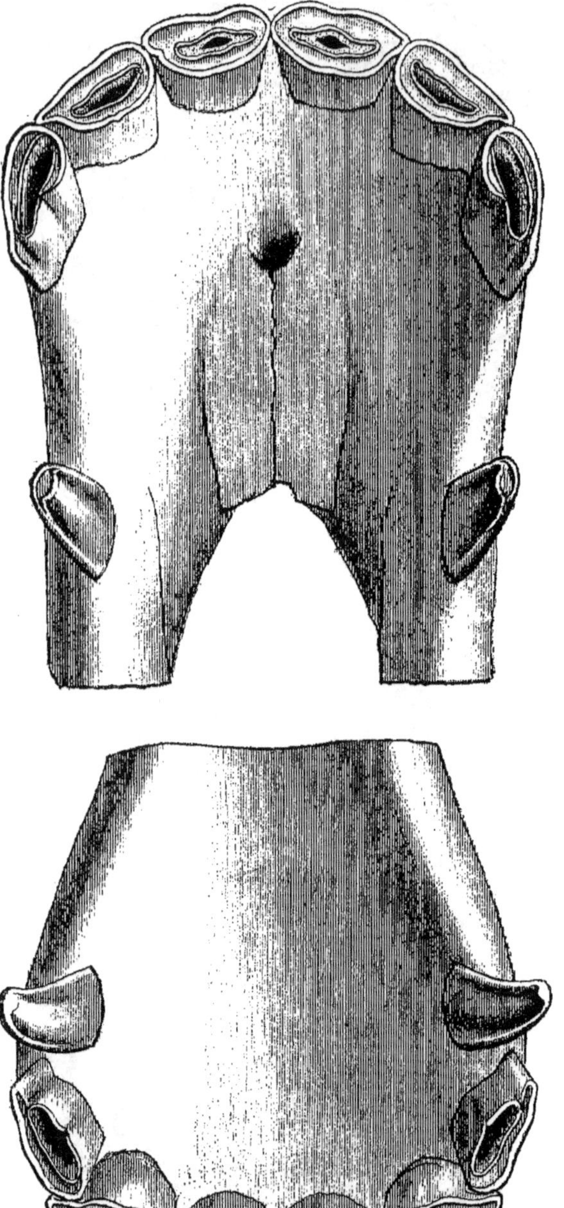

FIG. 70. — 5 ans 1/2. — Les coins ont leur bord antérieur notablement usé.
Les pinces inférieures ont rasé.

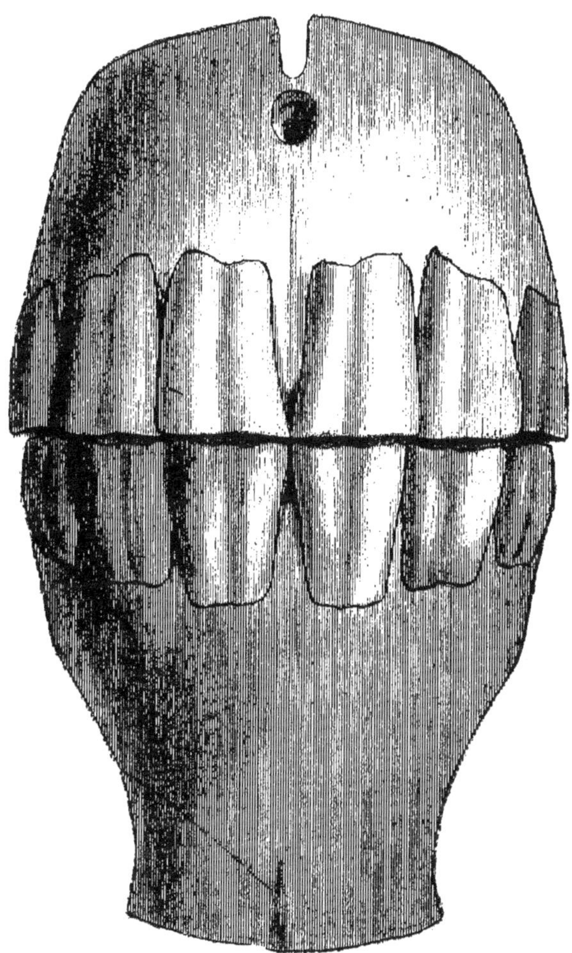

Fig. 71. — 5 ans 1/2. — Mâchoires fermées, vues de face.

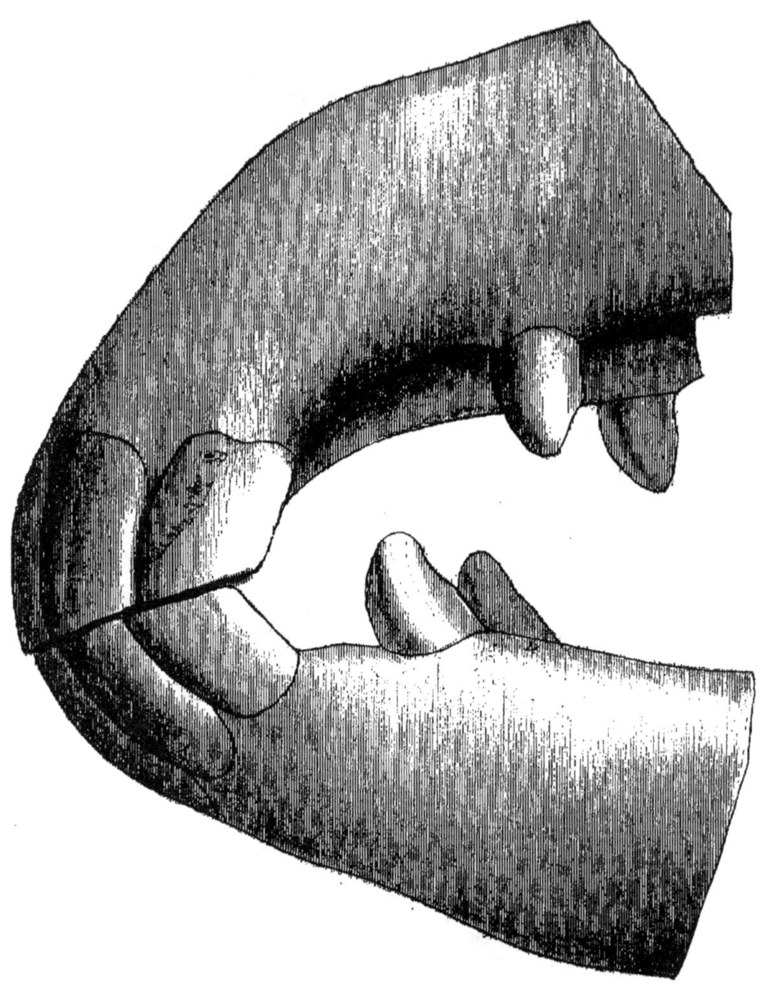

Fig. 72. — **Prenant 6 ans.** — Profil des mâchoires.

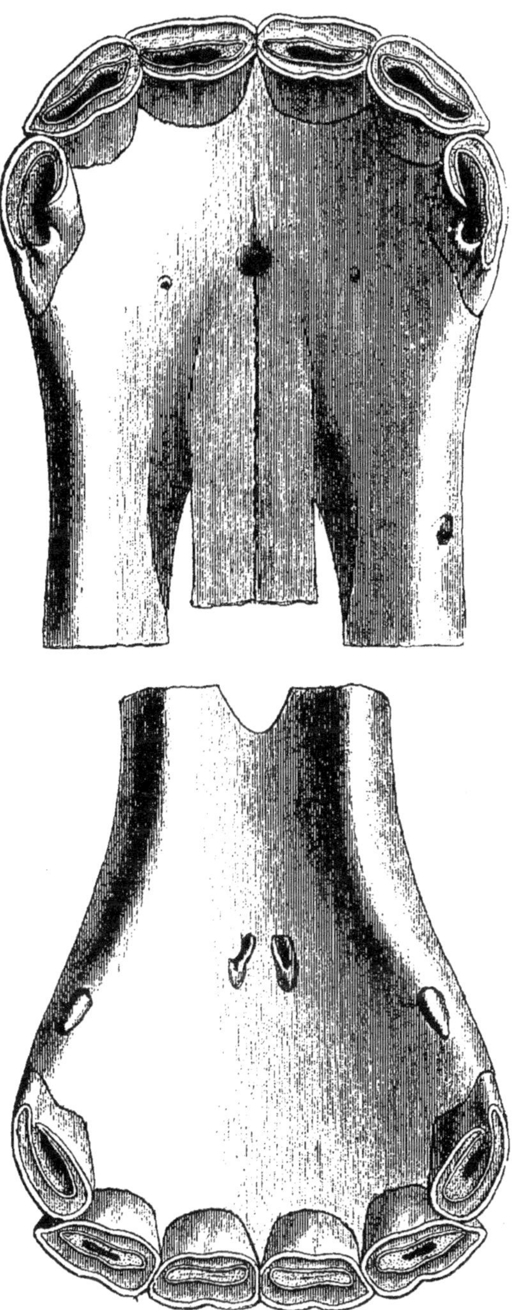

Fig. 73. — 6 ans. — Les coins sont entamés par les deux bords.
Les pinces inférieures ont rasé.

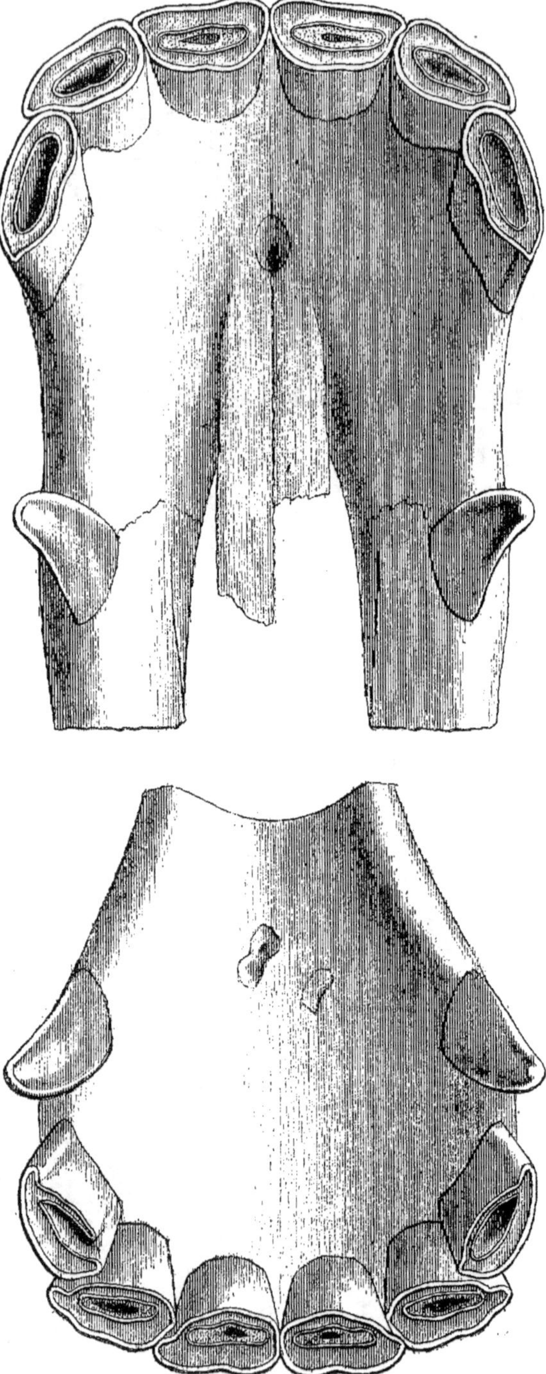

Fig. 74. — 6 ans 1/2. — Les pinces prennent la forme ovale.
Les coins supérieurs ont déjà ébauché leur encoche.

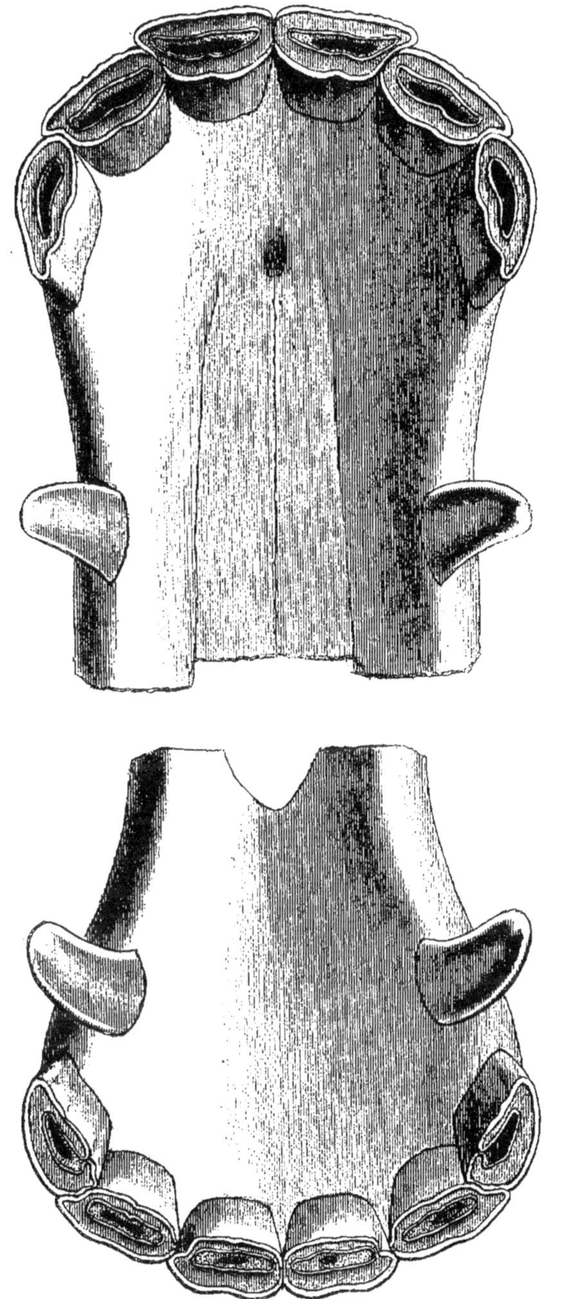

Fig. 75. — 7 ans. — Les mitoyennes inférieures ont à peu près rasé. — Les coins ont beaucoup usé par leurs deux bords. — Les supérieurs ont une encoche manifeste. — Les crochets ont tout leur développement.

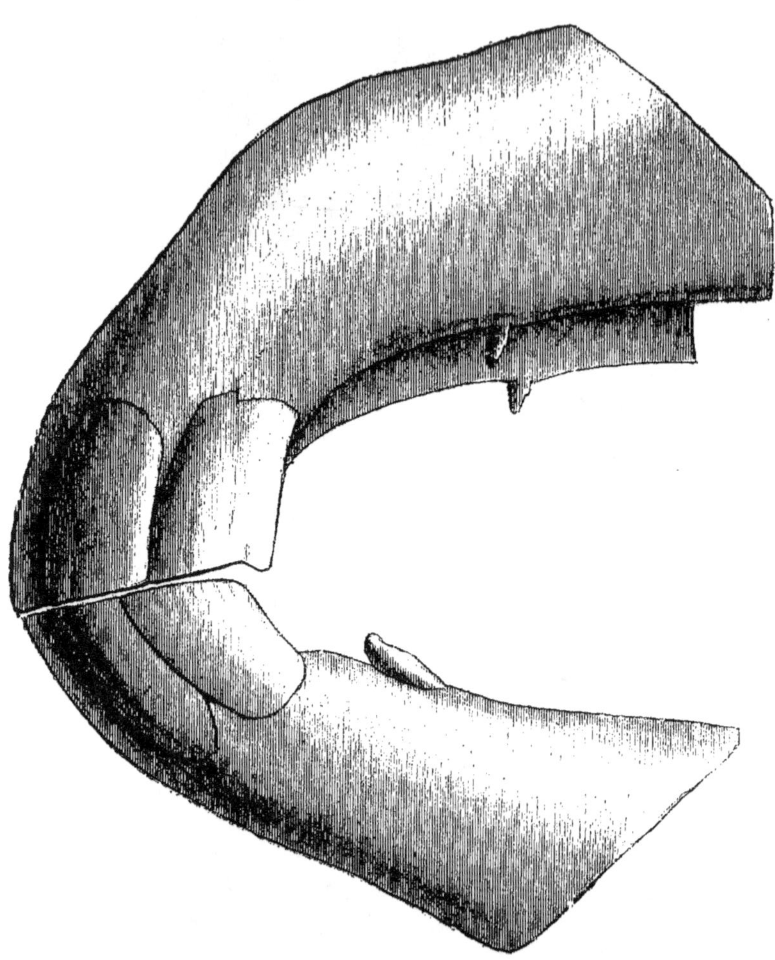

FIG. 76. — **7 ans 1/2**. — Profil des mâchoires d'une jument.
L'encoche du coin supérieur est très nette.

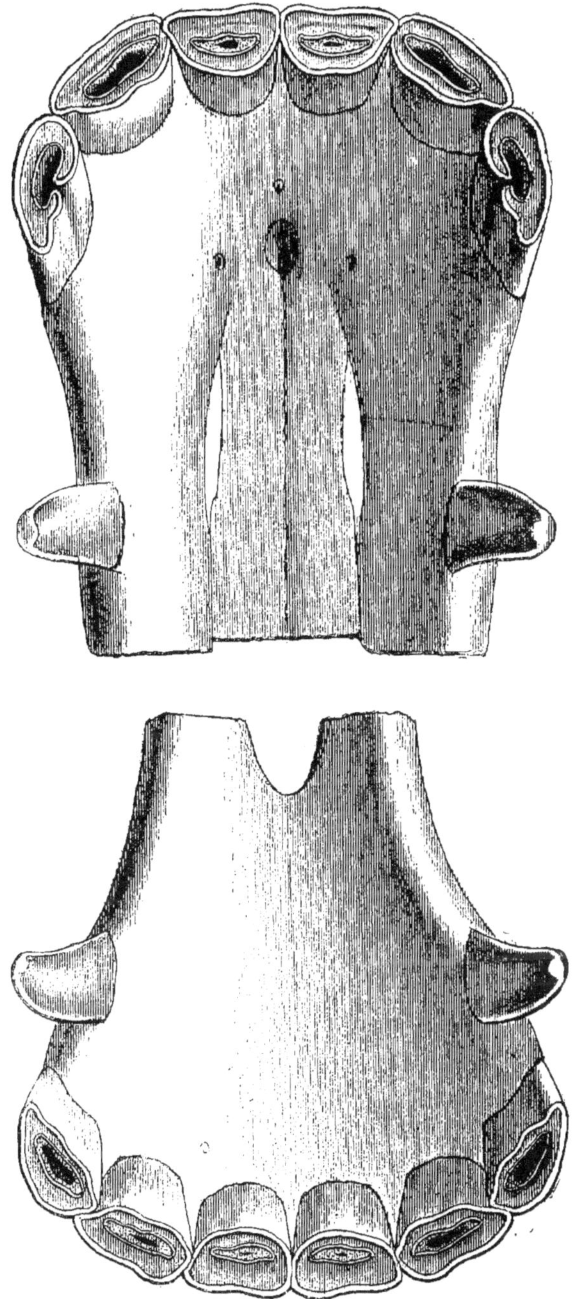

Fig. 77. — 7 ans 1/2. — Mitoyennes inférieures rasées (le vestige de cavité qu'on y voit encore est négligeable). — Pinces très ovales, les supérieures ont prématurément rasé.

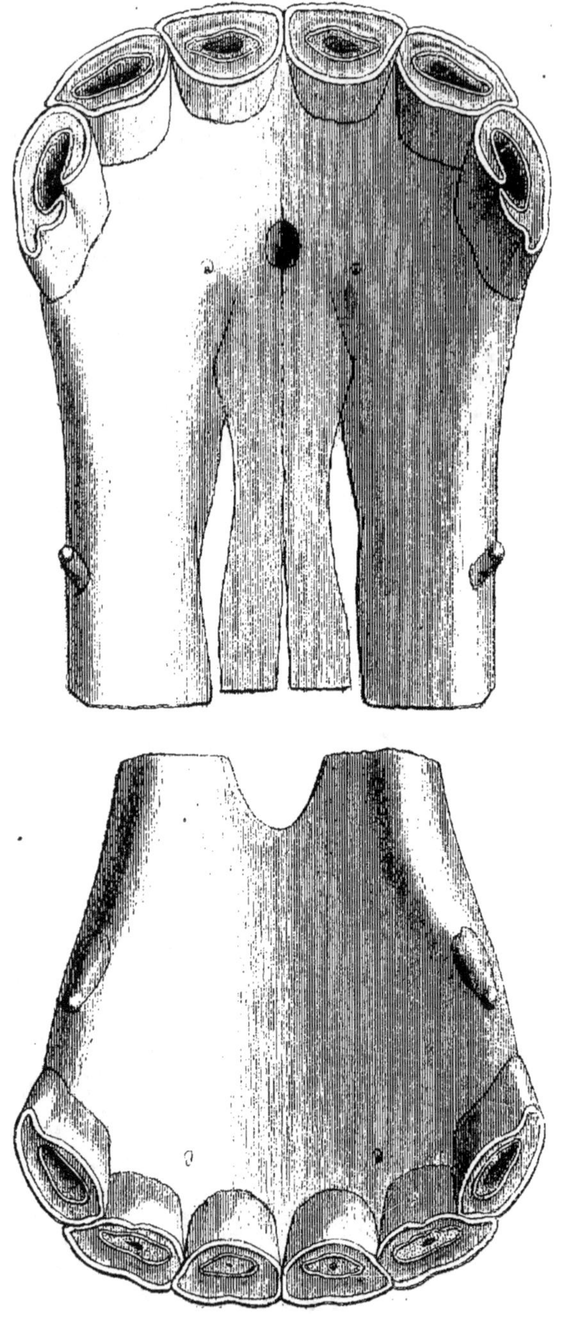

Fig. 78. — **Prenant 8 ans.** — Les coins inférieurs auront bientôt rasé. — Les pinces tendent à la forme ronde. — L'étoile dentaire vient d'apparaître sur les pinces et les mitoyennes.

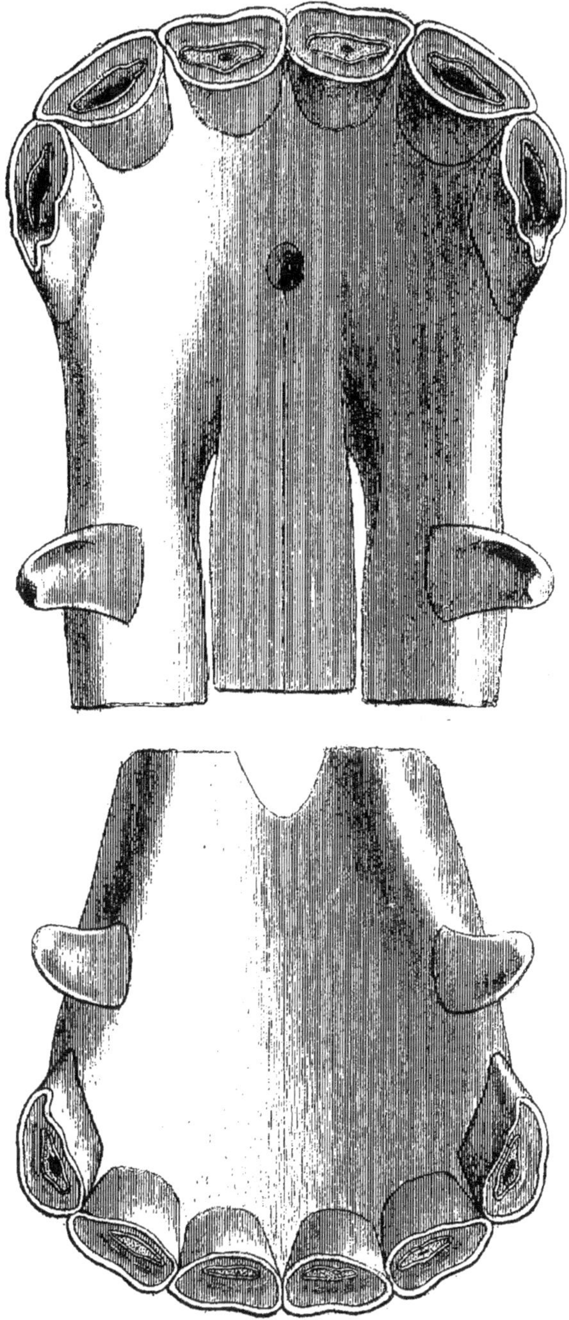

FIG. 79. — 8 ans. — Les coins inférieurs ont rasé ; les supérieurs sont
creusés d'une encoche profonde. — Étoile dentaire très manifeste sur toutes
les dents.

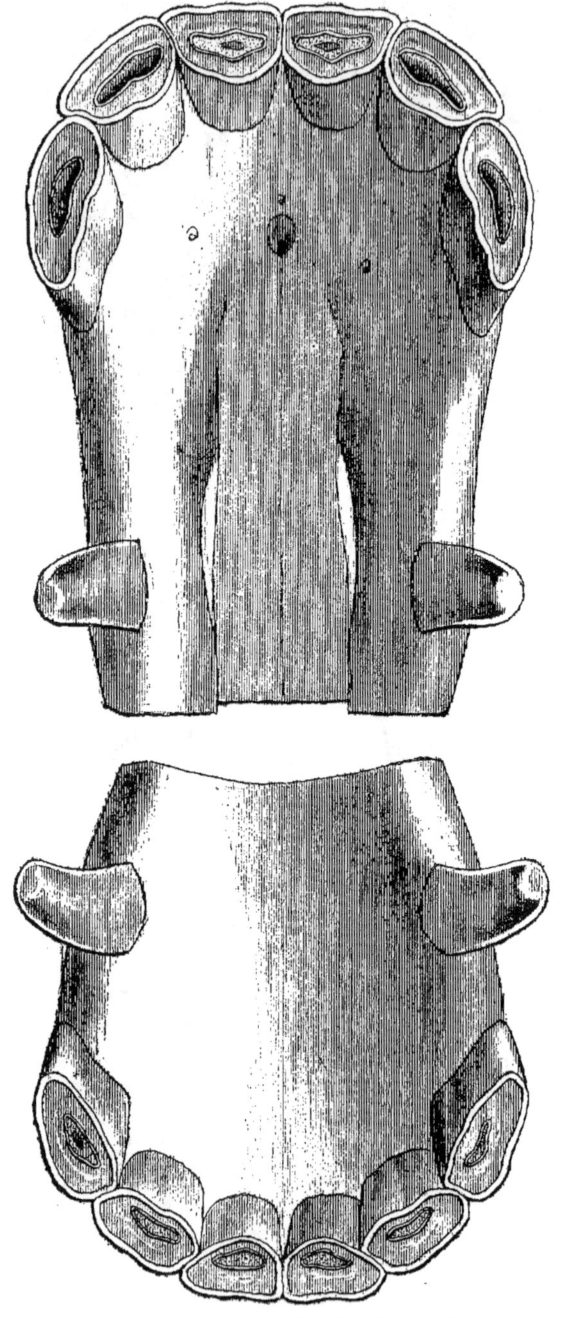

Fig. 80. — 9 ans. — Les pinces sont rondes ; les supérieures ont rasé.
L'émail central est notablement rétréci, triangulaire.

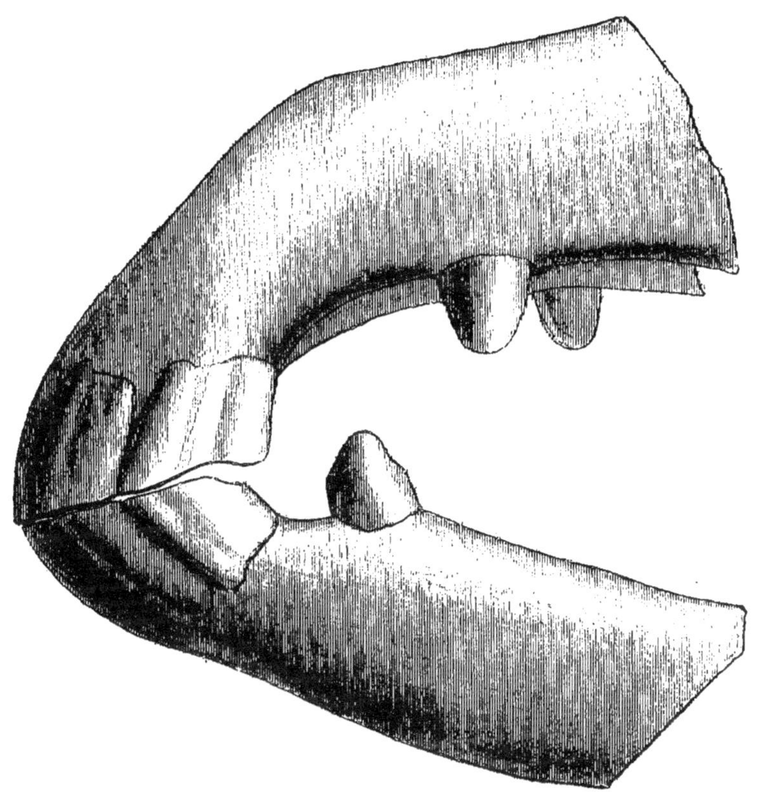

Fig. 81. — **9 ans**. — Profil des mâchoires (n'est déjà plus en demi-cercle).

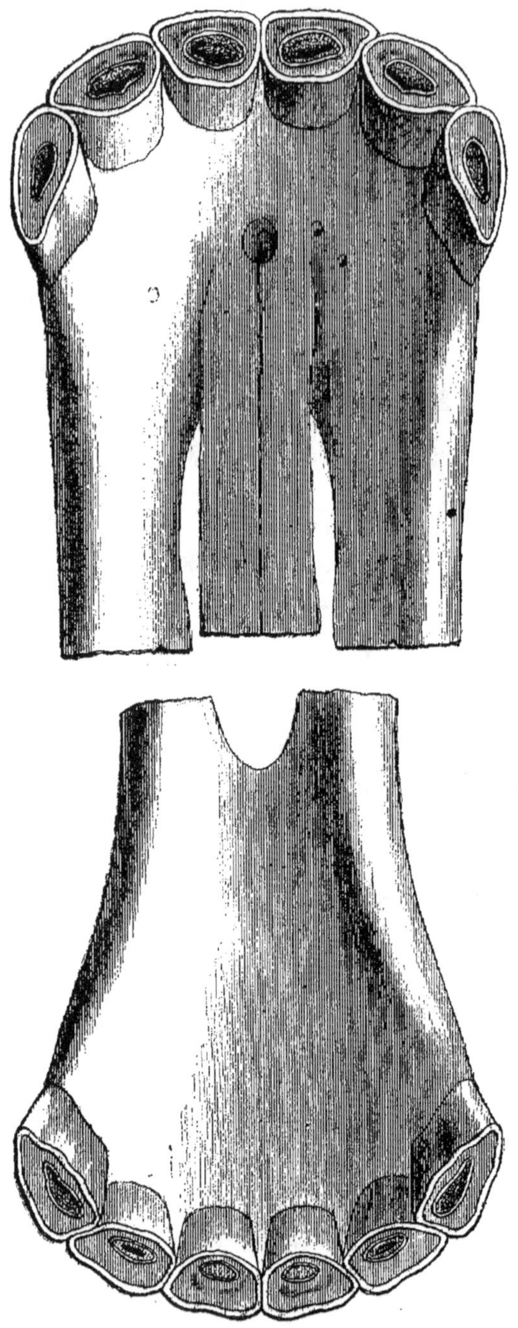

Fig. 82. — 10 ans. — Pinces très rondes. — Mitoyennes s'arrondissent. — Émail central très restreint, circulaire sur les pinces. — Les dents supérieures ont, à peu de chose près, rasé.

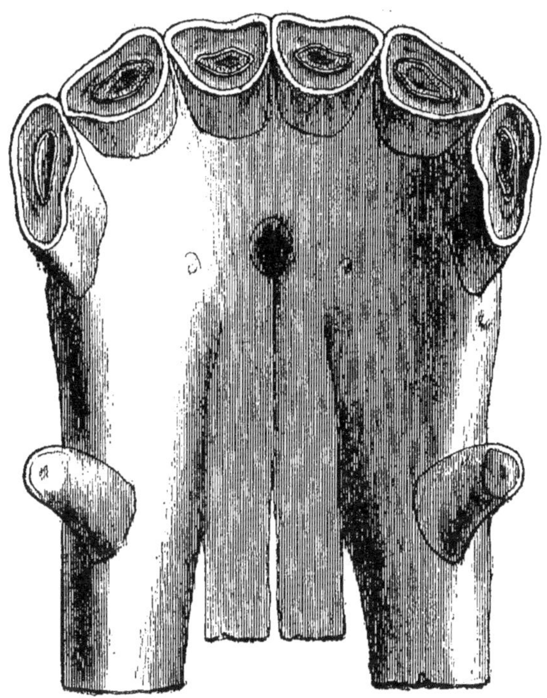

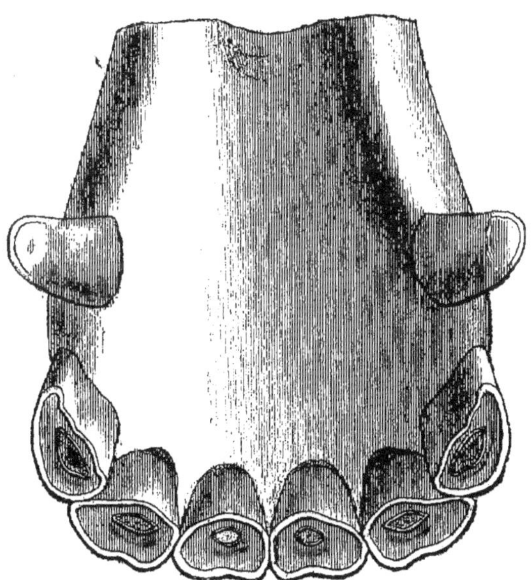

FIG. 83. — 10 ans 1/2. — Pinces et mitoyennes rondes.
Émail central plus réduit que précédemment, etc.

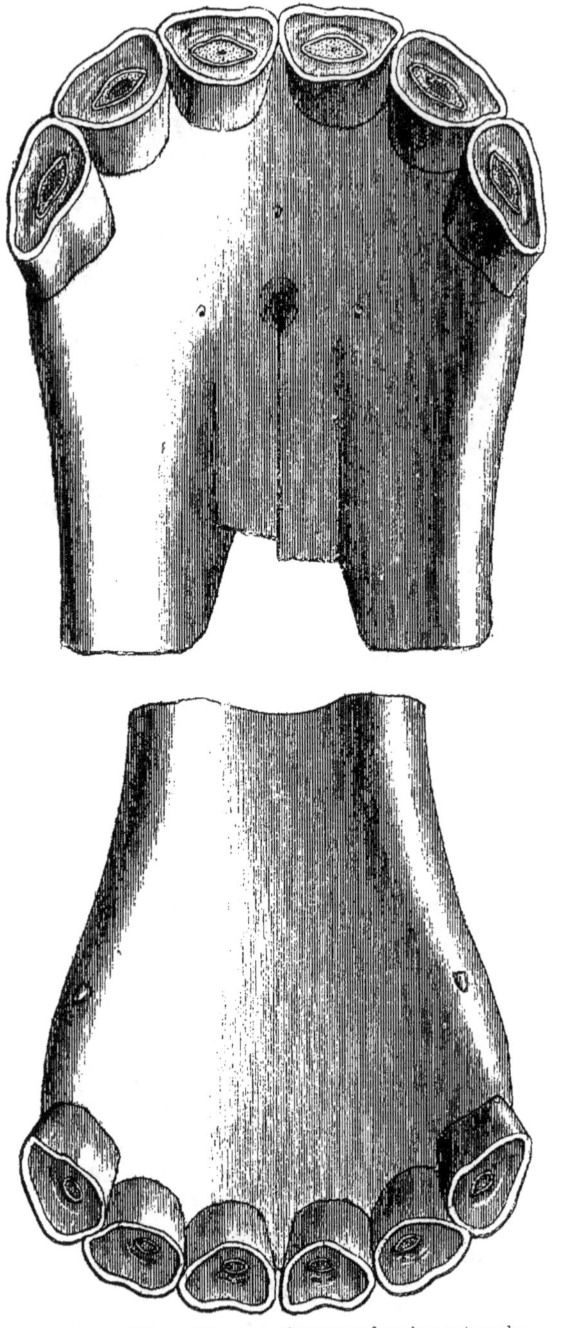

FIG. 84. — 11 ans 1/2. — Pinces et mitoyennes franchement rondes. — Les coins s'arrondissent. — Émail central en petit îlot arrondi. — Toutes les dents supérieures rasées.

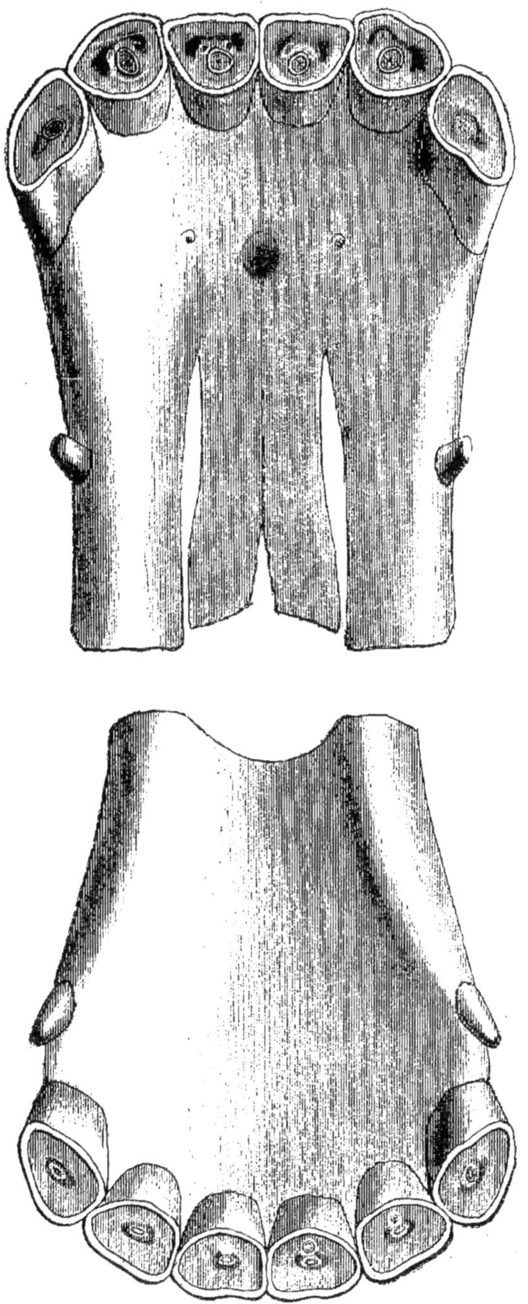

Fig. 85. — 12 ans 1/2. — Toutes les dents bien arrondies.
Émail central disparu sur certaines dents, ponctiforme sur les autres.

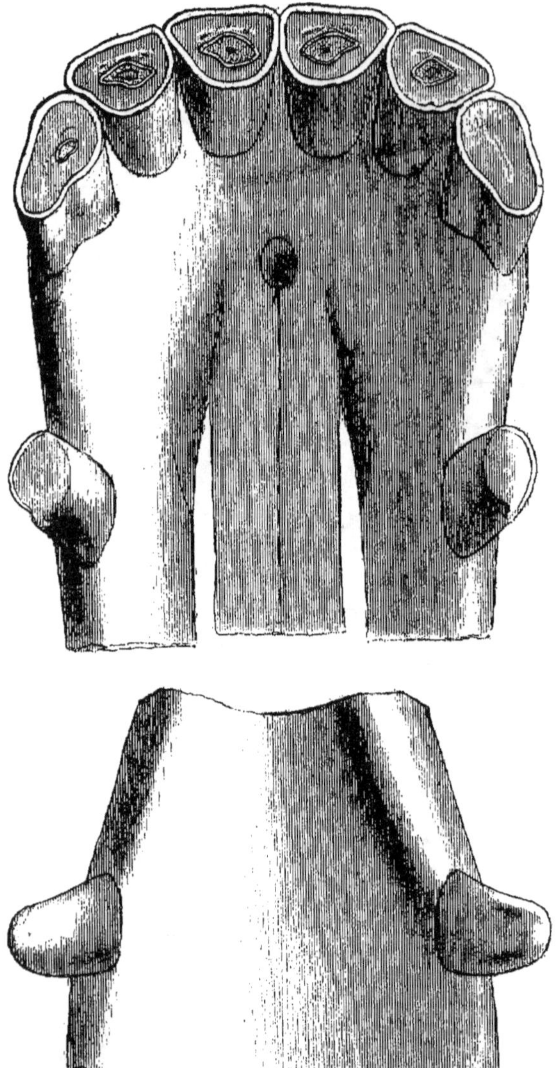

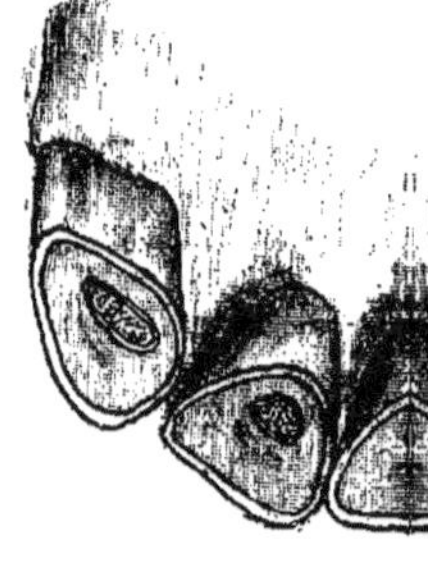

Fɪɢ. 87. — 15 ans. — (M)
les mitoyennes sont tri̇̇t
bégu).

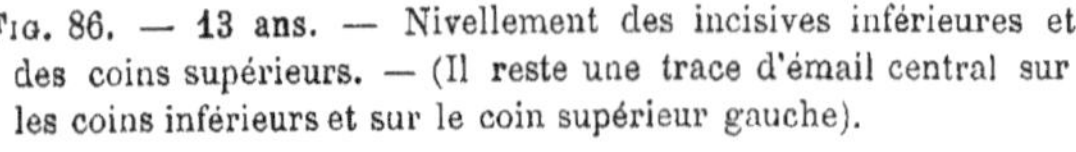

Fɪɢ. 86. — 13 ans. — Nivellement des incisives inférieures et
des coins supérieurs. — (Il reste une trace d'émail central sur
les coins inférieurs et sur le coin supérieur gauche).

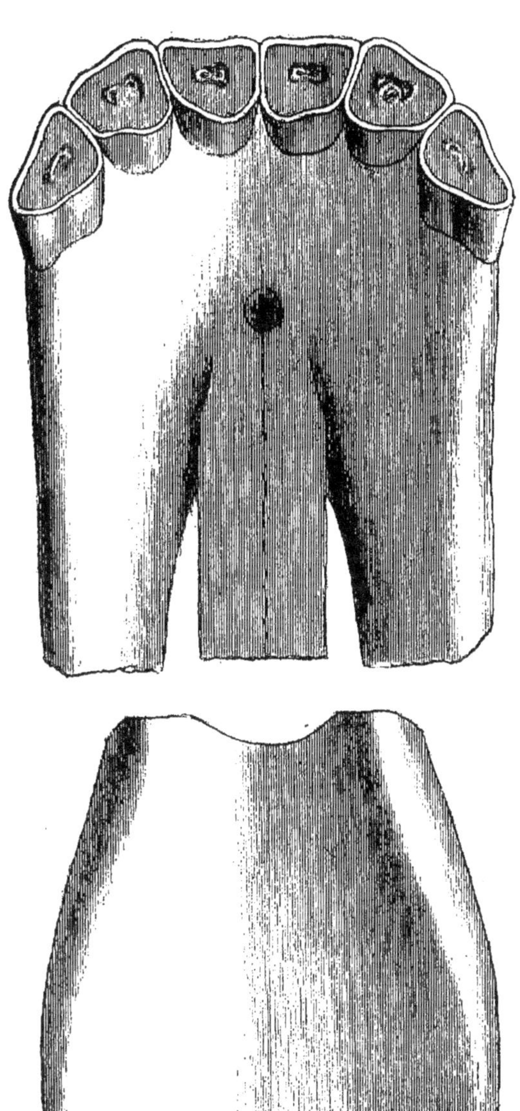

re inférieure). Les pinces et
aires. — (L'animal était faux

Fᴵɢ. 88. — **16 à 17 ans.** — Toutes les dents sont triangulaires. (Elles
le sont généralement davantage à cet âge). — Les pinces et les
mitoyennes supérieures ont nivelé. — Étoile dentaire arrondie
et centrale.

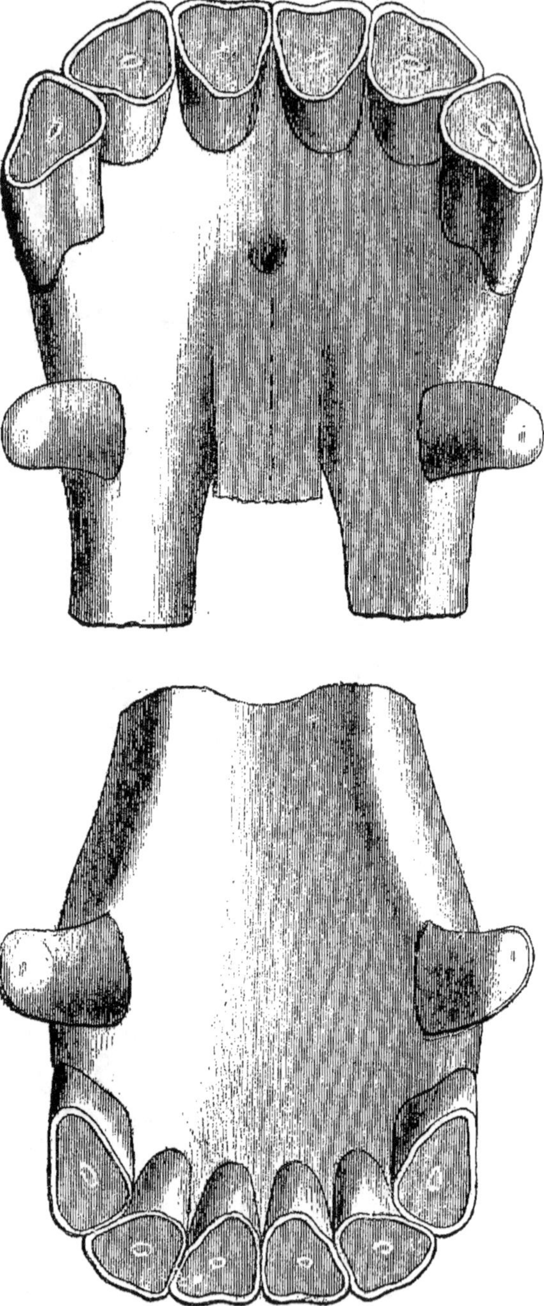

Fig. 89. — 18 ans. — Les pinces sont biangulaires.

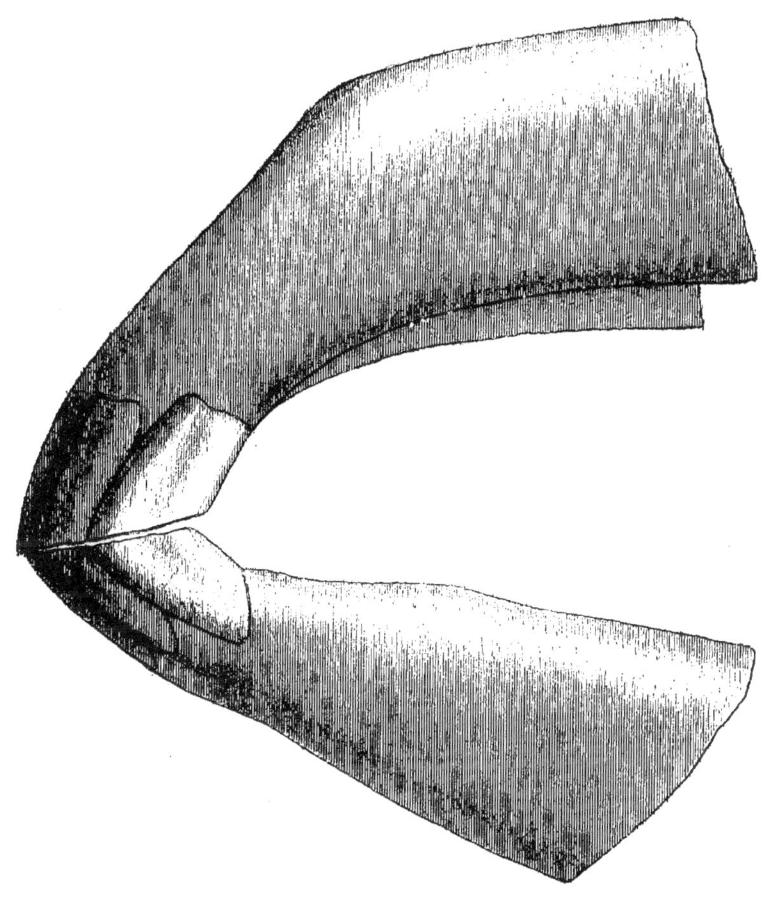

14**

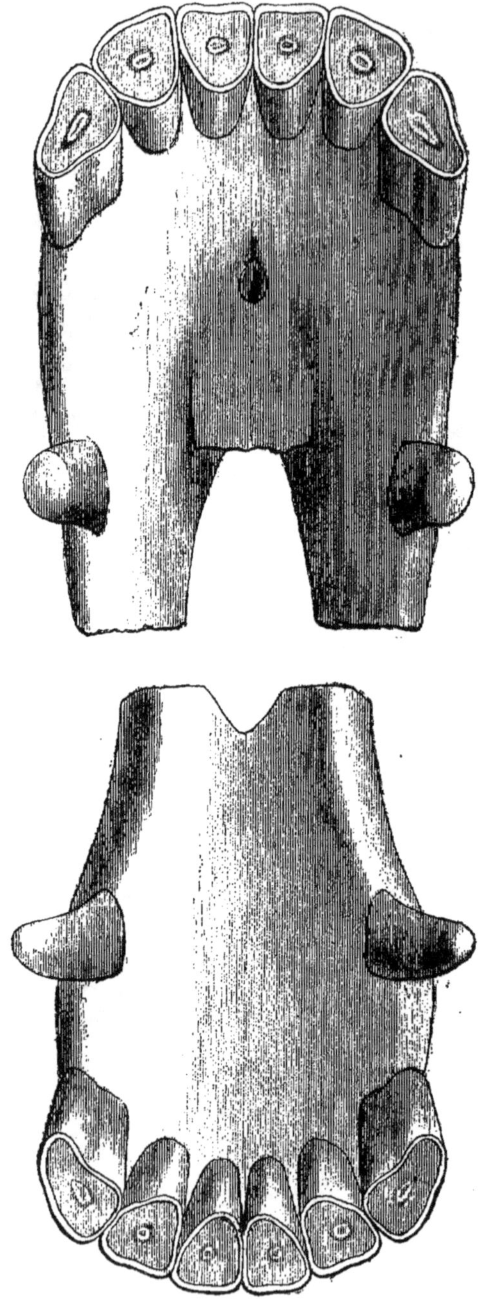

Fig. 91. — 19 à 20 ans. — Pinces et mitoyennes biangulaires.

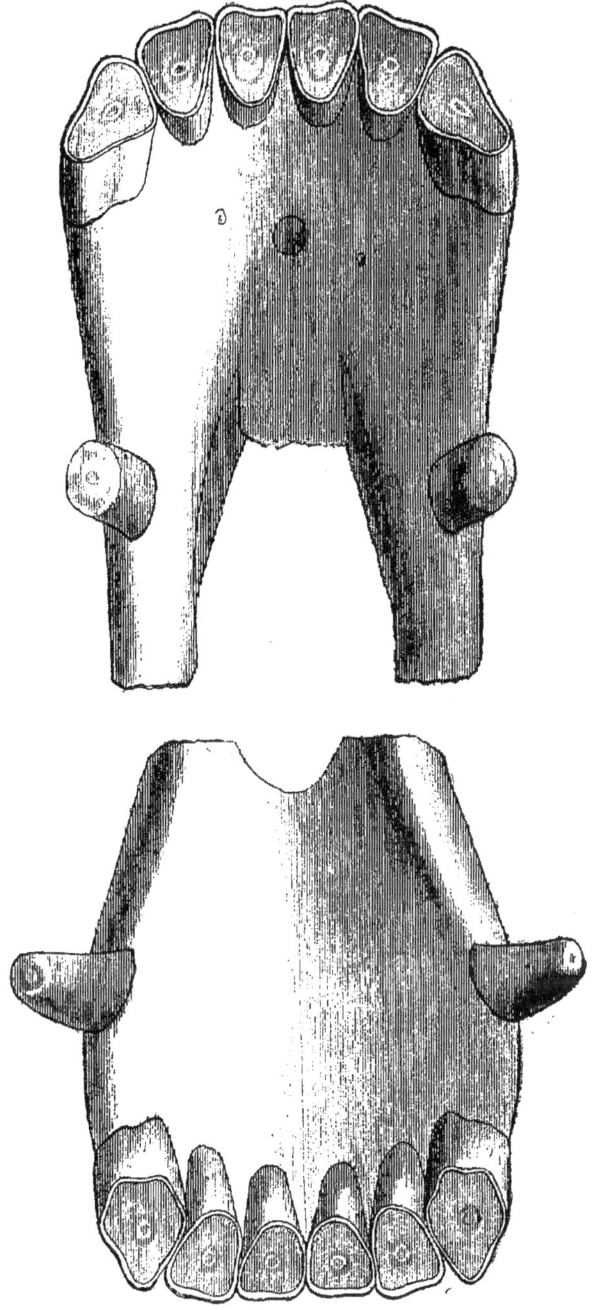

Fig. 92. — **Très vieux.** — Toutes les dents sont biangulaires et usées jusqu'au voisinage de la gencive. — Les arcades incisives sont très rétrécies
et redressées.

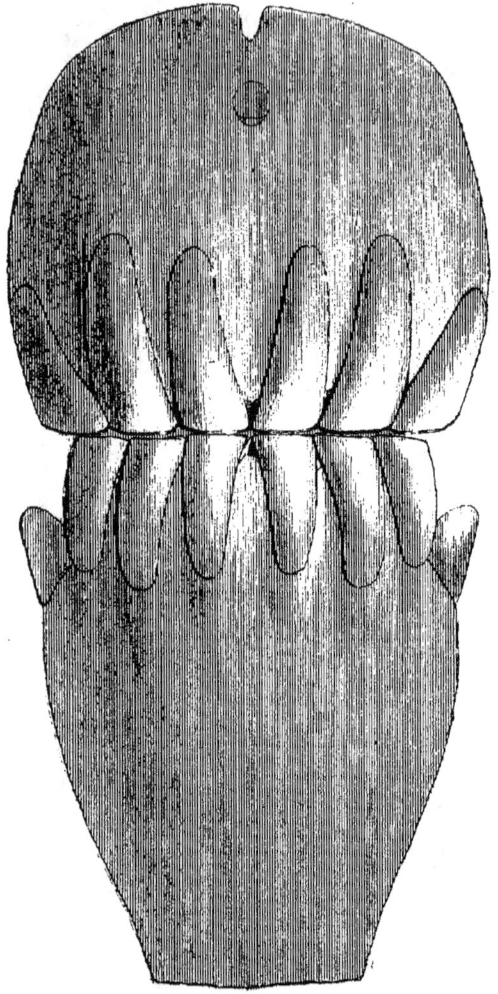

Fig. 93. — **Extrêmement vieux.** — Mâchoires vues de face. — Les dents sont convergentes par la partie libre et usées jusqu'au ras de la gencive.

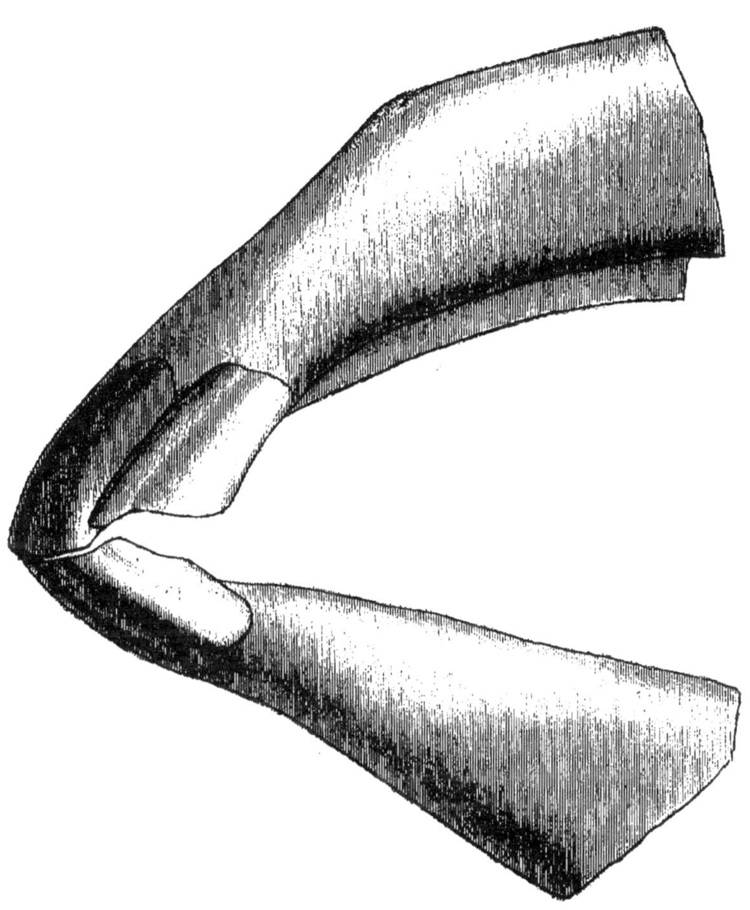

Fɪɢ. 94 — Profil des mâchoires d'un cheval très âgé.

Section II. — Age de l'Ane et du Mulet.

Si l'âne présente dans la disposition de ses dents quelques caractères différentiels de celles du cheval sur lesquels nous avons appelé l'attention, le mulet lui ressemble, son armature buccale est asine. Les quelques remarques qui vont être présentées sont, en conséquence, applicables à l'âne et au mulet. Peut-être le sont-elles également au bardot, à en juger par l'unique pièce qui nous est passée sous les yeux ; mais de ce côté nous nous tenons sur la réserve.

D'après les renseignements que nous avons recueillis dans les pays où les productions asine et mulassière sont florissantes, l'évolution dentaire (apparition, chute et remplacement) se fait habituellement aux mêmes dates que sur le cheval. On en retire par conséquent des enseignements semblables. Il semble toutefois que les cas de retard dans la chute des incisives de lait et dans leur remplacement ne soient point fort rares, ce qu'on attribue, à tort ou à raison, aux mauvaises conditions alimentaires qui sont parfois le lot de l'âne et du mulet (Laugeron).

Dans l'appréciation de l'usure des dents de ces animaux, il ne faut pas perdre de vue : 1° que leur dureté est plus grande que celle des dents du cheval ; 2° qu'elles sont un peu plus étroites transversalement ; 3° que la paroi postérieure du cornet dentaire est plus mince, quelquefois incomplète et à peu près nulle dans les coins inférieurs.

Il résulte de ces particularités que le rasement et le nivellement se font plus tardivement que sur le cheval et que malgré cela, en raison de l'étroitesse, la table présente la forme arrondie plus tôt. Le rasement des coins est particulièrement irrégulier. On ne doit pas perdre de vue ces circonstances afin de faire mentalement les corrections nécessaires. Malgré cela, passé six à sept ans, l'âge est difficile à connaître très exactement, chez ces animaux, à moins d'avoir une pratique longue et spécialisée. Et encore, comme l'a dit si judicieusement Lecoq, devra-t-on apporter la plus grande réserve dans les appréciations.

Section III. — Perturbation dans la connaissance de l'âge par irrégularités du système dentaire.

Le lecteur a vu combien les anomalies des dents ou des mâchoires sont nombreuses et fréquentes. La plupart sont susceptibles d'altérer les caractères de l'âge; mais il faut particulièrement attirer l'attention sur les animaux *bégus, faux-bégus, à dents longues, à dents courtes*, à dents formant *bec de perroquet*, à dents usées par le *tic*.

Chevaux bégus. — Un cheval est bégu quand la cavité dentaire d'une ou de plusieurs incisives persiste au delà de l'époque à laquelle elle devrait disparaître, en d'autres termes, quand le rasement est en retard (fig. 95). La béguïté peut s'observer à partir de six ans (lorsque les pinces inférieures n'ont pas rasé à cet âge); mais elle est surtout fréquente de huit à dix ans, à la mâchoire inférieure, par défaut de rasement des coins; on lui accorde peu d'attention à la mâchoire supérieure.

Une dent, usant normalement et offrant en conséquence une longueur extérieure normale ne peut être en retard de rasement que pour cause d'excès de profondeur de sa cavité, excès de profondeur qui est dû presque toujours, sinon toujours, à la rareté ou à l'absence totale de cément dans son cornet émailleux. On découvrira facilement ce retard de rasement en considérant la forme de la table et de l'émail central. Par exemple,

observe -t -on un cheval dont les coins inférieurs n'ont pas
encore rasé tandis que les pinces sont rondes et l'émail central
notablement rétréci, il ne faudra pas lui donner sept ans,
comme l'indiquerait le seul caractère *rasement*, mais neuf ans,
comme l'indique le caractère plus important *forme de la table*.
A fortiori si, avec les coins non rasés, on trouvait les pinces

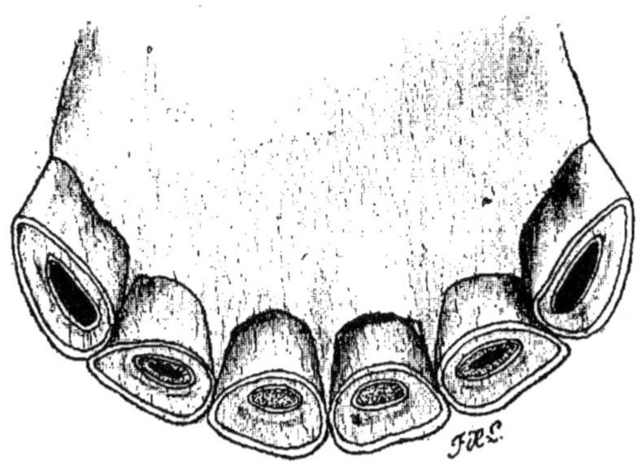

Fig. 95. — Mâchoire inférieure d'un cheval bégu, âgé de 9 ans 1/2. — Les
pinces ont la forme ronde; les mitoyennes y tendent, mais les coins n'ont
pas rasé et les mitoyennes pas encore complétement.

et les mitoyennes rondes, avec un émail central très rétréci,
l'animal aurait dix ans.

En somme, la différence entre un cheval bégu et un autre
cheval de même âge est bien simple et insuffisante pour en
imposer à un observateur sérieux : l'émail central d'une ou de
plusieurs dents circonscrit une cavité dans le premier, au lieu
d'un noyau de cément comme dans le second, toutes choses
étant égales d'ailleurs.

La béguïté peut aussi se produire par insuffisance d'usure des
dents, mais alors elle est d'ordre secondaire ; l'anomalie essentielle, sans laquelle on méconnaîtrait la béguïté, consiste dans
un allongement insolite de la dent; nous en parlerons plus loin.

Chevaux faux-bégus. — On dit qu'un cheval est faux-bégu

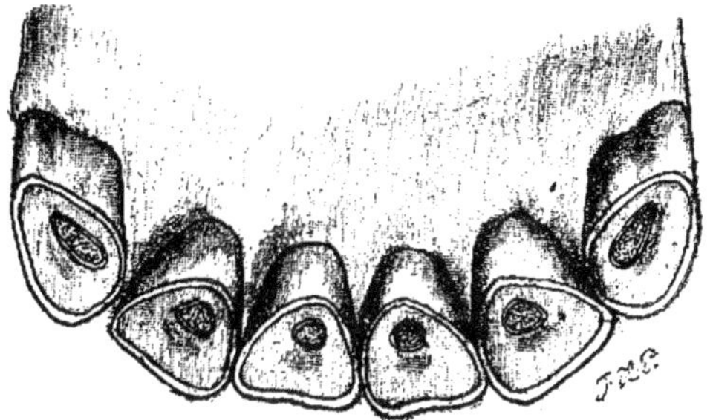

Fɪɢ. 96. — Màchoire inférieure d'un cheval faux-bégu, âgé de 15 ans.

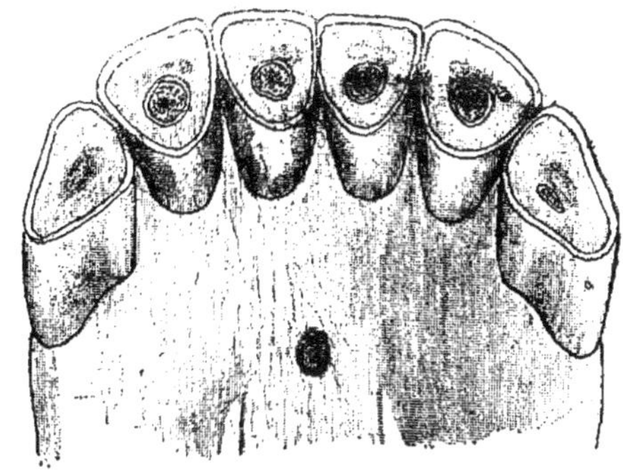

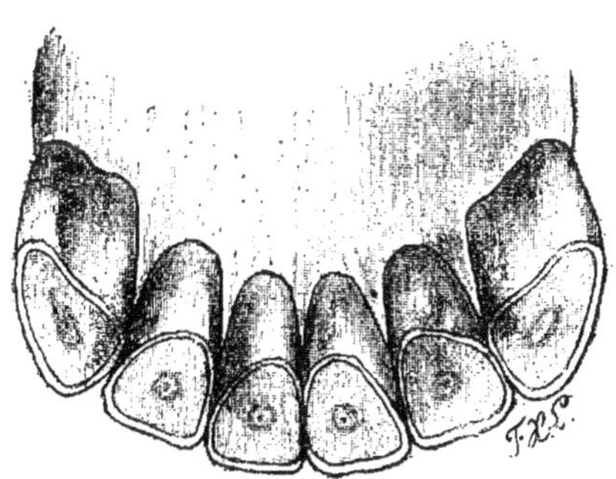

Fɪɢ. 97. — Mâchoires d'un cheval, âgé de 19 ans,
faux-bégu de la màchoire supérieure.

quand le nivellement des incisives est en retard, c'est-à-dire
quand l'émail central persiste au delà de l'époque où il disparait

d'ordinaire (fig. 96 et 97). La fausse béguïté peut donc s'observer à partir de treize ans jusqu'aux âges les plus avancés, soit à la mâchoire inférieure, soit à la mâchoire supérieure. Si les dents sont de longueur normale, elle a nécessairement pour cause un excès de profondeur de leur cornet d'émail. La forme de la table et de l'étoile dentaire, l'incidence des mâchoires, permettront d'éviter les erreurs auxquelles on serait exposé si l'on n'envisageait que le seul caractère *nivellement*. Ainsi, trouve-t on l'émail central sur des incisives inférieures triangulaires, il faut conclure d'emblée que son existence est anormale, et donner à l'animal quatorze, quinze, seize ou dix-sept ans, suivant que les pinces seules sont triangulaires, que les pinces et les mitoyennes ont cette forme ou que les coins eux-mêmes la prennent.

L'émail central est, comme on le voit, un caractère secondaire dont il faut faire abstraction quand il ne s'accorde pas avec les caractères plus importants de la forme de la table et de l'incidence des mâchoires.

L'excès de longueur des dents, témoignant d'une usure trop lente, est toujours accompagné de la fausse béguïté; mais alors celle-ci n'est qu'une anomalie secondaire.

Chevaux à dents longues. — L'excès de la longueur apparente des dents provient, avons-nous déjà dit, d'un défaut d'usure, d'où résulte une rupture d'équilibre entre leur pousse et leur détrition (fig. 98). Dès lors, leurs tables, situées à un niveau trop élevé, marquent un âge moins avancé que l'âge réel. Il faut donc vieillir les chevaux qui ont les dents longues, et d'autant d'années que leur excédent de longueur comprend de fois 3 millimètres, taux de leur usure annuelle (voir page 121). Par exemple, tel animal, marquant douze ans par la table de ses incisives, qui aurait des pinces longues en avant de 3 centimètres hors la gencive, devrait être jugé âgé de seize ans, attendu que

lesdites dents seraient trop longues de 12 millimètres (4 fois
3 millimètres). En règle générale, on ne vieillit jamais assez,
par ce procédé, les chevaux à dents longues ; l'allongement

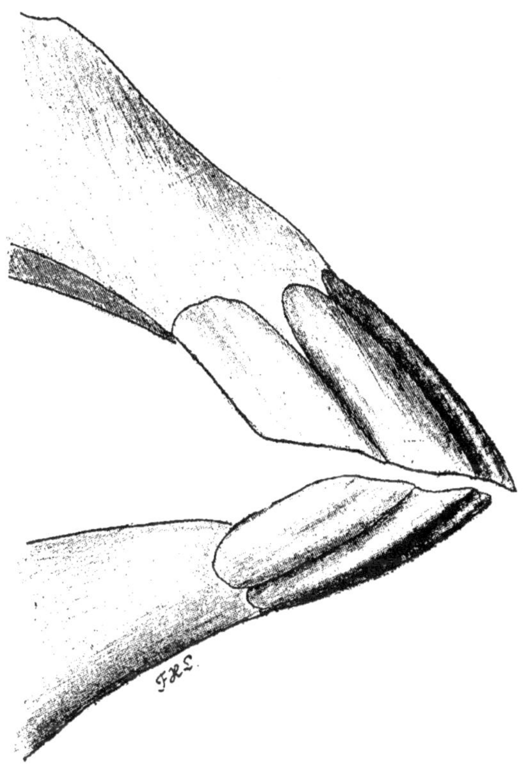

Fig. 98. — Mâchoires à dents trop longues. — Leur mode de correspondance
indique assez qu'elles appartiennent à un animal très vieux.

extérieur des dents est un des signes les plus certains de la
vieillesse. Dans ce cas, leur direction plus ou moins horizontale, leur correspondance angulaire ont beaucoup plus de valeur
diagnostique que les particularités de leur table.

Chevaux à dents courtes. — Le défaut de longueur extérieure des dents résulte, on le sait, de leur usure trop rapide insufisamment compensée par leur éruption (fig. 99). La table, formée à un niveau trop inférieur, marque un âge plus avancé que l'âge réel. Par conséquent, il y a lieu de rajeunir les chevaux qui ont les dents courtes, et de les rajeunir d'autant d'années qu'il faudrait de fois 3 millimètres pour que leurs incisives atteignissent la longueur normale. Si, par exemple,

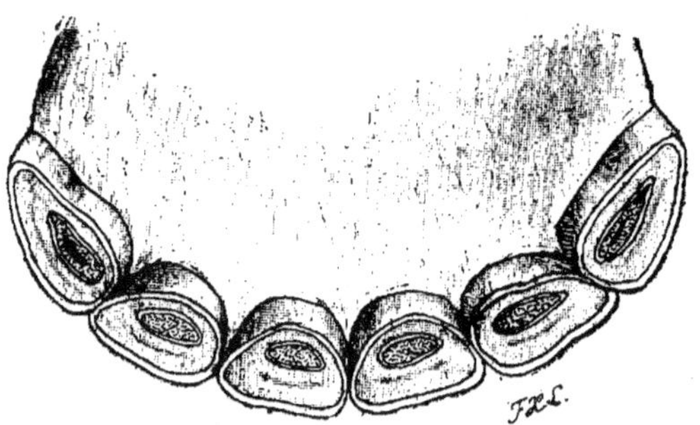

Fig. 99. — Mâchoire inférieure d'un cheval qui avait les dents courtes. — La table marque au moins 9 ans, et cependant l'animal n'en avait que 8.

un animal marque quatorze ans par la table des dents, et que celles-ci soient trop courtes de 6 millimètres, on lui donnera douze ans, sans prétendre bien entendu à autre chose qu'une approximation.

Chevaux à bec de perroquet. — Lorsque les incisives font le bec de perroquet, droit ou renversé (voy. page 128), elles usent de façon si anormale que les caractères de l'âge peuvent être plus ou moins méconnaissables. On s'efforce alors de rétablir, par la pensée, les tables dans la forme qu'elles devraient avoir. En règle générale, les animaux qui ont le bec de perroquet sont déjà âgés; ils en éprouvent une très grande gêne pour la préhension des aliments, gêne qu'on fera cesser en réséquant à la scie la mâchoire débordante.

Chevaux tiqueurs. — Le tic proprement dit ou tic aéropi-

nique est une habitude qui consiste à avaler de l'air en faisant
entendre un bruit spécial comparable à un rot. Le cheval qui
tique raidit l'encolure et prend d'ordinaire un point d'appui du
bout de la tête, avec les dents, sur le bord de la mangeoire, sur
le râtelier, la longe, le bat-flanc, le bout du brancard, etc., ce qui
produit à la longue une usure anormale des incisives (fig. 100).
Cette usure varie beaucoup selon la manière dont se fait l'appui.

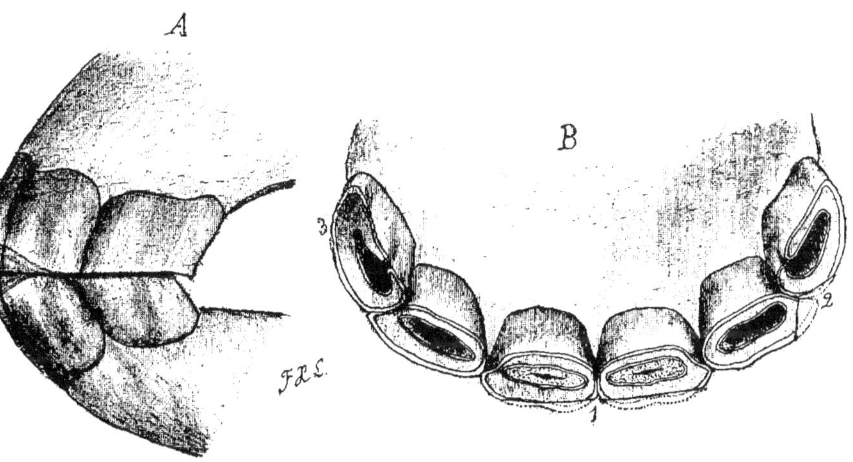

Fig. 100. — Usures de tic. — A, Biseau médian antérieur, intéressant les
pinces et les mitoyennes des deux mâchoires. — B, Table usée de diverses
manières par le tic. — 1, Biseau antérieur sur les pinces. — 2, Encoche
entre la mitoyenne et le coin. — 3, Excavation de la table.

MM. Goubaux et Barrier en ont donné une nomenclature fort
minutieuse; nous ne mentionnerons que les variétés les plus
communes.

En règle générale, l'animal prend appui sur les mâchoires
rapprochées, soit par le milieu, soit par côté, de manière à former
un biseau d'usure sur le bord antérieur de la table, biseau intéressant les dents médianes ou les latérales, aux deux mâchoires
ou seulement à l'une d'elles, et entamant plus ou moins la table,
jusqu'à ouvrir le cornet dentaire. Certains chevaux tiqueurs

appuient si fort sur le bout de leurs mâchoires, pendant qu'ils se livrent à leur vice, qu'ils se font basculer les incisives en arrière, de manière à changer complètement leur mode de correspondance.

D'autres fois l'animal tique, la bouche entr'ouverte et en prenant appui sur le bord postérieur de l'une ou de l'autre arcade incisive ; alors le biseau d'usure échancre la table en arrière.

Enfin l'animal tique parfois en serrant entre les dents le corps qui lui donne appui, de manière à user la table dans toute son épaisseur, sur une étendue plus ou moins grande, aux deux mâchoires ou à l'une d'elles exclusivement. On distinguera cette usure du tic de la simple usure de travers, à ce que dans celle-ci les deux mâchoires n'ont point perdu contact, tandis que dans celle-là il reste un vide entre les dents opposées ; il suffit donc d'écarter les lèvres, la bouche étant fermée, pour faire la différence.

Le tic est suffisamment grave pour être compris au nombre des vices rédhibitoires (tic avec ou sans usure des dents). Des chevaux tiquent avec une sorte de frénésie, jusqu'à se ballonner l'abdomen ; tous finissent par présenter des troubles digestifs entraînant de fréquentes coliques. Il est donc très important d'examiner avec grande attention les dents du cheval qu'on achète, car, s'il est tiqueur, il y a neuf chances sur dix d'en trouver la trace sur ces organes. Toutefois, il faut bien savoir qu'il est des chevaux qui tiquent en l'air ou bien en prenant appui par les lèvres, la houppe du menton, et qui, par conséquent, n'usent point leurs dents de ce fait. D'autres, qui ne tiquent pas, peuvent s'user les dents comme s'ils tiquaient en les frottant contre le fond de la mangeoire, en mordillant les objets à leur portée, etc. L'usure des dents donne une présomption de tic, mais n'en est pas un signe univoque et indubitable.

On comprend sans peine les difficultés que l'usure du tic peut apporter à la connaissance de l'âge. Il faut restaurer la table dentaire, par la pensée, dans la forme qu'elle devrait avoir, comme cela est représenté figure 100, B.

Section IV. — Moyens employés pour tromper sur l'âge du cheval.

Le cheval atteint sa plus-value à l'âge de cinq à six ans; aussi, de tout temps, des maquignons et des marchands sans scrupules se sont ingéniés à donner aux chevaux qu'ils vendent l'apparence de cet âge ou d'un âge s'en rapprochant le plus possible. Ils *vieillissent* les animaux plus jeunes, *rajeunissent* les animaux plus âgés.

Moyen employé pour viéillir. — Il consiste à arracher successivement les dents de lait, pour faire croire à leur chute naturelle et pour hâter la sortie de leurs remplaçantes. C'est une coutume très répandue dans les pays d'élevage d'arracher à trois ans les mitoyennes de lait, puis à quatre ans les coins de lait, pour donner à l'animal l'apparence de trois ans et demi ou de quatre ans et demi.

Cette petite manœuvre ne peut en imposer à l'observateur sérieux; en effet, si elle est récente, la gencive est encore contuse et douloureuse, on ne voit ni on ne sent la dent remplaçante, tandis que, dans le cas où les phénomènes se passent naturellement, cette dent est déjà visible quand tombe la caduque. D'autre part, l'état de la dernière dent remplacée qui est intacte ou à peine entamée indique assez clairement que son éruption est de fraîche date. Par exemple, est-on en présence d'un cheval dont les pinces et les mitoyennes sont remplacées, dont les coins de lait manquent, sans qu'il y ait trace de ceux de deuxième dentition? il ne faut pas se hâter de lui donner quatre ans et demi. On examinera attentivement les mitoyennes : si elles sont indemnes ou presque indemnes, l'animal a quatre ans ; si elles sont notablement usées, il a quatre ans faits. On tiendra compte aussi de l'époque de l'année à laquelle on se trouve.

Est-il vrai que l'évulsion d'une dent de lait puisse accélérer la sortie de sa remplaçante? — Le fait a été contesté par divers auteurs ; mais il a été démontré véritable par une enquête faite par MM. Goubaux et Barrier auprès des vétérinaires des pays

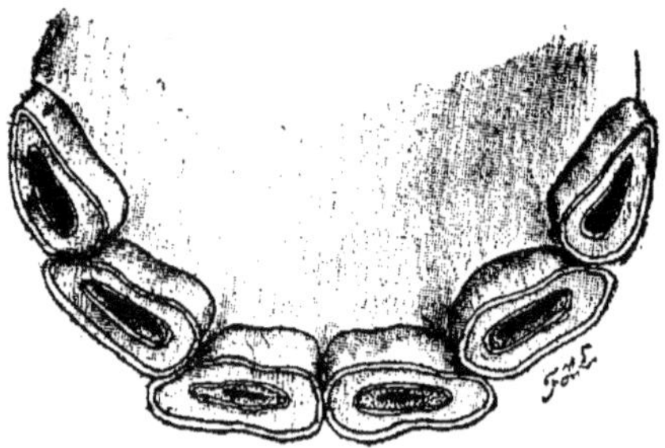

Fig. 101. — Arcade incisive inférieure devenue irrégulière à la suite de l'arrachement de dents de lait. — L'animal n'avait pas 6 ans et il en marque davantage.

d'élevage; seulement l'avance obtenue par ce moyen est moindre qu'on ne l'avait cru jusqu'alors : elle n'est pas de six mois pour chaque paire de dents arrachée, mais de deux ou trois mois à peine. La dent caduque constitue donc, à n'en pas douter, un obstacle à la sortie de sa remplaçante ; celle-ci, dégagée de cet obstacle, précipite son éruption et atteint la table sans avoir eu le temps de s'aligner régulièrement avec les autres ; elle reste à cheval sur l'axe de l'arcade incisive, le bord interne chevauchant un peu sur la face postérieure de la dent voisine (fig. 101). Cette irrégularité suffit à témoigner que l'animal a été quelque peu vieilli par l'arrachement antérieur d'une ou de plusieurs dents de lait.

Supposons un cheval marquant six ans et demi dont l'arcade incisive serait étagée comme dans la figure 101 ; il ne faudra lui donner que six ans faits, ou même six ans juste, suivant l'époque de l'année à laquelle on sera.

MOYENS EMPLOYÉS POUR RAJEUNIR. — Ces moyens sont:

Le limage du coin supérieur ;

La contre-marque de la table ;

La résection des dents longues.

I. — L'encoche des coins supérieurs indiquant un âge postérieur à sept ans, quelques maquignons la font disparaître à

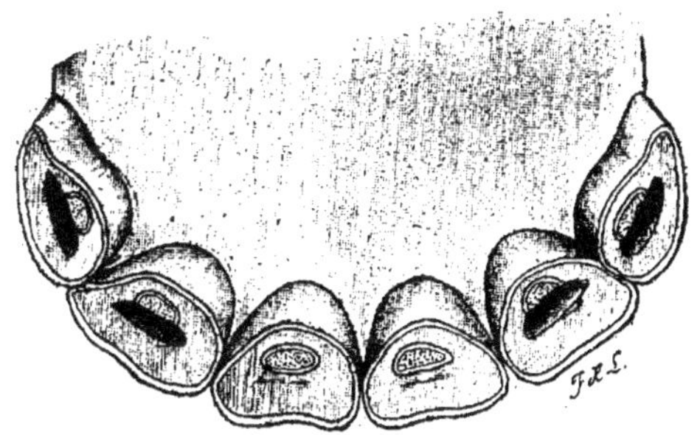

FIG. 102 — Mâchoire inférieure contre-marquée.

coups de lime. C'est une petite supercherie dont le vrai connaisseur n'est point victime, car il base son jugement sur des caractères d'une autre valeur que la queue d'aronde; d'ailleurs le limage laisse des traces faciles à reconnaître.

II. — La *contre-marque* est une autre supercherie, plus savante, mais tout aussi facile à déjouer. Elle consiste à creuser au burin une cavité artificielle sur la table d'incisives rasées (fig. 102). Plusieurs cas peuvent se présenter.

1° On a fait sauter le tampon de cément, circonscrit par l'émail central, de dents rasées et l'on a créé une sorte de béguïté artificielle qui n'aura pas plus de chance de tromper sur l'âge que la béguïté naturelle.

2° On a creusé une cavité nouvelle en avant de l'émail central, chez un cheval n'ayant pas dépassé onze ou douze ans ;

mais alors on voit tout de suite qu'il ne saurait y avoir deux culs-de-sac dentaires sur la même table et qu'il y en a un d'artificiel.

3° On a contre-marqué les dents déjà nivelées d'un animal de plus de treize ans; mais alors il est vraiment puéril de vouloir donner à des dents triangulaires l'apparence de dents non rasées.

Et puis enfin, cette contre-marque, burinée dans l'ivoire, manque de revêtement émailleux, ne fait point relief sur la table ainsi que les bords de la cavité naturelle. Il faudrait être extrêmement distrait ou ignorant pour s'y laisser prendre.

III. — Il est de connaissance vulgaire que les *dents longues* sont un signe de vieillesse; aussi a-t-on imaginé de les rogner pour donner à l'animal une apparence plus avantageuse. Cette manœuvre n'est une fraude que par l'intention de celui qui la pratique, mais non par ses résultats. En effet, en restituant à la dent sa longueur normale, elle donne à la table la forme qu'elle devrait avoir et réalise, par conséquent, ce qu'on aurait dû faire par la pensée. Si la table marquait, par exemple, douze ans avant la résection et qu'on ait rogné les dents de 2 centimètres, cette table marquera au moins dix-huit ans après l'opération. Le but poursuivi est donc complètement manqué; sans compter que l'opération laisse des traces qui crèvent les yeux; il suffit d'entr'ouvrir les lèvres pour voir que les dents rognées ont perdu le contact de celles de l'autre mâchoire; elles ne pouvaient évidemment garder ce contact qu'à la condition que les molaires fussent raccourcies de la même quantité.

CHAPITRE V

DES DENTS ET DE LA CONNAISSANCE DE L'AGE
DES BŒUFS ET DES BUFFLES

Dans le groupe des grands Ruminants domestiques, à côté des bœufs proprement dits, se trouvent le zébu *(Bos zebu)*, le buffle ordinaire *(Bubalus buffelus)*, l'arni *(B. indicus)*, l'yack *(B. grunniens)*, le dzo et le padzo (hybrides de bœufs et d'yacks).

Zoologiquement, le zébu n'est qu'un bœuf; en conséquence, nous pensons que les règles exposées pour la connaissance des dents et de l'âge des Bovins lui sont applicables. Quant aux autres espèces, nous n'avons recueilli de notions que pour le buffle ordinaire.

Les bœufs occupent la première place parmi les grands Ruminants domestiques. Ils sont exclusivement exploités en France et dans toute l'Europe septentrionale et centrale; sous tous les rapports, leur importance est de premier ordre. Les motifs sont donc nombreux de faire, avec tous les développements utiles, une étude soignée de leur dentition et des moyens d'arriver à la connaissance exacte de leur âge.

Sous-Chapitre I. — DES DENTS

ARTICLE PREMIER. — DENTS DU BŒUF

La formule de la première dentition est :

$$\frac{0}{4} \quad c\,\frac{0}{0} \quad m\,\frac{3}{3}, \text{ total 20 dents}$$

Celle de la dentition d'adulte est :

$$i\,\frac{0}{4} \quad c\,\frac{0}{0} \quad pm\,\frac{3}{3} \quad am\,\frac{3}{3}, \text{ total 32 dents}$$

On voit quelquefois apparaître une quatrième molaire de lait très petite, à la mâchoire supérieure ou même aux deux mâchoires, dent qui n'est jamais remplacée et peut persister dans la dentition de l'adulte. J. Girard la signale comme existant constamment aux deux mâchoires ; ce doit être par erreur, car nous ne l'avons trouvée que deux ou trois fois, et à la mâchoire supérieure exclusivement, sur les nombreuses têtes de tous âges que nous avons examinées. Quoi qu'il en soit, cette dent *(pm*[1]*)* est une restitution de la formule dentaire des Ruminants primitifs.

Les canines ne sont peut-être pas aussi complètement absentes que l'indiquent les formules ci-dessus ; nous dirons en effet qu'il y a de sérieuses raisons de considérer les incisives latérales ou coins comme des canines inférieures transformées. D'autre part, le professeur Piana, de Milan[1], prétend que les embryons de mou-

[1] G. P. Piana, Osservazioni intorno all' esistenza di rudimenti di denti canini, etc. *(Mémoires de l'Académie des sciences de l'Institut de Bologne).*

ton et de bœuf domestiques présentent une ébauche des canines supérieures qui avorte dans le maxillaire au lieu de se développer ainsi qu'on le voit dans les Moschidés et nombre de Cervidés. Darwin et Hæckel disent aussi que ce fait se présente quelquefois.

Piana affirme en outre l'existence de rudiments d'incisives supérieures; mais il est permis d'en douter quand Pietkewickz, Legros et Magitot, Pouchet et Chabry, qui ont fait des recherches spéciales sur ce point, affirment le contraire. La lame dentaire, d'après ces auteurs, se prolongerait bien, en s'atté - nuant, sur la région incisive supérieure, mais n'émettrait point d'organes adamantins, comme niveau des barres.

Section I. — Incisives.

Nombre, morphologie et structure. — Elles sont au nombre de huit, disposées en clavier arciforme à l'extrémité du maxillaire inférieur, et distinguées en *pinces, premières mitoyennes, deuxièmes mitoyennes, coins.* Les pinces sont les dents centrales, les coins les dents extrêmes, et les mitoyennes les dents intermédiaires, les premières touchant aux pinces, les deuxièmes aux coins.

Elles ne sont jamais solidement fixées dans l'alvéole, mais au contraire quelque peu mobiles, sans doute pour ne pas entamer le bourrelet muqueux qui les remplace à la mâchoire supérieure. Cette mobilité tient à ce que ces dents sont enchâssées en partie dans la gencive; la faible profondeur des alvéoles ne permet pas à leur racine de s'y loger tout entière.

Une incisive isolée affecte la forme d'une pelle dont le manche serait représenté par la racine; couronne et racine sont donc très

distinctes et séparées à la gencive par un collet très prononcé
(fig. 103).

La *couronne* est triangulaire, plus ou moins incurvée et
relevée contre la mâchoire supérieure; elle offre à étudier :

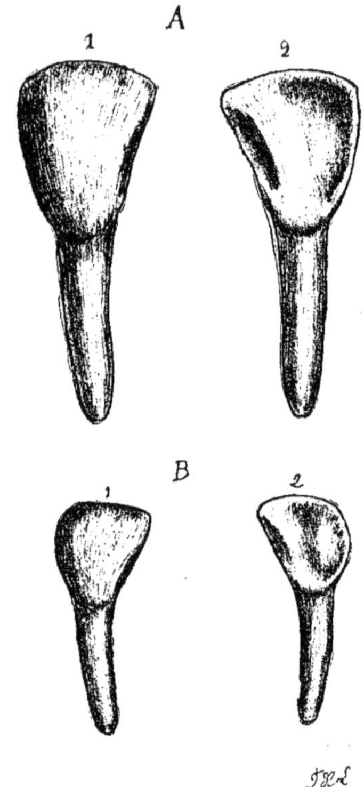

Fig. 103. — A, Pince de 2ᵉ dentition : 1, vue par devant; 2, vue par derrière.
— B, Pince de 1ʳᵉ dentition: 1, vue par devant; 2, vue par derrière.

une face externe, inférieure, antérieure — ou mieux labiale une
face interne, supérieure, postérieure ou linguale — un bord
antérieur, et deux bords latéraux.

La face labiale, légèrement convexe en tous sens, est irrégulièrement striée dans le sens longitudinal; mais elle se polit à
la longue par le frottement de la lèvre.

La face linguale est taillée en un biseau un peu concave sur lequel se détache une légère éminence conique, plus ou moins marquée, dont le sommet vient se perdre vers le bord antérieur de la dent, non loin de son angle externe. Cette face a reçu de Girard le nom d'*avale*.

Le bord antérieur est convexe et tranchant dans la dent vierge ; c'est par lui que commencent l'éruption et plus tard l'usure.

Quant aux bords latéraux, l'interne est convexe, l'externe légèrement concave ; la dent est dans son ensemble courbée en dehors.

La *racine* est cylindroïde, déprimée d'un côté à l'autre, atténuée à l'extrémité ; elle atteint une longueur moyenne de 2 centimètres. L'orifice de la pulpe se ferme de bonne heure et ne laisse plus que le passage des vaisseaux et des nerfs.

La *structure* n'offre rien de bien particulier, si ce n'est la minceur extrême de l'émail sur la face linguale de la couronne et le peu d'abondance du cément qui vaut à celle-ci la belle couleur blanche qu'elle revêt aussitôt qu'elle s'est polie par le frottement (fig. 104).

La cavité de la pulpe persiste longtemps après que l'orifice radiculaire s'est fermé ; elle se comble d'un ivoire de nouvelle formation qui fait étoile dentaire sur la surface d'usure lorsqu'il est mis à nu.

Le *mode d'usure* est le suivant : le bord antérieur de la couronne devient rectiligne, s'émousse et se transforme peu à peu en une surface qui s'étend d'avant en arrière, aux dépens de la face linguale. Suivant que la dent est plus ou moins relevée, elle s'use davantage par son bord antérieur ou par sa face linguale. L'usure emporte finalement toute trace d'éminence sur l'avale ; on dit alors que celle-ci a *nivelé* ou est *nivelée*.

La table, augmentant d'avant en arrière pendant qu'elle diminue transversalement, passe peu à peu de la forme allongée en travers à la forme carrée, puis à la forme arrondie ; elle affecte, en un mot, les formes successives de sections que l'on pratiquerait très obliquement d'avant en arrière à diverses hauteurs de la couronne. Toutefois, elle ne reste pas plane ; elle finit par

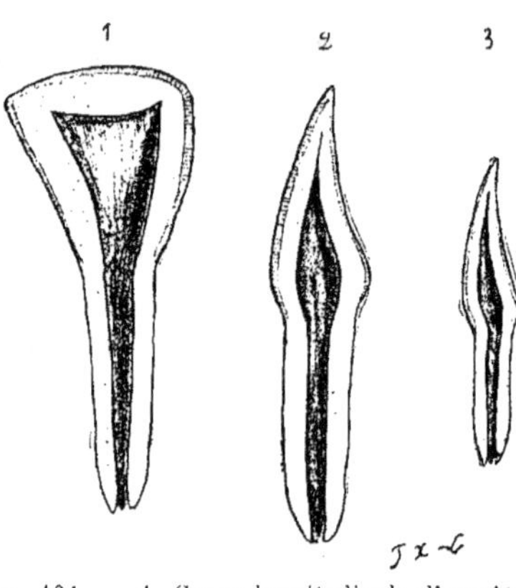

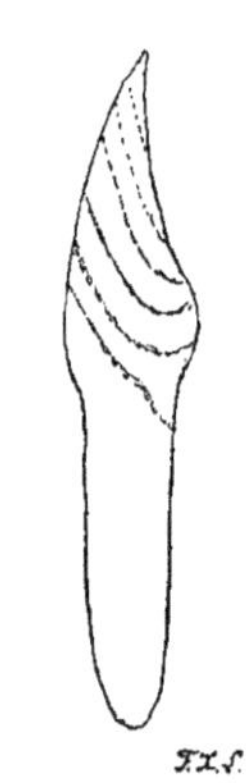

Fig. 104. — 1, Coupe longitudinale d'un côté à l'autre d'une incisive remplaçante. — 2, Coupe longitudinale antéro-postérieure d'une incisive remplaçante. — 3, Coupe longitudinale antéro-postérieure d'une incisive de lait.

Fig. 105. — Profil d'une incisive montrant les lignes d'usure successives.

prendre l'empreinte du bourrelet de la mâchoire supérieure et par devenir concave d'avant en arrière (fig. 105).

L'étoile dentaire apparaît de très bonne heure comme un trait transversal jaunâtre ; elle se raccourcit et s'épaissit en même temps que la table et devient carrée, puis arrondie. A partir d'un certain âge, elle prend une auréole blanche très marquée.

La couronne des incisives du bœuf n'étant pas soumise à la pousse constante diminue dans la proportion de son usure, c'est-à-dire d'environ 1 millimètre 1/2 à 2 millimètres par an, si bien que, dans la vieillesse, elle peut être usée jusqu'au

ras de la gencive ; la table s'établit alors sur la partie supérieure
de la racine.

A partir d'une certaine époque, les incisives ne se touchent
plus ; elles semblent s'écarter les unes des autres de plus en
plus. Cet écartement, signe ordinaire de vieillesse, n'implique
aucun déplacement réel ; il s'explique par ce que les dents, vu
leur forme triangulaire, ne se touchent jamais que par leur partie
évasée ; elles perdent nécessairement contact lorsque cette partie

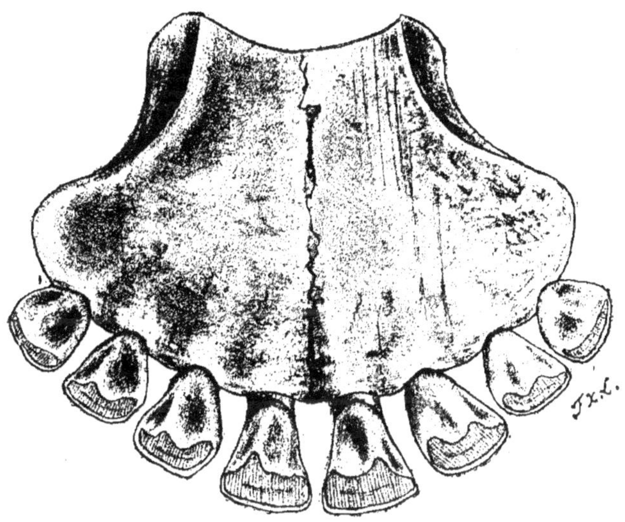

Fig. 106. — Mâchoire inférieure d'un bœuf charollais, prenant 6 ans.
(Les dents sont espacées).

a été emportée par l'usure. Au surplus, cette disjonction n'a pas
la valeur qu'on lui a attribuée au point de vue de la connaissance
de l'âge, car elle se produit à une époque variable ; nous l'avons
même observée sur des sujets de cinq à six ans dont les dents
étaient peu ou point entamées (fig. 106).

Différences entre incisives d'une même arcade. — *a)* Les
incisives décroissent graduellement, mais considérablement, de

volume du centre aux extrémités de l'arcade, en sorte que les
plus grosses sont les pinces, les plus petites les coins. C'est surtout la hauteur de la couronne qui diminue ; les deux courbes,
inscrite et circonscrite, de l'arcade forment une sorte de
croissant allongé.

HAUTEUR ET LARGEUR DE LA COURONNE MESURÉES AU MAXIMUM
SUR LA FACE EXTERNE DE DENTS VIERGES

	Pinces		1res mitoy.		2es mitoy.		Coins	
	Haut.	Long.	Haut.	Long.	Haut.	Long.	Haut.	Long.
Dents d'adulte .	24mm	18mm	22mm	16mm	18mm	15mm	15mm	14mm
Dents de lait . .	14	12,5	12,5	10	11,5	7	10	8

b) Le bord interne des incisives augmente de convexité de la
pince au coin et se confond de plus en plus avec le bord antérieur, de sorte que la couronne, vue en dedans, passe graduellement de la forme triangulaire à la forme arrondie ; le coin est
presque circulaire.

Différences entre incisives remplaçantes et incisives cadu-
ques. — Les incisives caduques se reconnaissent surtout à
leur petit volume (voyez tableau ci-dessus) ; la différence est
telle que, si les deux sortes de dents existent dans la même
arcade, elles font contraste. Il peut arriver à des personnes peu
exercées de prendre les pinces d'une arcade de lait pour des
dents remplaçantes, à cause de leur volume prépondérant ; rien
n'est plus facile d'éviter cette erreur, attendu qu'il n'y a point
dans ce cas contraste de volume, mais décroissance progressive,
et que les pinces caduques sont plus usées que les autres dents ;
tandis que ce serait le contraire, si c'étaient des dents remplaçantes au milieu de dents de lait.

Quant à prendre une arcade de lait pour une arcade remplaçante ou réciproquement, ce serait le comble de l'inattention ;

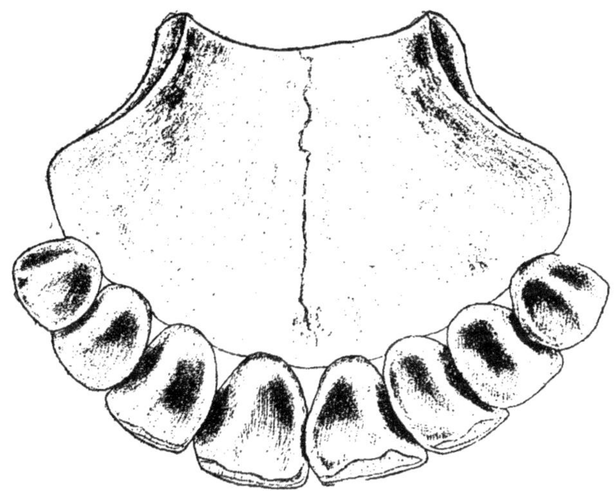

Fig. 107 (F.-X. L.). — Arcade incisive de 2ᵉ dentition.

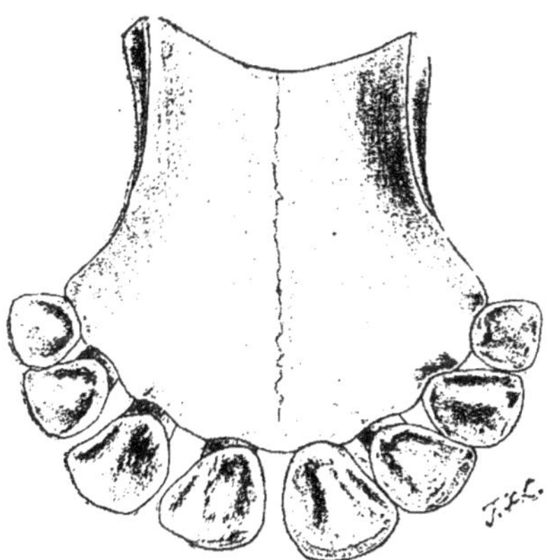

Fig. 108. — Arcade incisive de 1ʳᵉ dentition.

d'ailleurs, les formes générales de l'animal examiné, le degré
de développement des cornes indiquent assez qu'il est jeune ou
qu'il est adulte (fig. 107 et 108).

Signalons, en outre, que la face supérieure des incisives de lait est plus déprimée, comme spatulée, et que le relief de cette face est plus ou moins effacé.

Le bord d'implantation de ces dents est d'abord demi-circulaire; il se redresse beaucoup à mesure que le bout de la mâchoire s'élargit.

Les racines des incisives de lait atteignent 8 à 10 millimètres de longueur. Quand approche le moment de la chute, elles sont presque complètement enchâssées dans la gencive, ce qui leur donne une très grande mobilité.

Girard signale entre les pinces des veaux un espace angulaire résultant de ce qu'elles se déjettent chacune en dehors; ce caractère est loin d'être constant.

CHRONOLOGIE DU DÉVELOPPEMENT. — D'après MM. Pouchet et Chabry, les organes adamantins des dents de lait commencent à se pédiculiser chez l'embryon de 9 centimètres de longueur, lequel est dans un état fort semblable au point de vue dentaire à celui d'un embryon de brebis de 6 centimètres.

A huit mois de gestation, suivant Legros et Magitot, les follicules des incisives remplaçantes centrales sont déjà complets.

Les dates d'apparition des dents dans les follicules une fois constitués n'ont pas encore été détérminées; voici ce que nous pouvons en dire :

A trois mois et demi ou quatre mois de gestation, apparaissent les incisives temporaires. A sept mois, ces dents ont leur couronne achevée, leur racine se forme. Les coins sont toujours en retard de quelques semaines sur les autres dents.

De cinq à sept mois après la naissance, apparaissent les pinces remplaçantes; à neuf mois elles ont environ un centimètre de hauteur.

Vers un an, on découvre la première mitoyenne.

Vers un an et demi, c'est le tour d'apparaître de la deuxième mitoyenne. A l'époque où les pinces sont remplacées (vingt-deux mois), on trouve dans le maxillaire : la première mitoyenne qui a déjà 1 centimètre de racine, et la deuxième mitoyenne dont la couronne est presque achevée.

A deux ans et demi environ, le coin se montre; à trois ans sa couronne est à peu près édifiée.

En somme, les incisives remplaçantes apparaissent dans l'os un an et demi environ avant de traverser la gencive.

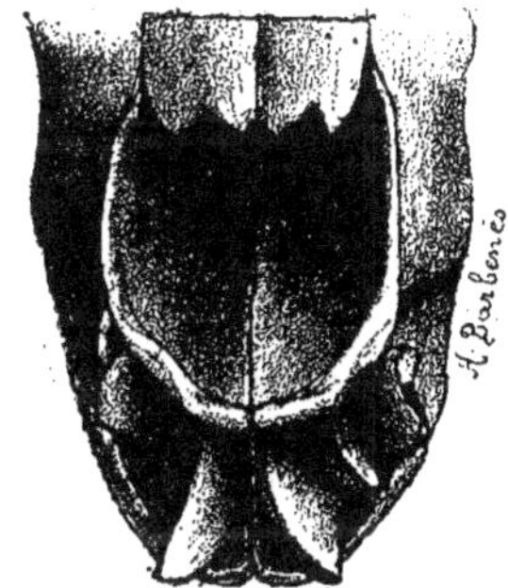

Fig. 109. — Bout des mâchoires d'un fœtus de vache
(pour montrer la position des incisives.)

Les incisives de lait sont d'abord placées de champ dans leurs follicules, sur deux rangées antéro-postérieures (fig. 109); il en résulte que la face antérieure est interne, et le bord interne supérieur. Elles tournent sur leur axe au fur et à mesure que le maxillaire s'élargit et qu'elles font éruption. Celle-ci achevée, elles restent encore plus ou moins longtemps chevauchantes par leurs bords adjacents.

Les incisives remplaçantes se placent dans l'os de la même manière et éprouvent, en faisant éruption, le même mouvement de rotation sur leur axe; au moment où elles traversent la gencive, on voit leur bord antérieur obliquement situé derrière la dent caduque déjà tombée ou près de tomber. Il nous est arrivé plusieurs fois de trouver les pinces opposées par leur face postérieure, de telle sorte qu'elles eussent dû, pendant l'éruption, exécuter un mouvement de rotation inverse du mouvement des autres dents.

Dates d'éruption. — Le développement des dents du bœuf est considérablement influencé par la précocité ou, au contraire, par diverses circonstances retardantes, ainsi qu'il sera dit à propos de l'âge; aussi les dates d'éruption des incisives données par les divers auteurs sont-elles très variables, on en jugera par le tableau suivant :

INCISIVES CADUQUES

	Pinces	1res mitoy.	2es mitoy.	Coins
D'après Girard	à la naissance	à la naissance	5 à 9 jours	13 à 19 jours
D'après Simonds	avant la nais.	avant la nais.	avant la nais.	avant la nais.

INCISIVES REMPLAÇANTES

		Pinces	1res mitoy.	2es mitoy.	Coins
D'après Girard		19 à 21 mois	2 1/2 à 3 ans	3 1/2 à 4 ans	4 1/2 à 5 ans
D'après {	précoces	1 an 9 mois	2 ans 3 mois	2 ans 9 mois	3 ans 3 mois
Simonds {	non. préc.	2 ans 3 mois	2 ans 9 mois	3 ans 3 mois	4 ans 9 mois

Voici, d'après nos observations, les dates de remplacement que l'on peut donner comme moyennes :

Pinces	1res mitoyennes	2es mitoyennes	Coins
21 mois	2 ans 1/2	3 ans	4 ans

Les pinces et les mitoyennes mettent à peu près deux mois pour achever leur éruption, depuis le moment où elles ont traversé la gencive; les coins sortent plus lentement, il leur faut environ six mois pour atteindre le niveau des autres dents; en sorte que, en moyenne, l'arcade n'est au *rond* qu'à quatre ans et demi.

Les pinces ne sont pas les dents les plus influencées par la précocité ; les mitoyennes peuvent être avancées chacune de trois à six mois ; les coins sont les plus variables : il n'est pas rare qu'ils soient sortis à trois ans ; on les a même vus traverser la gencive à trente et un ou trente-deux mois ; par contre, ils peuvent se faire attendre jusqu'à quatre ans et demi.

Quant aux incisives temporaires, elles sortent successivement dans les deux derniers mois de la gestation et les deux premières semaines de la naissance. Quelquefois, le veau nouveau-né les montre toutes huit. Ordinairement, il ne lui manque que les coins, parfois les coins et les deuxièmes mitoyennes.

ANOMALIES. — Nous en connaissons peu d'exemples. M. Morot cite une vache pourvue de neuf incisives d'adulte ; la surnuméraire était une deuxième mitoyenne. Il a été signalé quelques cas de coins ayant pris la forme de canines, d'un seul côté ou des deux côtés. Magitot figure une curieuse hétérotopie de la première mitoyenne d'un bœuf ; cette dent était sortie bien en arrière du bord maxillaire, sous la langue ; la dent caduque persistait en bonne place. Le même auteur représente une mâchoire d'adulte dans laquelle deux incisives de deuxième dentition étaient restées incluses ; leurs dents caduques n'étaient pas tombées.

On peut observer du brachygnathisme supérieur se traduisant par la proéminence de la mâchoire inférieure, ou, au contraire, du brachygnathisme inférieur ; dans les deux cas, le mode d'usure des incisives se trouve modifié. Les bœufs ñata présentent un degré avancé de brachygnathisme supérieur.

Section II. — Molaires.

Les molaires viennent après une longue barre; la distance
du coin à la première molaire inférieure est de 11 à 12 centimètres en moyenne. On en compte six de chaque côté de chaque
mâchoire, dont trois prémolaires et trois arrière-molaires;
celles-ci sont beaucoup plus volumineuses que celles-là, et,
dans chaque groupe, le volume va croissant d'avant en arrière.

LONGUEUR DES AVANT-MOLAIRES ET LES ARRIÈRE-MOLAIRES, MESURÉES
SUR LA TABLE, SUR TROIS INDIVIDUS

		Mâchoire supérieure	Mâchoire inférieure
N° 1.	Avant-molaires .	53 millimètres	52 millimètres
—	Arrière-molaires .	86 —	88 —
N° 2.	Avant-molaires .	58 —	55 —
—	Arrière-molaires .	86 —	91 —
N° 3.	Avant-molaires .	59 —	54 —
—	Arrière-molaires .	87 —	93 —

LONGUEUR ET LARGEUR DES MOLAIRES DES 3 SUJETS DU TABLEAU CI-DESSUS
(prises sur la table)

MOLAIRES SUPÉRIEURES

	1re	2e	3e	4e	5e	6e
	mm mm	mm mm	mm mm	mm mm	mm mm	mm mm
N° 1	17 — 15	20 — 16,5	18 — 17,5	24 — 20,5	30 — 21	32 — 21
N° 2	18 — 16	20 — 17	19 — 18	23 — 20	31 — 21	33 — 21
N° 3	17 — 15	22 — 17	20 — 19	25 — 22	30 — 22	33 — 22

MOLAIRES INFÉRIEURES

	1re	2e	3e	4e	5e	6e
N° 1	11,4 »	20 — 12	22 — 13,5	23 — 15	26 — 15	40 — 15
N° 2	12 »	20,5 — 13	23 — 14	24 — 15	27 — 15	42 — 15
N° 3	12 »	20 — 13	22 — 14	23 — 15	28 — 15	44 — 15

Les arcades molaires de chaque mâchoire sont notablement
plus distantes que dans les Solipèdes; les inférieures sont presque
parallèles, elles croisent l'axe des branches maxillaires de telle
manière qu'elles ne participent pas à leur divergence; les supérieures sont convergentes en avant, presque parallèles dans le
restant de leur étendue. Nous avons mesuré chez les trois sujets
ci-dessus :

	Entre les 2 premières p.-m.		Entre les 2 premières a.-m.		Entre les 2 dernières a.-m.	
	Sup.	Inf.	Sup.	Inf.	Sup.	Inf.
	mm	mm	mm	mm	mm	mm
No 1	85	87	107	84	107	84
No 2	67	68	83	74	85	84
No 3	75	64	90	64	89	61

Les tables sont obliques comme chez les Solipèdes, c'est-à-dire
que le bord externe est proéminent dans les molaires supérieures, le bord interne dans les molaires inférieures.

A. Molaires supérieures (fig. 110). — Les *arrière-
molaires* ou molaires permanentes ont quelque ressemblance
avec celles du cheval ; l'émail dessine sur leur table un B à
boucles internes, ainsi que dans ce dernier ; la différence principale réside dans le denticule annexe, qui est réduit à une
colonnette logée entre les deux croissants internes. Chacune de
ces dents, envisagée en particulier (fig. 111), se compose d'une
couronne et de trois racines. Les racines sont disposées deux en
dehors, une en dedans; elles ont de 1 à 2 centimètres de longueur ; l'interne est large, aplatie d'un côté à l'autre et présente
un sillon médian ; l'antéro-externe est la plus petite ; la postéro-
externe est moyenne en volume, aplatie d'avant en arrière. Le

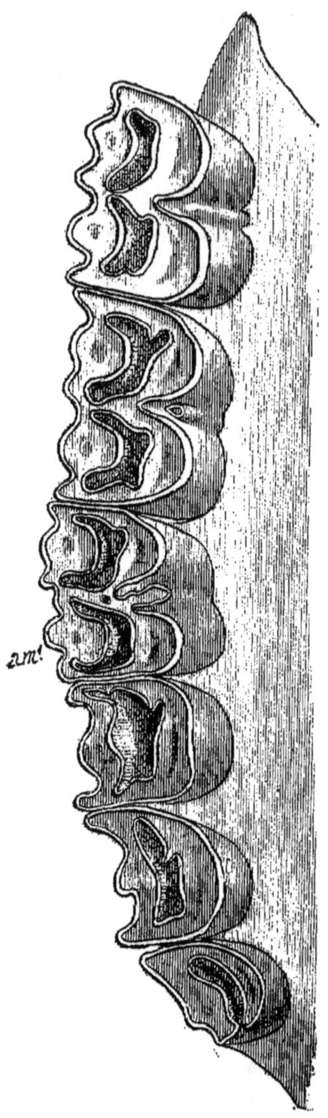

Fig. 110. — Arcade molaire supérieure d'adulte.
am¹, Première arrière-molaire.

collet d'où elles partent affecte un contour irrégulier, plus élevé
en dehors qu'en dedans.

La couronne ou fût a une hauteur moyenne de 4 centimètres
avant l'usure dont 15 à 18 millimètres environ sortent de la gencive. Elle est aplatie d'un côté à l'autre et offre à étudier : une

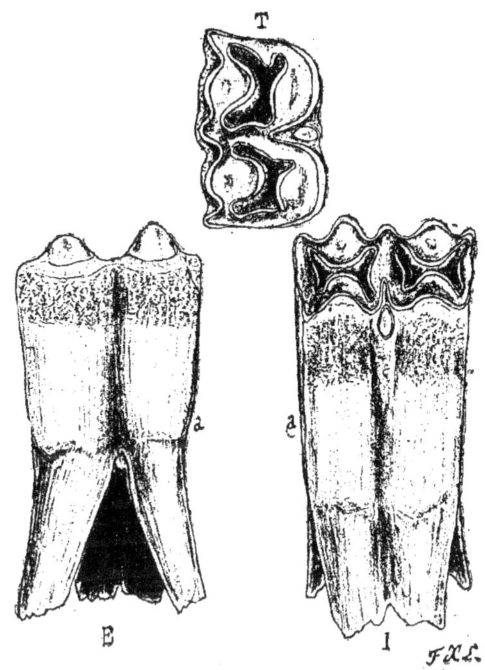

Fig. 111. — 2ᵉ arrière-molaire supérieure gauche d'une vache de 8 ans. —
E, face externe. — I, Face interne. — T, Table. — (La lettre *a* indique
le côté antérieur.)

face externe, une face interne, une face antérieure, une face
postérieure, une extrémité libre.

La face externe présente dans sa hauteur cinq reliefs ou plis
saillants d'émail ; l'antérieur, le médian et le postérieur rappellent les côtes externes des molaires des Solipèdes, mais sont
beaucoup plus étroits ; les autres sont intermédiaires aux précé-

dents, ils sont remplacés par deux cannelures chez les Solipèdes. Ces reliefs s'atténuent et disparaissent vers le collet ; ils sont séparés par quatre sillons ou plis rentrants d'émail qui sont plus ou moins comblés de cément ; l'un de ces sillons, plus marqué que les autres, aboutit à l'angle de séparation des racines.

La face interne est légèrement arrondie d'avant en arrière et de haut en bas ; elle est parcourue dans son milieu par un sillon qui, en s'opposant à la côte médiane externe, divise la dent en deux lobes, un antérieur, un postérieur. Ce sillon se prolonge sur la racine interne ; il loge un petit pilier cylindrique qui se détache à une certaine distance du collet et s'arrête avant d'atteindre l'extrémité libre, dans la dent non usée.

Les deux faces antérieure et postérieure s'élargissent notablement du côté du collet ; elles sont plus ou moins planes et usées au contact des dents adjacentes. La face postérieure de la troisième arrière-molaire termine l'arcade et tend à se convertir en un bord épais.

L'extrémité libre présente, à l'état vierge, quatre denticules, deux externes et deux internes, circonscrivant deux cavités et dessinant un B majuscule, plus la colonnette interlobaire. Lorsque la table est formée, on voit parfaitement la section de ces denticules : les externes figurent des ellipses à grand axe transversal, les internes des croissants presque réguliers, la colonnette un petit cercle d'émail indépendant, qui plus tard, se pédiculise, se joint au croissant antérieur et finit par disparaître.

On se rend un compte exact de la structure par l'examen d'une coupe longitudinale antéro-postérieure, et de la section transverse que réalise l'usure. Sur la coupe longitudinale (fig. 114), on voit deux cornets d'émail qui pénètrent profondément et qui sont beaucoup moins remplis de cément que dans les Solipèdes, parfois presque vides. Ces cornets faisaient d'abord saillie au fond de la cavité de la pulpe qui s'ouvrait toute grande à l'extrémité de la couronne; mais plus tard les racines se forment et la pulpe cède place à l'ivoire de nouvelle formation de nuance plus ou moins foncée.

Sur la table on voit : 1° l'émail périphérique, décrivant en dehors neuf plis alternativement saillants et rentrants, très mince en avant et en arrière, souvent même interrompu par l'usure, formant en dedans un pli angulaire profond dont le fond s'isole souvent et constitue un tout petit cercle d'émail qui s'interpose entre les émaux centraux ; c'est dans ce sillon angulaire que se trouve la petite île se transformant plus tard en presqu'ile, qui correspond au *denticule accessoire ;* — 2° deux émaux centraux, circonscrivant deux espaces étroits dans le milieu, élargis et plus ou moins bifurqués aux deux extrémités ; — 3° l'ivoire, compris entre l'émail périphérique et les émaux centraux, marqué d'étoiles dentaires au centre des denticules ; — 4° le cément, situé en dehors et en dedans, ainsi qu'à l'intérieur des cornets dentaires, coloré ordinairement en noir par un léger dépôt de tartre; il n'offre quelque épaisseur (1 à 2 millimètres) que sur la partie libre de la dent, encore est-il parfois presque absent à l'intérieur des cornets et souvent très peu abondant sur la face interne; la partie enchâssée n'en est recouverte que d'une couche excessivement mince, elle se cémente au fur et à mesure qu'elle sort de l'alvéole.

Il est à remarquer que la table des molaires du bœuf est plus accidentée transversalement, ses crêtes émailleuses plus vives que chez les Solipèdes.

Les arrière-molaires supérieures se distinguent entre elles à ce qu'elles augmentent de volume de la première à la dernière ; la première est toujours le plus usée, la dernière le moins; celle-ci est en outre remarquable par sa face postérieure un peu anguleuse et par sa racine postérieure très développée.

Les *prémolaires supérieures* sont unilobées et représentent assez bien, chacune, la moitié d'une arrière-molaire; elles se terminent par une seule paire de croissants circonscrivant une cavité et figurant ainsi un D au lieu d'un B. Elles n'ont guère plus de 2 à 3 centimètres de couronne, aussi leur collet arrive-t-il rapidement à la gencive. La première est particulièrement basse; elle mesure de 2 centimètres à 2 centimètres 1/2.

Les racines, au nombre de trois, deux externes, une interne, sont légèrement incurvées en arrière; celle-ci est la plus volumineuse; celles-là sont sensiblement égales; leur longueur est de 1 à 2 centimètres.

La couronne présente : une face externe s'élargissant à partir du collet, parcourue de trois reliefs longitudinaux séparés par deux sillons plus ou moins comblés de cément, — une face interne arrondie en tous sens — une extrémité libre qui, après usure, forme une table sur laquelle l'émail d'encadrement et l'émail central dessinent un D à boucle interne. L'espace circonscrit par l'émail central, c'est-à-dire la boucle du D, est plus ou moins diverticulé et comme bifurqué à ses deux extrémités, surtout en arrière.

Ces dents ne présentent rien de particulier quant à la structure.

On les distinguera les unes des autres par leur volume qui va croissant de la première à la troisième. La première est très facile à reconnaître à sa forte flexion en arrière et en dedans, et à sa face antérieure étroite, libre et comme refoulée; elle est toujours obliquement placée par rapport aux autres. La troisième est toujours moins usée et partant plus haute que la deuxième.

B. Molaires inférieures (fig. 112). — Les *arrière-molaires* sont très différentes des prémolaires. Les deux premières sont bilobées, la troisième est trilobée; elles sont beaucoup plus aplaties d'un côté à l'autre que leurs opposées de la mâchoire supérieure, et, au lieu de trois racines, elles n'en

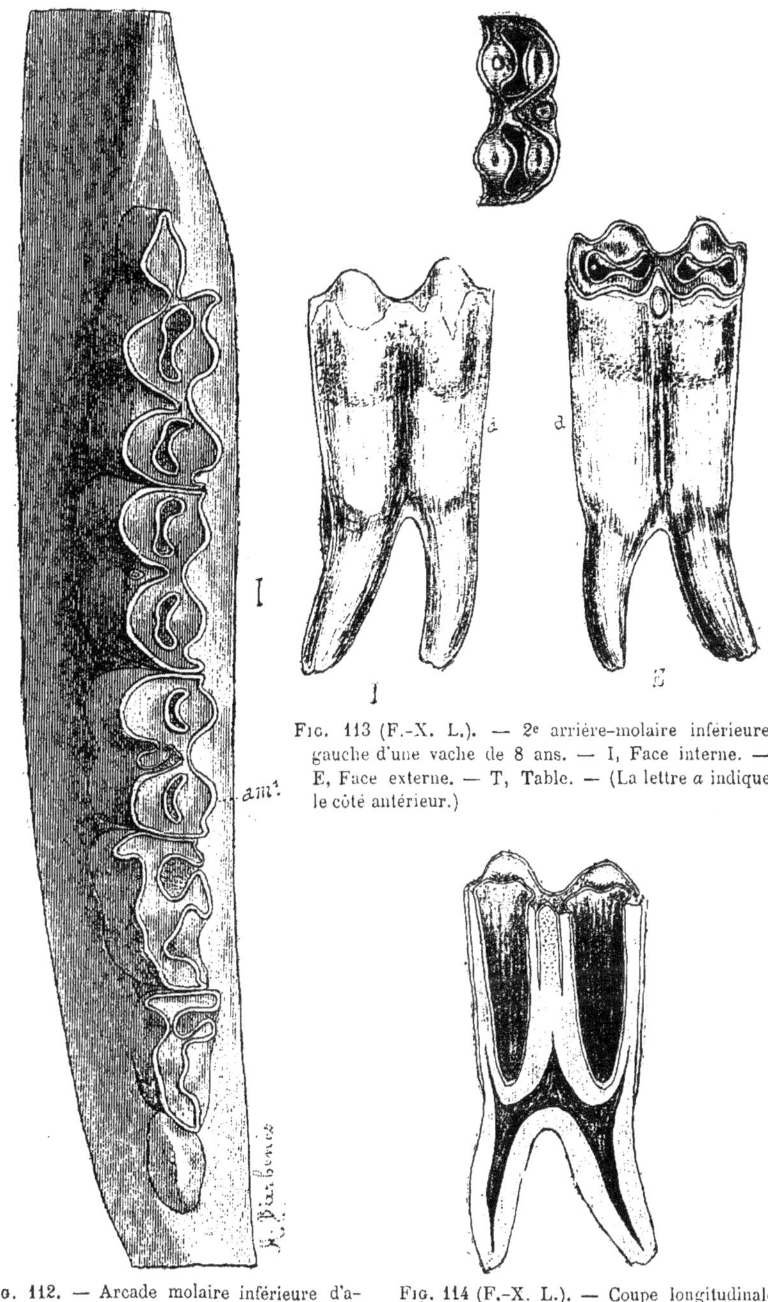

Fig. 113 (F.-X. L.). — 2e arrière-molaire inférieure
gauche d'une vache de 8 ans. — I, Face interne. —
E, Face externe. — T, Table. — (La lettre *a* indique
le côté antérieur.)

Fig. 112. — Arcade molaire inférieure d'a-
dulte. — *am¹*, Première arrière molaire. —
(Les lettres E et I indiquent le côté externe
et le côté interne).

Fig. 114 (F.-X. L.). — Coupe longitudinale
antéro-postérieure de la 2e arrière-molaire
inférieure gauche. — (Les cornets sont vides
de cément).

ont que deux l'une devant l'autre ; d'autre part, le B que dessine l'émail sur leur table est tourné en sens inverse, c'est-à-dire que ses boucles sont externes.

Les racines ont 2 centimètres à 2 centimètres 1/2 de longueur ; elles sont incurvées et obliques en arrière ; la postérieure est la plus volumineuse, elle est énorme dans la dernière où elle fait suite au lobe moyen et au lobe postérieur.

La couronne est haute de 4 à 5 centimètres en moyenne avant l'usure. Elle offre à étudier (fig. 113) : une face externe, divisée en deux lobes arrondis par un sillon médian d'où se détache un petit pilier plus ou moins noyé dans le cément ; on trouve un deuxième sillon sur la dernière dent, qui présente ainsi trois lobes au lieu de deux, et deux colonnettes au lieu d'une — une face interne limitée, en avant et en arrière, par un bord saillant, présentant deux reliefs hémicylindriques et trois cannelures qui disparaissent vers le collet ; la cannelure médiane, la plus large, aboutit à l'angle de séparation des racines, les deux autres sont étroites et presque effacées par le cément ; — une face antérieure et une face postérieure par lesquelles les dents sont en contact, faces planes et plus ou moins usées vers la table. La dernière molaire présente, au lieu d'une face postérieure, un troisième lobe anguleux qui s'élargit de haut en bas ; — enfin une extrémité libre, à quatre denticules, deux externes et deux internes, circonscrivant deux cavités. Lorsque la table est formée, on voit très bien les sections circulaires des denticules internes et les sections semi-lunaires des denticules externes ; on voit aussi un petit îlot d'émail situé dans l'angle de ces derniers et correspondant à la colonnette interlobaire, îlot qui devient presqu'île et finit par disparaître. Les espaces circonscrits par les émaux centraux sont très rétrécis dans le milieu, élargis à leurs extrémités ; ils figurent assez bien des 8 de chiffre plus ou moins infléchis.

Au point de vue de la structure (fig. 114), nous ferons la même remarque relative au cément que nous avons déjà faite pour les molaires supérieures.

Quant à la distinction des arrière-molaires inférieures entre elles, elle est facile, attendu qu'elles augmentent de volume et diminuent d'usure de la première à la dernière; les colonnettes externes sont parfois absentes sur la troisième qui est, d'autre part, on ne peut mieux caractérisée par son troisième lobe lequel, sur la table, forme appendice à la boucle postérieure du B.

Les *prémolaires inférieures* font transition aux molaires tranchantes; on dirait que leurs cornets dentaires se sont effondrés sur la face interne, et qu'elles se sont atrophiées à leur partie postérieure par suite de la compression exercée par les arrière-molaires. La première, peu volumineuse, ressemble tout à fait à une dent de Carnivore; sa couronne, haute de 1 centimètre 1/2 environ, présente deux faces convexes qui se réunissent sur un bord tranchant et pointu; la face interne porte en arrière une petite éminence conique à base inférieure. La deuxième et la troisième sont assez semblables, à part le volume qui est plus grand pour celle-ci que pour celle-là; leur face externe présente, vers le quart postérieur, un léger sillon accusant une tendance à la bilobation; le lobe postérieur est comme avorté; leur face interne, limitée en avant et en arrière par un bord saillant, présente deux plis profonds d'émail séparés par un relief cylindrique; le pli antérieur forme une cannelure largement ouverte; le pli postérieur est plus ou moins fermé et oblitéré de cément; tous deux représentent certainement des vestiges de cornets émailleux. Leur face postérieure est plane. Leur face antérieure est convertie en un simple bord, du fait de l'amincissement de la dent d'arrière en avant. Leur extrémité libre forme, après usure, une table étroite où l'on voit les deux plis profonds d'émail qui ont été signalés sur la face interne; le postérieur s'isole parfois à la manière d'un émail central indépendant.

La deuxième prémolaire se distingue de la troisième, non seulement à son volume moindre, mais encore à ce qu'elle présente souvent un petit pilier surgissant du fond de sa cannelure interne.

La première est biradiculée, les deux autres sont triradiculées. La troisième racine de celles-ci est très grêle; elle est médio-externe.

MOLAIRES DE PREMIÈRE DENTITION. — Au nombre de $\frac{3\text{-}3}{3\text{-}3}$, elles équivalent dans leur totalité à l'ensemble des molaires de l'adulte, et non pas seulement aux molaires remplaçantes. Voici la hauteur de leur couronne, prise avant l'usure, et la part de chacune dans l'arcade dont elle fait partie :

1ʳᵉ Sup.		2ᵉ Sup.		3ᵉ Sup.		1ʳᵉ Inf.		2ᵉ Inf.		3ᵉ Inf.	
Haut.	Long.	Haut.	Long.	Haut.	Long.	Haut.	Long.	Haut.	Long.	Haut.	Long.
mm	mm	mm	mm	mm	mm	mm	mm	mm	mm	mm	mm
13	— 15	20	— 23	24	— 25	10	— 8	15	— 19	24	— 32

Molaires supérieures (fig. 115). — La première est presque deux fois moins volumineuse que les suivantes. Avec son bord antérieur refoulé, sa cavité unique, elle ressemble beaucoup à la première prémolaire remplaçante; mais elle est fortement aplatie d'un côté à l'autre, et sa racine interne est très grêle. La face externe présente, vers le tiers antérieur, une côte oblique bordée, en avant, d'une rainure profonde, en arrière, d'une légère dépression. La face interne constitue une paroi très mince, échancrée dans son milieu et souvent incomplète, à la cavité dentaire. L'extrémité montre une cavité dentaire divisée

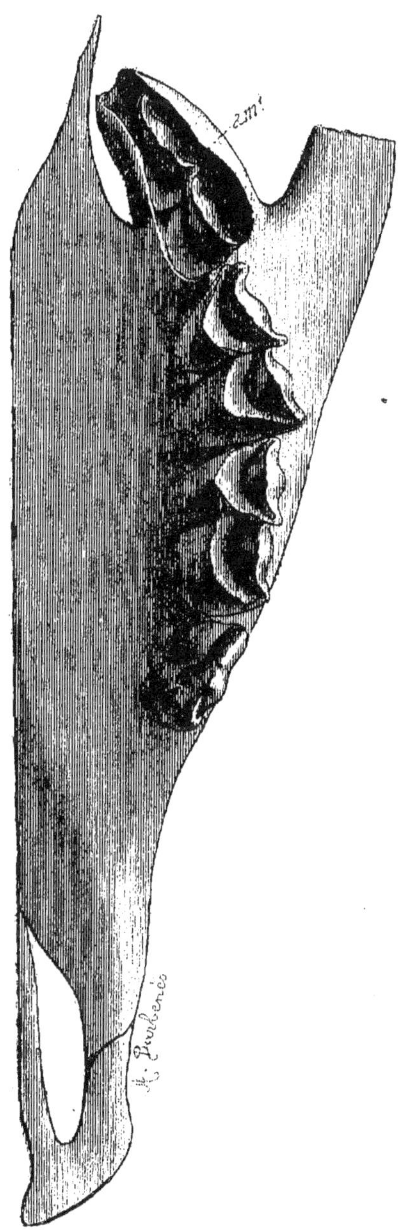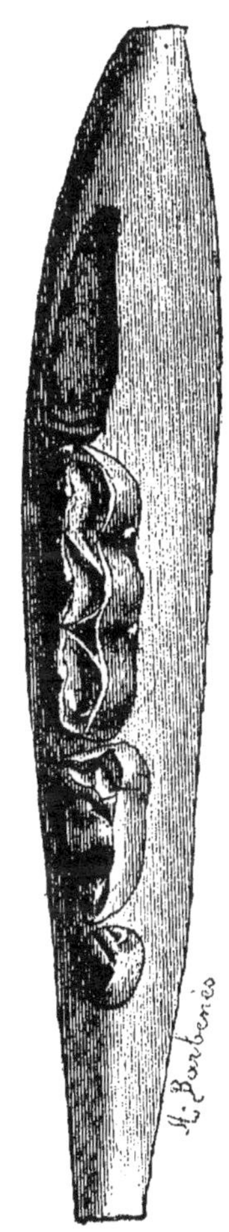

Fɪɢ. 115. — Une arcade molaire supérieure d'un
veau de 8 jours. — *am¹*, Première arriére-
molaire dans son follicule. — La 1ʳᵉ molaire de
lait avait juste traversé la gencive.

Fɪɢ. 116. — Arcade molaire inférieure d'un veau de 8 jours. —
(Le côté interne est à gauche).
— La 1ʳᵉ molaire était encore
sous la gencive.

à son fond en deux petits culs-de-sac, ce qui témoigne, avec le sillon de la face interne, d'une tendance manifeste à la bilobation.

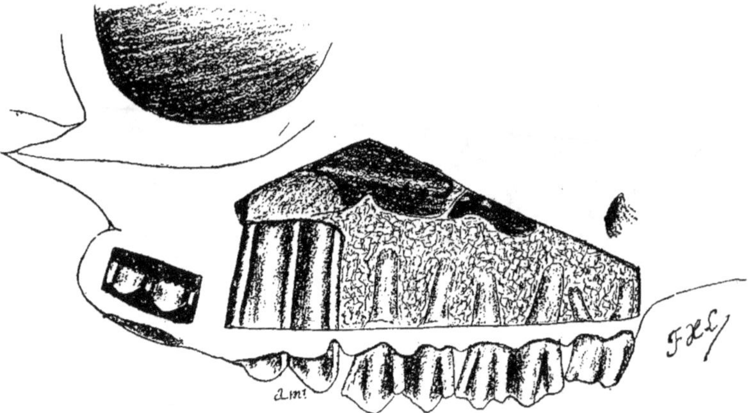

FIG. 117. — Molaires supérieures en place d'un veau de 4 mois. — am¹, première arrière-molaire ; la 2ᵉ est en voie de développement. — (Réduit de 1/3).

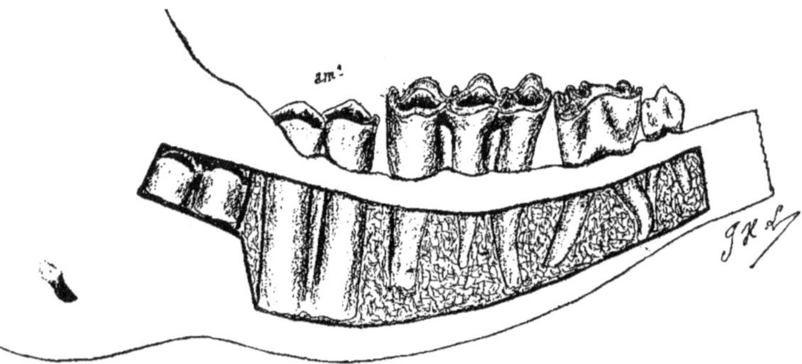

FIG. 118. — Molaires inférieures en place d'un veau de 4 mois. (Réduit de 1/3).

Les deux autres molaires de lait sont franchement bilobées et à quatre denticules formant le B, comme les arrière-molaires, avec cette différence toutefois qu'elle sont beaucoup plus étroites et moins hautes. La deuxième se distingue de la troisième : 1° à

l'aplatissement de son croissant antéro-interne, qui est en outre
en contre-bas, 2° à l'absence du denticule accessoire, lequel est

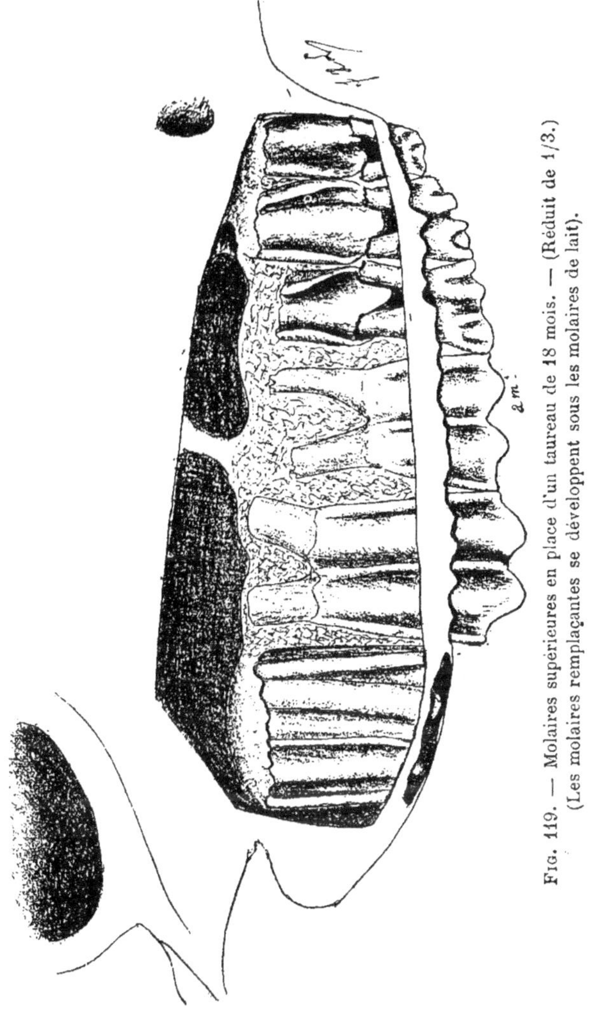

Fig. 119. — Molaires supérieures en place d'un taureau de 18 mois. — (Réduit de 1/3.)
(Les molaires remplaçantes se développent sous les molaires de lait).

au contraire très marqué sur la troisième ; 3° enfin, à la disposition des racines, au nombre de trois, une pour le lobe antérieur,
(c'est la plus grosse), les deux autres pour le lobe postérieur ;
tandis que la troisième molaire porte deux racines externes et

une interne, cette dernière volumineuse, tendant au dédoublement.

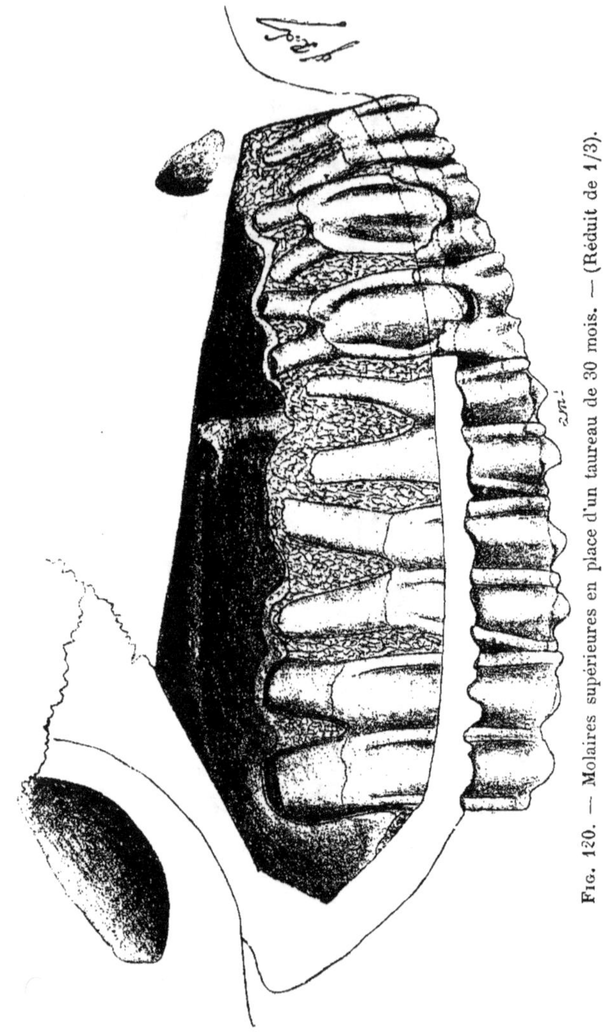

Fig. 120. — Molaires supérieures en place d'un taureau de 30 mois. — (Réduit de 1/3).

Molaires inférieures (fig. 116). — Les deux premières ont
l'aspect de prémolaires ; la troisième rappelle la dernière
arrière-molaire.

La première, très petite et pointue, est légèrement sillonnée sur chacune de ses faces et présente, en arrière, deux petites

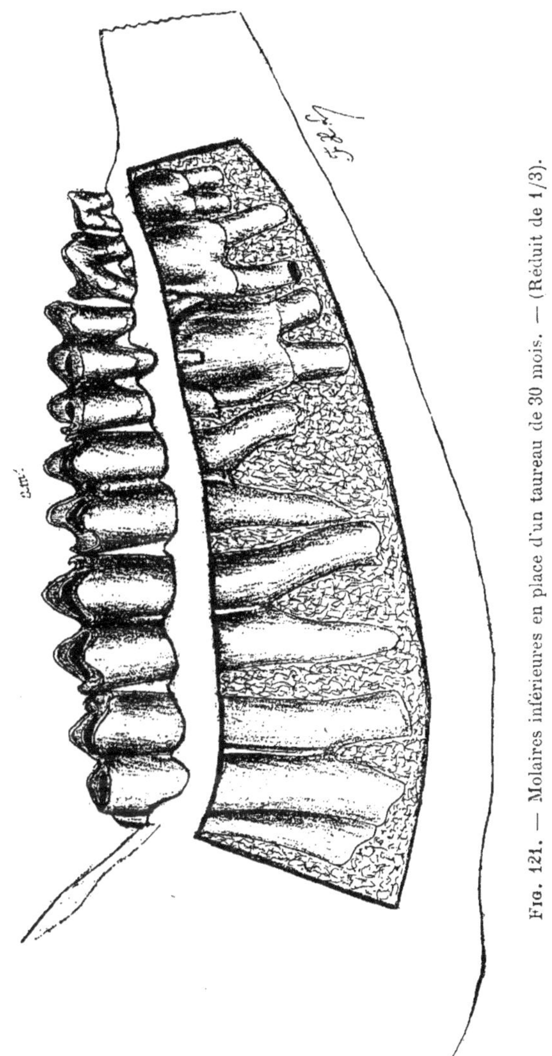

Fig. 121. — Molaires inférieures en place d'un taureau de 30 mois. — (Réduit de 1/3).

fossettes; elle est donc moins simple que ne l'est la première prémolaire de l'adulte. Elle a deux racines.

La deuxième est tout à fait comparable à sa remplaçante ; elle s'épaissit d'avant en arrière et montre, sur sa face interne, deux plis rentrants d'émail, le postérieur donnant accès dans une cavité triangulaire semi-cloisonnée qui s'ouvre à l'extrémité libre. Elle n'a que deux racines.

La troisième est à triple paire de croissants ; elle montre conséquemment trois cavités dentaires externes successives, qui vont en augmentant d'avant en arrière, sans compter un petit cul-de-sac conique qu'on remarque sur la dent vierge entre les deux premiers cornets dentaires. La face externe présente deux profonds sillons au bas desquels on voit se détacher de courtes colonnettes. La face interne est limitée par deux bords saillants qui convergent vers le collet ; on y voit la saillie des trois denticules internes avec deux larges sillons intermédiaires. Cette dent est pourvue de trois racines : une antérieure, une postérieure et une médiane externe ; la médiane est la plus petite, la postérieure la plus forte. On la distinguera aisément de la troisième arrière-molaire, non seulement à son faible volume et à ses racines, mais encore à ce que son troisième lobe est le plus gros et qu'il est creusé d'une cavité dentaire, tandis qu'il est le plus petit dans la dernière molaire d'adulte et se termine en mamelon.

Chronologie du développement (fig. 117 à 121). — Les organes adamantins des molaires, caduques ou remplaçantes, se forment simultanément avec ceux des incisives de même dentition (voy. p. 244).

Celui de la première arrière-molaire se détache de la lame dentaire chez l'embryon de 12 à 14 centimètres ; il est suivi de très près par l'organe de la deuxième ; on ignore la date d'apparition du bourgeon de la troisième.

Les premiers chapiteaux éburnés se montrent dans les follicules des molaires temporaires du troisième au quatrième mois de la gestation ; la première dent est en retard sur les deux autres.

Les molaires remplaçantes s'ébauchent vers 12 à 15 mois
La première arrière-molaire — 6 à 8 mois de gestation.
La deuxième arrière-molaire — 3 à 4 mois après la naissance.
La troisième arrière-molaire — 12 à 15 mois

Les molaires caduques font *éruption* à peu près en même temps que les incisives, à partir du huitième mois de la gestation. Elles sortent successivement d'arrière en avant ; la première est toujours notablement en retard sur les deux autres, le plus souvent elle ne traverse la gencive qu'après la naissance, dans les deux premières semaines.

Girard et Simonds donnent pour les molaires d'adulte des dates de sortie très discordantes.

D'après	1re	2e	3e	4e	5e	6e
Girard . .	2 ans à 2 1/2	1 an à 1 1/2	3 ans à 3 1/2	18 mois	2 ans à 2 1/2	3 ans, j. 4
Simonds .	2 ans 1/2	2 ans 1/2	2 ans 1/2 à 3 a	6 mois	15 mois	2 ans

Nos observations confirment approximativement les données du professeur Simonds, comme on en peut juger :

1re	2e	3e	4e	5e	6e
26 à 30 mois	26 à 30 mois	30 à 34 mois	4 à 6 mois	15 à 18 mois	2 ans à 2 1/2

Les deux premières prémolaires font éruption à peu près simultanément à la mâchoire supérieure, tandis qu'à la mâchoire inférieure, la deuxième a généralement deux ou trois

mois d'avance sur la première. La dernière molaire met longtemps à dégager son lobe postérieur ; elle sort d'ordinaire vers
deux ans, mais elle ne commence à user qu'à deux ans et demi
environ.

En général, il y a à peu près synchronisme d'éruption entre
la première mitoyenne remplaçante et les deux premières prémolaires, d'une part, entre la deuxième mitoyenne remplaçante et la troisième prémolaire, d'autre part.

Le développement des molaires est beaucoup moins influencé
par la précocité que celui des incisives ; leurs dates d'éruption
varient tout au plus de trois ou quatre mois à l'état physiologique. Aussi est-ce certainement par erreur que Girard et tous
ceux qui l'ont copié donnent les dates ci-dessus, si différentes
des dates vraies.

Modifications consécutives. — Les molaires du bœuf, de
même que celles du cheval, n'ont pas achevé leur éruption dès
qu'elles ont pris contact de leurs opposées ; elles continuent à
pousser jusqu'à émergence de leur collet, de manière à compenser l'usure qu'elles éprouvent et à maintenir constante leur
saillie dans la bouche, qui est de 1^{cm},50 à 2 centimètres. Cette
pousse dure d'autant moins que la dent envisagée est préalable-
ment moins haute ; elle se poursuit pendant un grand nombre
d'années, voire jusqu'à la fin de la vie, dans les arrière-molaires,
dont la hauteur du fût atteint ou dépasse 4 centimètres ;
elle s'achève beaucoup plus vite dans les prémolaires hautes
seulement de 2 à 3 centimètres, et surtout dans la première
prémolaire inférieure, dont la couronne atteint à peine la hauteur
de la table.

HAUTEUR DU FUT DES ARRIÈRE-MOLAIRES D'UNE VACHE DE 7 A 8 ANS

1re		2e		3e	
Supérieure	Inférieure	Supérieure	Inférieure	Supérieure	Inférieure
22mm	23mm	30mm	31mm	35mm	38mm

Lorsque les arcades sont au complet, les molaires usent d'environ 1 millimètre et demi à 2 millimètres par an ; on en peut déduire que la longévité dans l'espèce bovine a pour terme l'âge de vingt à vingt-cinq ans.

Les incisives durent moins que les molaires ; vers quatorze ou quinze ans, il n'en reste plus guère que la racine formant chicot au ras de la gencive.

La première molaire de lait présente son collet à la gencive à un mois, la deuxième à quatre mois, la troisième vers huit à dix mois. Ces dents se raccourcissent ensuite jusqu'à ce qu'elles tombent, rongées et expulsées par leurs remplaçantes.

Quant aux modifications éprouvées par les maxillaires du fait du développement et de la pousse des dents, elles sont de même ordre que chez les Solipèdes, mais beaucoup moins prononcées, en raison du volume moindre des dents et de leur implantation moins profonde.

Anomalies. — Nous avons déjà dit que, très exceptionnellement, on voit réapparaître à la mâchoire supérieure la dent atavique pm^1 sous forme rudimentaire.

M. Morot a signalé une vache de sept ans dont les arcades molaires droites, supérieure et inférieure, présentaient 7 dents au lieu de 6 ; la surnuméraire était placée en dedans de la deuxième et de la troisième à la mâchoire supérieure, entre la troisième et la quatrième à la mâchoire inférieure ; elle résultait vraisemblablement de la duplication d'une molaire remplaçante.

Les anomalies d'usure sont plus rares que dans les Solipèdes ; les bœufs les plus âgés ont souvent leurs molaires régulières. Cela tient sans doute à ce que la pousse est moins intense et aussi à ce que les mouvements de diduction de la mâchoire inférieure sont toujours plus que suffisants pour user les tables dans toute leur largeur.

ARTICLE II. — DENTS DU BUFFLE

Nous avons étudié principalement le buffle italien.

Les huit incisives de cet animal se font remarquer par leur longueur, leur fixité, et leur disposition relevée comme dans le mouton et la chèvre. La hauteur de leur couronne, mesurée sur la face convexe, atteint 35 à 40 millimètres dans les pinces d'adulte, 30 à 35 millimètres dans les coins. La face antérieure ressemble beaucoup à la face homologue des incisives remplaçantes des Solipèdes ; elle est cannelée, courbée et progressivement croissante comme elle. La face postérieure est taillée en biseau ; on y voit un léger relief. La racine part d'un collet bien marqué et atteint 2 centimètres à 2 centimètres 1/2 de longueur.

Du centre aux extrémités de l'arcade, il n'y a pas la même décroissance de volume que dans le bœuf ; les coins sont presque aussi volumineux que les pinces.

Les incisives de lait se reconnaissent à leur volume moindre et surtout à leur brièveté.

Les molaires des buffles sont en même nombre et du même type que celles du bœuf domestique. Cependant les prémolaires,

la première surtout, sont plus développées que dans ce dernier.
Les chiffres suivants donnent en moyenne le rapport de longueur des avant-molaires et des arrière-molaires, aux deux
mâchoires.

	Supérieures	Inférieures
Prémolaires . . .	60 millimètres	58 millimètres
Arrière-molaires . .	85 —	92 —

Les arrière-molaires supérieures se distinguent de celles du

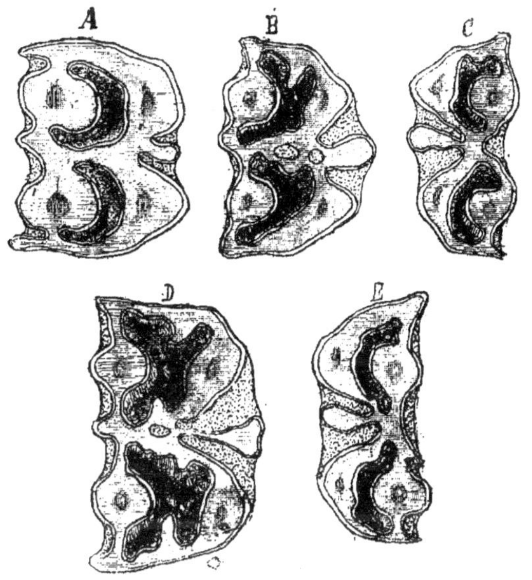

Fig. 122 (F.-X. L.). — A, Buffle indien, 5ᵉ molaire supérieure droite
(am²), très usée).
  B, Buffle italien, 5ᵉ molaire supérieure droite (moyennement usée).
  C, Buffle italien, 5ᵉ molaire inférieure droite.
  D, Bœuf Condinh de Cochinchine, 5ᵉ molaire supérieure droite (am²).
  E, Bœuf Condinh de Cochinchine, 5ᵉ molaire inférieure droite.

bœuf (fig. 122) : 1° à l'aplatissement antéro-postérieur et à
l'étroitesse de leurs denticules, principalement des internes ;
2° à leur colonnette interlobaire, très saillante, simulant un

3° lobe sur la face interne ; le cercle d'émail, qui correspond à cette colonnette sur la table, s'unit de bonne heure au restant de l'émail par un pédicule allongé.

Les arrière-molaires inférieures (fig. 122) présentent le même aplatissement de leurs denticules que ci-dessus ; leur colonnette interlobaire est plus développée que chez le bœuf, elle forme sur la table une longue anse émailleuse; les émaux centraux sont plus diverticulés. La dernière molaire se distingue, en outre, par son lobe postérieur volumineux, portant un émail central sur la table.

Les prémolaires, aux deux mâchoires, participent des différences présentées par les arrière-molaires ; la première est notablement plus volumineuse que dans le bœuf.

Les différences qui viennent d'être signalées dans les molaires ne sauraient à elles seules caractériser le type bubalin, attendu que nous avons trouvé des caractères de transition chez divers bœufs exotiques ; le bœuf Condinh de Cochinchine, certains zébus se font particulièrement remarquer par leurs molaires semblables à celles des buffles (fig. 122).

Sous-Chapitre II. — DÉTERMINATION DE L'AGE

Article premier. — AGE DU BŒUF

Dépourvus d'incisives supérieures et de crochets aux deux mâchoires, les bœufs offrent, comme en une sorte de compensation, deux incisives inférieures de plus que les chevaux et des cornes frontales, de façon que, si quelques points de repère sur lesquels on s'est appuyé quand il s'est agi des Solipèdes manquent, il s'en présente de nouveaux. Nous trouvons des rensei-

gnements dans l'examen : 1° des dents, 2° des cornes. Poursui‑
vons-les et contrôlons-les les uns par les autres.

Section I. — Renseignements fournis par les dents.

Il est difficile aujourd'hui, en France, de formuler des règles
générales pour la connaissance de l'âge des bêtes bovines. Nous
sommes dans une période de transition ; il y a en ce moment dans
notre pays deux sortes de populations bovines, l'une restée ce
qu'elle était jadis, aux mains de personnes étrangères encore
aux procédés zootechniques d'amélioration du bétail, entretenue
sur des terres ingrates qu'elle doit servir à cultiver ; l'autre
modifiée profondément par une alimentation intensive aidée de la
suppression complète ou à peu près du travail, ou bien ayant
reçu, par croisement, du sang de races fort améliorées depuis
près d'un siècle.

L'évolution des dents est différente sur ces deux sortes de
populations, ainsi que nous l'avons antérieurement dit en par‑
lant de la précocité. D'où la nécessité d'examiner séparément
la dentition des bêtes communes et celle des animaux améliorés.

Mais, si l'évolution diffère, les principes sur lesquels on s'ap‑
puie restent les mêmes. Ce sont les suivants :

1° Apparition et usure des incisives de lait ;

2° Date de la chute des dents de lait et de l'éruption des
remplaçantes ;

3° Usure et nivellement des incisives permanentes ;

4° Formes successives de la table et de son étoile den‑
taire ;

5° Raccourcissement et écartement progressifs des incisives.

Bien que, en raison de la conformation de la bouche des bêtes
bovines et de leur indocilité, il ne soit pas facile d'explorer la

cavité buccale, nous y ajouterons néanmoins comme moyens complémentaires :

1° Epoques d'apparition et de chute des molaires temporaires;

2° Dates de l'apparition des arrière-molaires.

Avant de les mettre en pratique, il est utile de présenter quelques observations destinées à éviter des surprises aux débutants.

Les deux incisives d'une même paire ne tombent pas ensemble avec autant de régularité et de fréquence que chez les Solipèdes. Il est commun d'en voir tomber une et sa remplaçante arriver à peu près à niveau avant que sa congénère ne tombe à son tour. Lorsqu'il en est ainsi, c'est habituellement la dent du côté gauche dont la chute s'effectue la première. Inversement, nous avons vu quelquefois quatre incisives tomber à la fois.

Les dents de remplacement étant notablement plus larges que celles de lait, il arrive que, quand un bœuf en a six, les secondes mitoyennes ont passé en avant des coins de lait pour se loger et en masquent la présence à l'observateur qui se contente de regarder la mâchoire de face et non aussi par dessus. Ce peut être une cause d'erreur.

Dans la dentition de lait, à partir d'un an, les dents s'écartent plus que dans celle de remplacement; cet écartement se fait sentir particulièrement sur les pinces et les premières mitoyennes. Il est dû beaucoup plus à l'élargissement de la mâchoire, à son renforcement indispensable pour loger les dents permanentes qu'à l'usure des caduques.

Dans la dentition permanente, l'écartement est variable de bête à bête; il peut se manifester sur l'une quelconque des paires d'incisives ou ne pas se montrer tant que les dents n'arrivent pas à l'état de chicots. C'est donc un signe incertain, contingent, qui n'a qu'une valeur secondaire.

En raison des irrégularités dans l'apparition des dents remplaçantes, l'usure ne se fait pas toujours très régulièrement et
progressivement des pinces aux coins. De toutes les incisives,
les coins sont celles qui présentent le plus de variantes dans leur
remplacement, dans le temps qu'elles emploient pour arriver à
hauteur et dans leur usure. On ne retire pas de leur examen des
renseignements aussi instructifs que sur les chevaux.

Les variations de la dentition des Ruminants obligent à n'établir de chiffres de dates qu'en s'appuyant sur de très nombreuses
observations. Mais pour tirer de celles-ci le parti le meilleur,
l'emploi des moyennes doit être proscrit et remplacé par la
méthode de sériation. On catégorise les dates et on fait choix de
celles qui se présentent le plus souvent dans chaque division
comme l'expression la plus approchée d'une loi.

I. DENTITION DES BÊTES BOVINES COMMUNES

Nous allons la suivre depuis la naissance du veau jusqu'à la
date où il est possible d'en tirer les derniers indices d'un âge à
peu près certain. On a dit qu'il n'y a pas d'utilité à s'occuper de
l'âge du veau pendant les premiers mois de sa vie. C'est une
erreur ; ne serait-ce qu'au point de vue de l'alimentation et de
l'inspection des viandes, il importe de savoir, d'aussi près que
possible, quel est l'âge des jeunes sujets livrés à la boucherie.

A la naissance (fig. 123.) — L'un de nous a démontré que l'état de la
dentition du veau à sa naissance est en rapport avec la durée de la gestation ; plus celle-ci a été longue, plus le nombre des incisives ayant percé
la gencive est élevé. Les races communes, en général, portant leur
fruit plus longtemps que les précoces, il en résulte que la dentition
est au moins aussi avancée chez celles-là que dans celles-ci.

Tous ceux qui ont écrit avant nous sur l'âge, sauf Bardonnet des Martels, ont dit que le veau naissait quelquefois sans incisives, d'autres fois avec 4, 6 et exceptionnellement avec 8. Jusqu'ici nous n'avons pas encore vu un veau à sa naissance que nous n'ayons trouvé pourvu d'au moins 4 incisives et dans la majorité des cas, il en avait davantage. Notre relevé d'observations donne la proportion suivante :

Nés avec 6 incisives, 5 pour 10
—   8   —   4 —
—   4 — 1 —

Lorsque les incisives font défaut, Lecoq dit que les pinces se montrent trois ou quatre jours après la naissance, les premières mitoyennes vers huit ou dix jours, les secondes vers vingt jours et les coins vers le vingt-cinquième jour. Cette assertion n'est pas exacte et elle fut cause qu'on accepta, pour la boucherie, des veaux qu'on considérait comme âgés d'au moins vingt-cinq jours parce qu'ils avaient toutes leurs dents, alors qu'ils n'avaient que quarante-huit heures en réalité.

Quand le veau naît avec quatre dents, cinq à six jours suffisent pour que les autres apparaissent, et, s'il en portait six à la naissance, nous avons vu les coins se montrer de deux à quatre jours après.

Lors d'une épizootie d'avortement à la ferme d'application de l'école vétérinaire de Lyon où les veaux étaient expulsés généralement au début du huitième mois de la gestation et dont plusieurs vécurent et furent élevés comme s'ils provenaient de mise-bas normale, nous avons constaté avec surprise que tous possédaient déjà des dents ; les uns en avaient quatre, d'autres six, et un en avait sept. Nos recherches bibliographiques nous ont appris, depuis, que Bardonnet des Martels avait fait, de son côté, des constatations semblables. Lorsque l'animal n'avait que quatre dents, quinze jours suffisaient pour que l'apparition des autres se fît. Il nous est arrivé, à deux reprises, d'observer l'apparition de la seconde paire de mitoyennes avant la première et une fois de voir un coin se montrer en même temps qu'une première mitoyenne.

A 15 jours. — Quel qu'ait été l'état de la dentition à la naissance, à 15 jours, le veau a toutes ses incivises de lait, mais la mâchoire n'est pas complètement *au rond*, les coins n'ayant pas achevé leur éruption. La première molaire temporaire sort; les deux suivantes étaient sorties auparavant.

De 3 semaines à 3 mois. — Aucun indice de valeur n'est fourni par les dents, dont l'animal n'a pas eu à faire usage, puisqu'il est encore soumis au régime de l'allaitement, mais la taille guide quelque peu et l'apparition des cornillons (voyez plus loin page 295) est un bon repère.

De 3 à 4 mois. — Les coins sont arrivés à hauteur et l'arcade est au rond. Dents généralement vierges ou à peine touchées.

De 4 à 5 mois (fig. 124). — Les pinces et les premières mitoyennes commencent à user par leur bord antérieur. La 1re arrière-molaire pointe aux deux mâchoires.

A 6 mois. — Les secondes mitoyennes sont touchées et souvent, mais non constamment, les coins. La 1re arrière-molaire atteint le niveau de la table.

De 6 à 9 mois (fig. 125). — L'usure progresse sur toutes les dents. Mais on remarquera que de 6 à 9 mois l'usure est fort variable ; elle est subordonnée au régime auquel ont été soumis les veaux. A-t-on voulu en faire des souches d'étables et les a-t-on allaités jusqu'à 6, 7 et 8 mois, l'usure existe à peine ou même ne se voit pas. Ont-ils été sevrés brusquement à 5 ou 6 semaines et mis au régime de fourrages grossiers, l'usure est considérable ; on en voit de bons exemples sur les veaux de la Corse et de l'Afrique du Nord dont parfois les incisives sont aussi usées à l'âge de 4 mois que sur d'autres à 1 an.

De 10 à 12 mois. — Nivellement des pinces.

A 14 mois (fig. 126). — Nivellement des premières mitoyennes.

De 15 à 18 mois (fig. 127). — Éruption de la 2e arrière-molaire. Dépression de l'arcade incisive dans son centre. Nivellement des secondes mitoyennes. Les dents se raccourcissent et s'espacent plus ou moins, les pinces surtout. Ces dernières sont branlantes.

Nous répétons que le nivellement des dents varie de trois à quatre mois suivant le régime. Il est plus tardif chez les bêtes nourries aux farineux, aux résidus industriels, que chez les animaux de pâturage. Jusqu'à l'époque de remplacement des incisives, la longueur des cornes et la taille du sujet sont des indices moins trompeurs que le degré d'usure des incisives.

De 20 à 22 mois. — Chute des pinces de lait et apparition des remplaçantes. Nivellement des coins.

De 22 à 24 mois (fig. 128). — Les pinces de remplacement arrivent à hauteur.

De 25 à 28 mois. — Le bord des pinces commence à s'entamer ; c'est d'après l'évaluation de son usure qu'on apprécie l'âge. Éruption de la dernière molaire. Chute de la 1re et de la 2e molaire caduques.

De 29 à 31 mois. — Les deux premières molaires de remplacement arrivent à la table. Les premières mitoyennes de lait sont réduites à des chicots, déchaussées et branlantes. Souvent elles tombent à cette époque en même temps que la dernière molaire caduque. La 3ᵉ arrière-molaire achève de se dégager de la gencive.

A 32 mois (fig. 129). — Les premières mitoyennes sont tombées et l'on aperçoit le bord antérieur des remplaçantes. Habituellement, l'une d'elles a une avance d'une quinzaine de jours sur l'autre.

A 33 mois (fig. 130). — Les premières mitoyennes permanentes arrivent à hauteur.

De 34 à 35 mois. — La 3ᵉ prémolaire atteint le niveau de la table.

De 38 à 40 mois (fig. 131). — Chute et remplacement des secondes mitoyennes. Même observation que pour les premières relativement au défaut de synchronisme dans la chute.

De 41 à 50 mois. — L'usure progresse sur les pinces et les premières mitoyennes ; elle commence sur les deuxièmes mitoyennes. Il est utile de contrôler ces indices par l'examen des cornes.

De 50 à 54 mois (fig. 132). — Chute et remplacement des coins; opérations souvent non simultanées de chaque côté. Les coins mettent plusieurs mois pour arriver à niveau, et il y a de si grandes variations d'animal à animal, qu'il nous paraît peu sûr d'indiquer le moment où toute la bouche arrive au rond comme une indication chronologique. En général ces dents ne commencent pas à user avant 5 ans.

A 57 mois (fig. 133). — Coins encore vierges habituellement; 2ᵉˢ mitoyennes usées d'environ $0^{mm},0013$, 1ʳᵉˢ mitoyennes de $0^{mm},022$, la table des pinces a environ un demi-centimètre d'épaisseur antéro-postérieure.

A 5 ans. — Les coins commencent à user.

A 5 ans 1/2 (fig. 134). — Coins légèrement entamés sur tout leur bord antérieur.

A 6 ans (fig. 135). — Coins notablement usés sur tout leur bord antérieur.

A 7 ans (fig. 136). — Les pinces ont nivelé. Par l'usure, l'éminence conique des mitoyennes présente deux indentations et forme un trèfle en relief.

De 7 ans 1/2 à 8 ans (fig. 137 et 138). — Nivellement des premières mitoyennes. Coins très usés et présentant au centre de la table une indentation en relief très étroite.

A 9 ans (fig. 139). — Nivellement des secondes mitoyennes. Usure considérable des coins. La table des pinces et même des premières mitoyennes présente une concavité où se loge la convexité du bourrelet de la mâchoire supérieure. Cette concavité, ainsi que précédemment le nivellement, ne s'effectue pas toujours dans les mêmes proportions ; une dent est souvent plus usée que sa congénère.

A 10 ans. — Nivellement des coins. Les deuxièmes mitoyennes se creusent aussi sur la table. L'arcade incisive est au niveau des pinces qui sont très raccourcies. Les tables sont plus ou moins carrées à l'exception de celle du coin et marquées au centre d'une étoile dentaire de même forme avec un liseré clair.

De 10 à 11 ans (fig. 140). — Les dents commencent à s'espacer, celles du centre tendent à arrondir leur table.

De 12 à 13 ans (fig. 141). — Les incisives très raccourcies sont usées en arrière jusqu'à proximité du collet. Leur table s'arrondit, parfois même elle est allongée d'avant en arrière sur les dents centrales. L'étoile dentaire a suivi les changements de forme de la table.

A 13 ans. — L'écartement progresse.

De 14 à 15 ans (fig. 142). — La table s'allonge en arrière en empiétant même sur la racine qui se dénude par rétraction de la gencive. L'usure a donc dépassé le collet du côté de la bouche, si ce n'est sur toutes les dents, au moins sur les centrales. Ces organes n'ont une longueur appréciable que du côté de la lèvre.

A partir de ce moment, les dents ne sont plus que des chicots jaunes, étroits, écartés les uns des autres, s'arrachant aisément. L'ensemble de l'animal, d'ailleurs, décèle la vieillesse, surtout s'il s'agit de vaches usées par la lactation et de multiples gestations.

Nous ne pouvons que répéter que, dans la période qui s'étend de dix ans à la fin de la vie, la marche de l'usure des dents est variable et subordonnée à l'alimentation et à l'individualité. Il nous est arrivé de rencontrer quelques sujets qui, à onze et douze ans, n'avaient plus que de courts chicots et d'autres qui, à quatorze ans, avaient encore la bouche relativement fraîche.

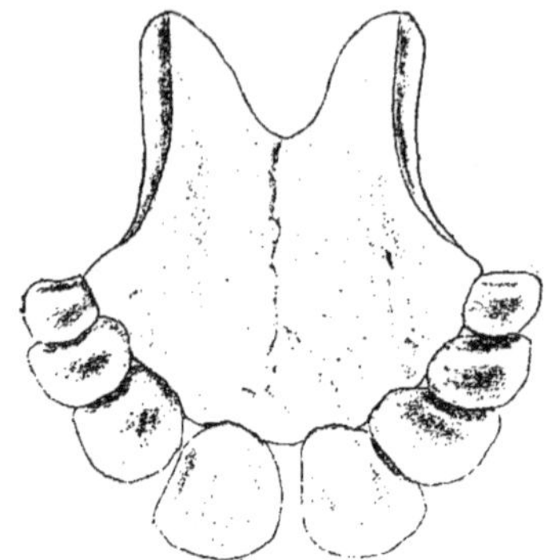

Fig. 123. — **A la naissance** (veau mâle hollandais).

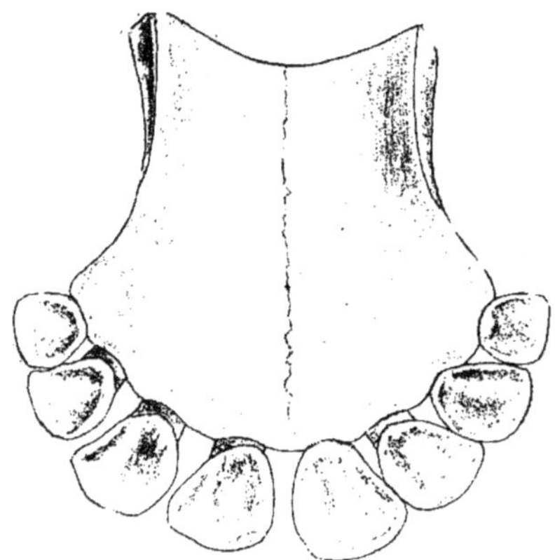

Fig. 124. — Arcade incisive de 1ʳᵉ dentition, **4 mois 1/2** (normand-comtois).

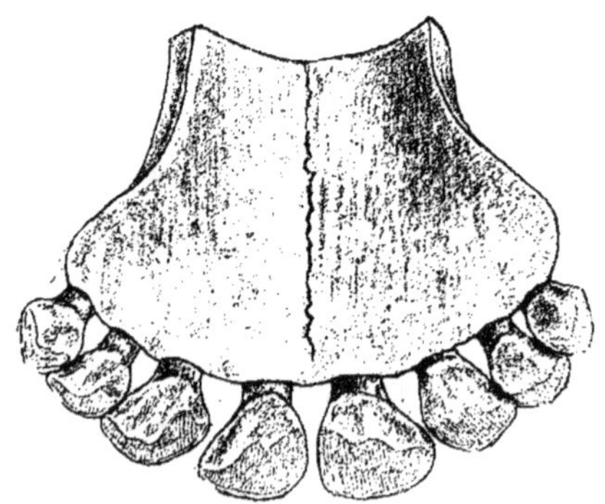

Fig. 125. — **9 mois** (Durham).

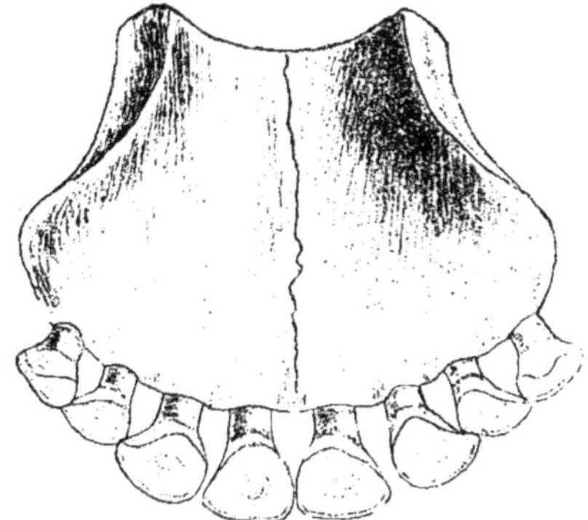

Fig. 126 (F.-X. L.). — 15 mois.
Les pinces et les mitoyennes sont nivelées.

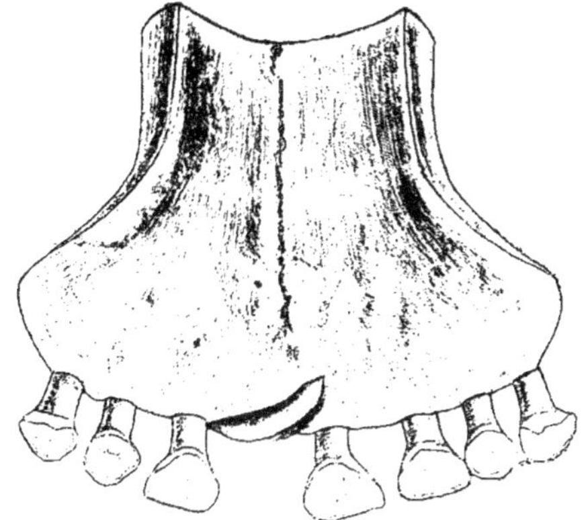

Fig. 127 (F.-X. L.). — 19 mois.
L'une des pinces est tombée et l'on voit le bord de sa remplaçante.

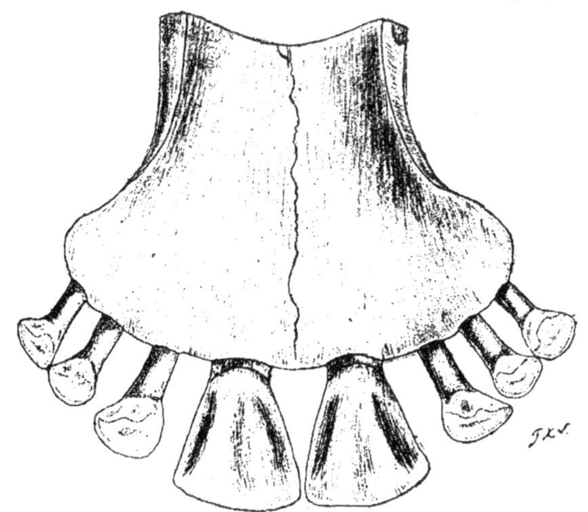

Fig. 128. — 2 ans. — Les 2 pinces sont remplacées.

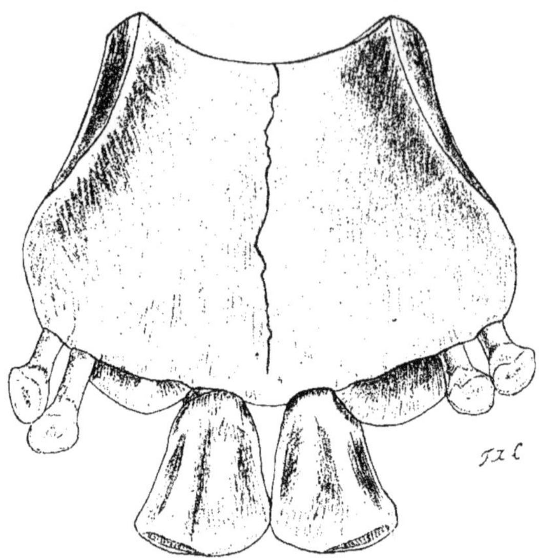

Fig. 129. — 31 à 32 mois. — Les 1ʳᵉˢ mitoyennes sont en voie d'éruption.

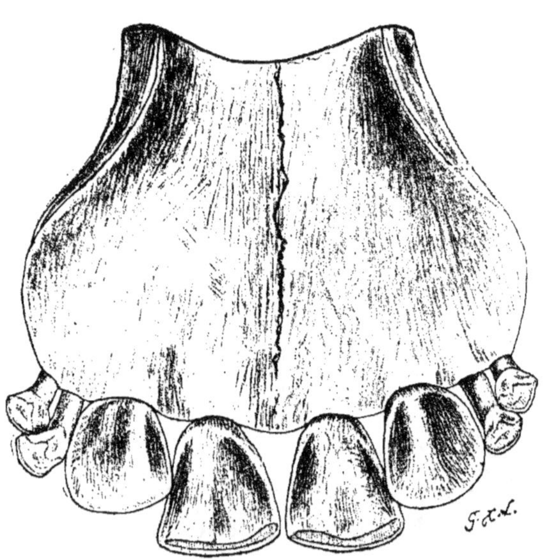

Fig. 130. — 33 mois. — Les 1ʳᵉˢ mitoyennes achèvent leur éruption.
Les pinces sont entamées sur tout leur bord antérieur.

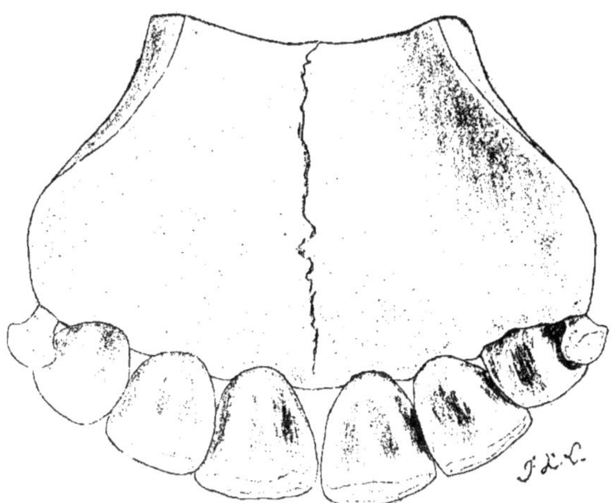

Fɪɢ. 131. — 40 mois. — Les 2ᵉˢ mitoyennes achèvent leur éruption.

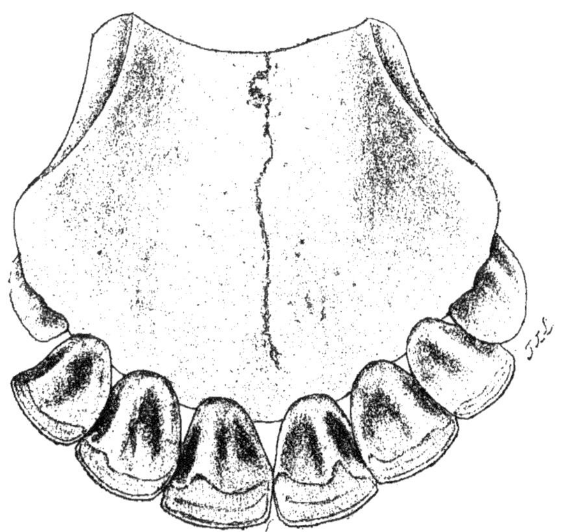

Fɪɢ. 132. 52 mois. — Les coins sont en voie d'éruption.

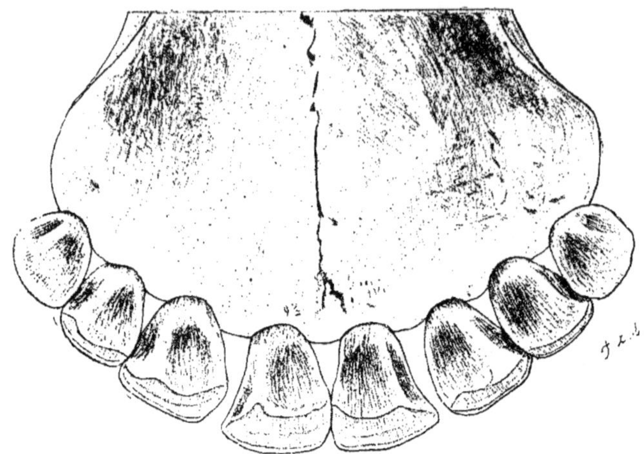

Fig. 133. — 57 mois. — L'arcade d'adulte est au rond,
mais les coins sont intacts.

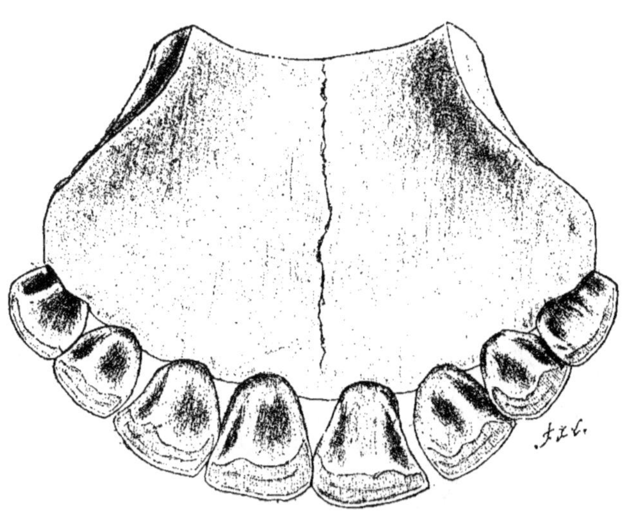

Fig. 134. — 5 ans 1/2. — Les coins sont légèrement entamés
sur tout le bord antérieur.

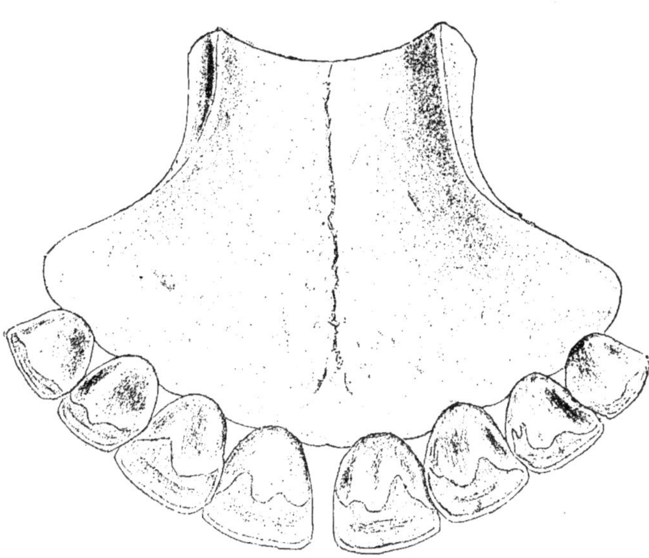

Fig. 135. — 6 ans 1/2. — (Bœuf manceau).
Les pinces sont sur le point de niveler.

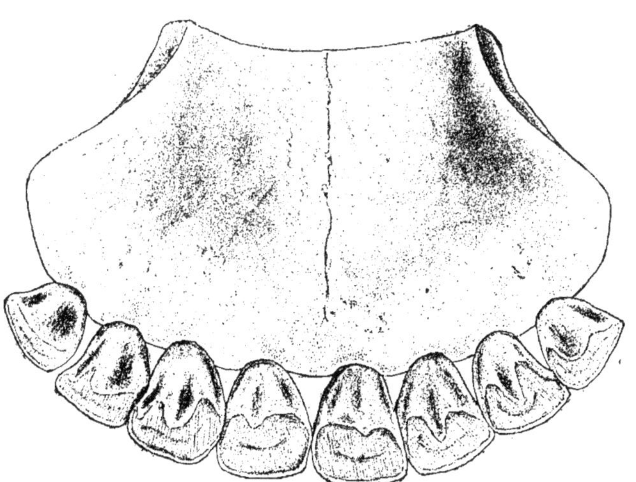

Fig. 136. — 7 ans. — Les pinces nivellent.
L'usure des coins s'étend sur une surface de 3 ou 4 millimètres.

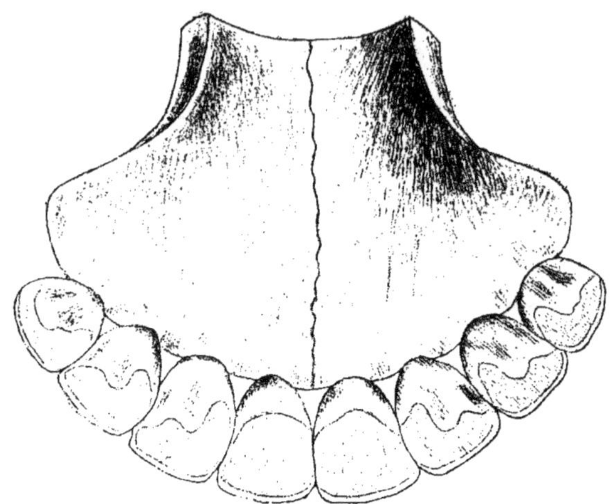

FIG. 137 (F.-X. L.) — **7 ans 1/2.**
Les pinces sont nivelées

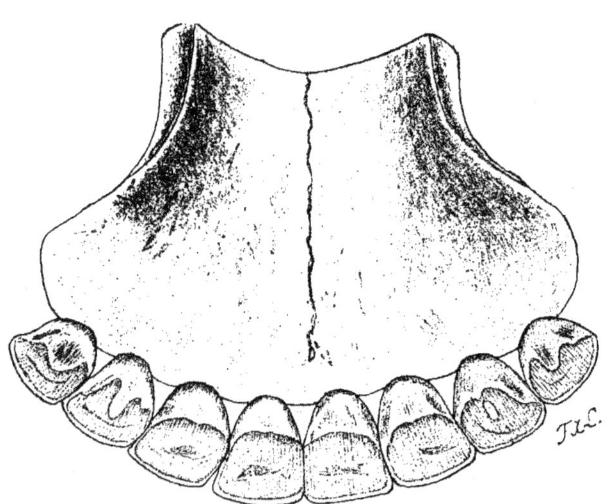

FIG. 138. — **8 ans.** — Les 1res mitoyennes sont nivelées. — L'usure des coins s'étend sur la moitié au moins de leur avale. — La table des pinces est concave.

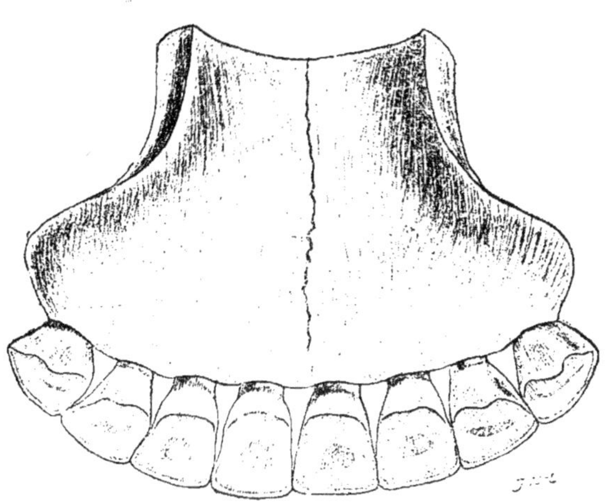

Fig. 139. — **9 ans.** — Les 2es mitoyennes nivellent.
La table des 4 dents du centre passe à la forme carrée ; elle est concave.

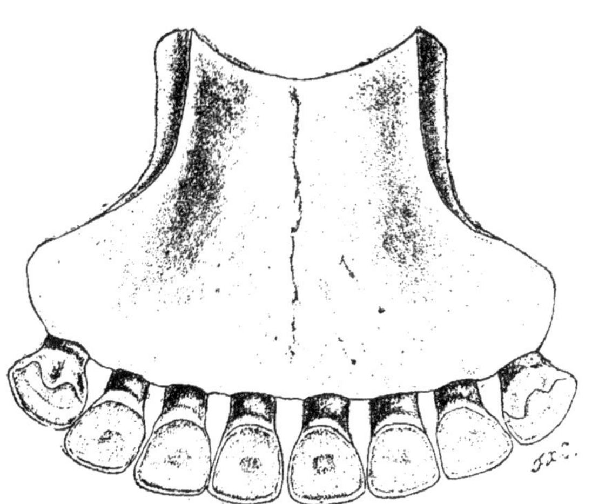

Fig. 140. — **11 ans.** — Les dents commencent à s'espacer.
(Les coins n'ont pas tout à fait nivelé ; ils sont en retard).

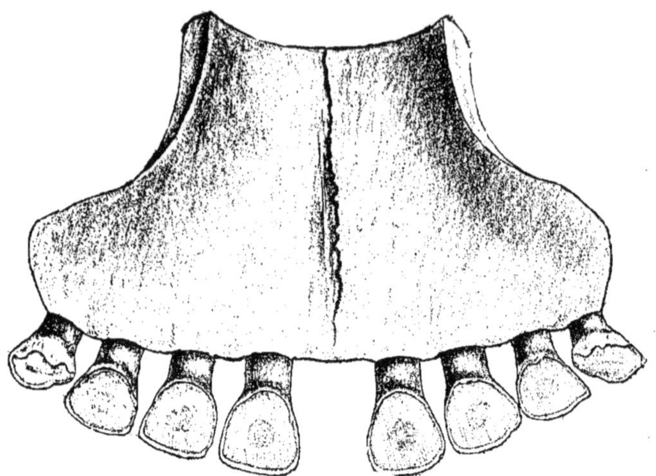

Fig. 141. — 12 ans. — Les dents sont très raccourcies, espacées.
Leurs tables sont plus ou moins rondes ainsi que leur étoile dentaire.

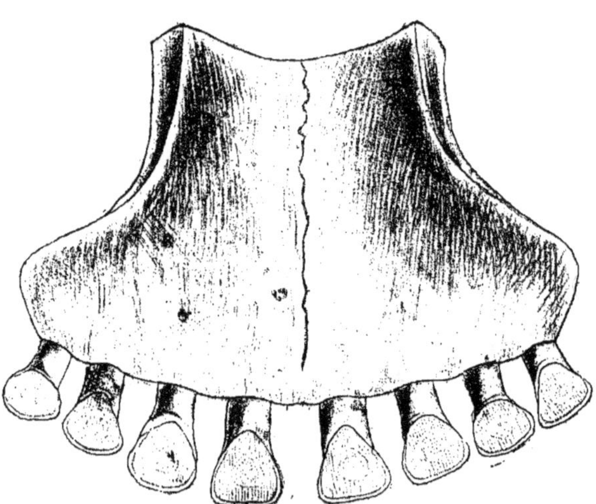

Fig. 142 (F.-X. L.). — 14 ans. — Les dents sont usés jusqu'au collet
et même la table des centrales s'étend en arrière sur la racine.

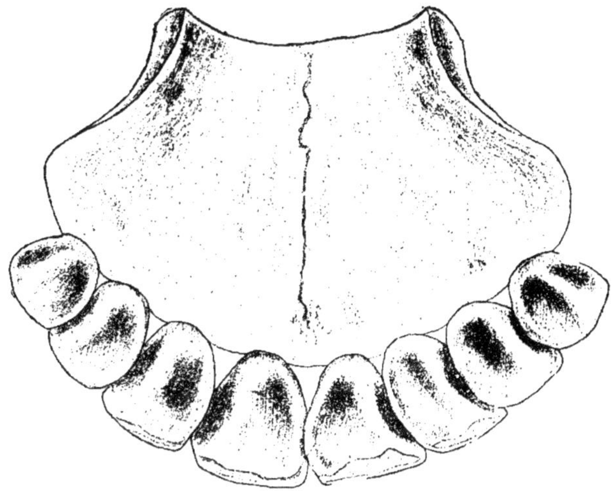

Fig. 143 (F.-X. L.) — Mâchoire précoce d'un animal de **35 mois**.
Les dents sont imbriquées et celles du centre à peine touchées.

II. DENTITION DES BÊTES BOVINES AMÉLIORÉES

La précocité ou maturation hâtive ne se traduit pas chez les
Ruminants améliorés par une avance dans la date d'apparition
des dents de lait ni par leur usure plus grande. On sait déjà
que, mis en parallèle avec des animaux rustiques au moment de
leur naissance, ils ne montrent pas de différence notable. Quant
à l'usure, elle est plutôt moins prononcée, en raison de la pro-
longation d'allaitement qui est leur lot habituel.

Elle se manifeste donc essentiellement par l'apparition hâtée
des dents de remplacement et, comme conséquence, par leur
usure anticipée. Sur les animaux ordinaires, il s'écoule environ
trente mois entre la chute des pinces et celle des coins ; ce n'est
guère avant cinq ans qu'ils ont la bouche faite. Sur les précoces, le remplacement s'effectue dans un laps plus court ; il en

est dont la bouche est *faite* deux ans avant celle des sujets ordinaires.

Ce gain s'obtient de façons un peu diverses que nous catégoriserons comme suit :

1° La chute des pinces se fait prématurément et chaque paire de dents tombe ensuite à intervalles réguliers et plus courts que sur les animaux communs ; il y a cumul de l'avance du point de départ et de celle des remplacements successifs ;

2° La chute des pinces s'effectue à la date habituelle, mais les paires suivantes accélèrent leur remplacement ;

3° Il y a chute de quatre dents à la fois.

Les deux premiers modes s'observent surtout sur les animaux de races améliorées depuis longtemps et dont la précocité est devenue un caractère ethnique comme les shorthorns et les nivernais ou leurs métis.

Le troisième mode se remarque sur les animaux appartenant à des races rustiques et qu'on soumet, généralement en vue de les préparer à des concours et expositions, au régime du forçage ; c'est une manifestation individuelle et non une propriété de groupe. Peut-être est-ce de cette façon qu'ont débuté les races qui possèdent aujourd'hui la précocité par les deux premières modalités. Les choses se passent habituellement comme suit : l'animal reste jusqu'à l'âge de vingt-cinq ou vingt-six mois avec ses dents de lait ; à ce moment il prend ses pinces et ses premières mitoyennes à la fois ; sept à huit mois plus tard, les secondes mitoyennes tombent ; les coins n'en font autant que dix à onze mois après ; ou bien encore, les pinces étant tombées vers vingt mois, l'animal reste jusqu'à trente-sept mois sans que d'autres dents soient remplacées ; à ce moment, il abat les quatre mitoyennes à la fois et les coins sept à huit mois après.

Les molaires subissent aussi une avance ; c'est ainsi que les prémolaires sont habituellement toutes remplacées à trente

mois au lieu de ne l'être qu'à trois ans comme sur les bêtes
communes, et la troisième arrière-molaire, au lieu de n'apparaître qu'à deux ans et demi, perce la gencive à deux ans et
même avant.

La précocité est avant tout une manifestation de l'individualité, c'est dire qu'elle est diverse comme celle-ci. Parfois
peu prononcée, elle n'est pas très éloignée de la limite qui con-
fine à l'état des sujets communs ; d'autres fois, elle s'en éloigne
considérablement, et, entre ces deux pôles, on trouve toute la
série des états intermédiaires. Comment indiquer des règles
générales ? Pour venir en aide à l'esprit, il est nécessaire de
schématiser ; nous allons le faire en rassemblant en trois catégories les manifestations de la hâtivité.

Précocité de 1er degré	Précocité de 2e degré	Précocité de 3e degré
14 à 15 m. remp. des pinces	A 18 m. remp. des pinces	19 à 20 m. remp. des pinces
vers 18 m. — 1res mitoy.	24 m. — 1res mitoy.	28 à 30 m. — 1res mitoy.
vers 24 m. — 2es mitoy.	28 à 30 m. — 2es mitoy.	35 à 37 m. — 2es mitoy.
29 à 31 m. — des coins.	37 à 39 m. — des coins.	40 à 45 m. — des coins.

Il est impossible et sans utilité pratique d'entreprendre l'énu-
mération de toutes les variantes qui se produisent et dont nous
avons été à même de constater l'existence. Nous nous bornerons
à dire que les deux cas de précocité les plus remarquables que
nous connaissions s'appliquent l'un à une génisse dont les
pinces tombèrent à douze mois et les coins à trente, l'autre à
une génisse qui, à vingt-huit mois et vingt-six jours, perdit
ses coins. Nous répéterons que nous avons constaté l'extrême
précocité plus souvent sur les femelles que sur les mâles et
que sur les individus châtrés.

On ne peut guère étudier le phénomène de la précocité dans

ses répercussions sur l'évolution des dents sans que l'esprit se reporte sur la série des modifications qu'a subies cette évolution depuis qu'on apporte des soins mieux entendus qu'autrefois au bétail. Elles deviennent frappantes quand on place côte à côte l'état de la dentition, tel qu'il fut indiqué au commencement de notre siècle par Girard et tel que nous venons de l'indiquer pour les bêtes amenées à une précocité de deuxième degré ; qu'on en juge :

Époque de la chute des	Bêtes ordinaires (GIRARD, 1822)	Bêtes précoces au 2ᵉ degré (C. et L., 1893)
Pinces	Vers 20 mois	18 mois
Premières mitoyennes .	— 33 —	24 —
Deuxièmes mitoyennes .	— 44 —	29 —
Coins.	— 56 —	38 —

III. CARACTÈRES DIFFÉRENTIELS DES DENTS AYANT ÉVOLUÉ HATIVEMENT ET DES DENTS ORDINAIRES

Lors des transactions commerciales relatives aux animaux reproducteurs précoces, il s'élève de temps à autre des contestations sur leur âge réel à cause des variations dans l'état de la dentition. Ces contestations sont particulièrement âpres dans les concours et les expositions et se renouvellent chaque année. En effet, dans la plupart des exhibitions, les animaux concourent par catégories d'âge. Celui-ci est basé sur la déclaration du propriétaire, dont la sincérité peut être et est parfois mise en doute, tout au moins par ses compétiteurs ; ils ne s'en font pas faute surtout si la dentition s'éloigne des données classiques. Par exemple, dans les concours d'animaux gras, il est dans chaque division une classe pour animaux de deux à trois ans. Or, on y rencontre des sujets ayant six incisives de remplacées et parfois huit. On ne peut les éliminer, puisque la déclaration du propriétaire est tenue pour sincère et valable et que le plus souvent elle l'est. Mais ne pourrait-il arriver qu'une fausse déclaration fût faite et qu'un bœuf porteur de huit incisives permanentes fût inscrit dans cette catégorie, au milieu de sujets précoces, alors qu'il ne le serait pas ou le serait beaucoup moins et aurait par exemple quatre ans et demi? Y a-t-il dans ce cas un moyen de reconnaître la fraude? En d'autres termes, étant donné deux bêtes bovines dont les mâchoires ont le même nombre d'incisives permanentes, est-il possible de distinguer si l'une est précoce et l'autre ne l'est pas?

L'examen comparatif de la forme des dents, des détails de leur structure et la mensuration de leurs dimensions ne révèlent pas de différences sensibles. Les variations dans la direction des dents se montrent aussi bien sur les individus précoces que sur les communs. Mais on trouve dans l'usure un signe distinctif qui n'est pas sans valeur et sur lequel M. Sanson attira l'attention. Sur les animaux non précoces, il s'écoule de dix à onze mois entre l'apparition de chaque paire d'incisives remplaçantes. L'usure étant proportionnelle à la durée du frottement contre le bourrelet de la mâchoire supérieure, il s'ensuit comme nous l'avons expliqué et comme on a pu en prendre une idée sur les figures 132 à 136, qu'elle va en décroissant assez régulièrement des pinces aux coins ou tout au moins aux deuxièmes mitoyennes, car les coins sont toujours un peu en retard. En mesurant au compas la largeur de la bande d'usure qui se produit, nous avons vu qu'elle est, avec autant d'approximation qu'il est permis d'en avoir dans ces choses, de $0^m,00017$ par mois. Ce qui fait que les pinces sont usées de :

$1^{mm},8$ quand les premières mitoyennes arrivent à niveau.
$3^{mm},7$ quand les deuxièmes mitoyennes arrivent à niveau.
$5^{mm},6$ quand les coins arrivent à niveau.

S'agit-il d'un animal précoce, l'intervalle ayant été moins grand entre l'apparition des quatre paires d'incisives, l'usure sera nécessairement moins prononcée. Il pourra même ne point exister de différence entre les pinces et les premières mitoyennes ou entre celles-ci et les secondes si elles ont été remplacées simultanément. Par exemple, examine-t-on comparativement la mâchoire de deux bœufs, l'un précoce au deuxième degré et l'autre non précoce, au moment où les coins de l'un et l'autre arrivent à niveau, on fait les observations suivantes (fig. 133 et 143) :

Bœuf précoce : Les pinces ont usé sur une surface de 2 à 3 millimètres.
—   —   1res mitoyennes sont entamées.
—   —   2es mitoyennes intactes ou à peine touchées.
Bœuf commun : Les pinces ont usé sur une surface de 5mm,6.
—   —   1res mitoyennes ont usé sur une surface de 3mm,6.
—   —   2es mitoyennes ont tout le bord antérieur entamé.

On voit que l'attention doit s'arrêter spécialement sur l'usure des pinces et des premières mitoyennes dont il faut évaluer la proportion. Dans la pratique, cette évaluation se fait au coup d'œil, bien entendu, et, comme toutes les évaluations comparatives, elle exige une certaine habitude.

Un autre indice qu'il ne faut pas négliger est le chevauchement des dents par leurs bords, leur imbrication latérale, chez les bêtes précoces. Il semble que l'éruption a été tellement précipitée que les incisives n'ont pas eu le temps de rectifier complètement la position qu'elles avaient dans l'alvéole. La figure 143 représente un type de mâchoire précoce.

On peut donc, jusqu'à un certain point, reconnaître si un animal est réellement précoce et si la déclaration de son âge est sincère ; en contrôlant l'examen des dents par celui du cornage on arrive à savoir à quoi s'en tenir, toutes réserves étant faites pour les cas d'usure anormale et d'irrégularités dentaires qui peuvent se produire.

IV. IRRÉGULARITÉS DENTAIRES

Les irrégularités dentaires visées ici se rapportent ou au mode d'éruption des remplaçantes ou à leur usure.

a) *Irrégularité d'éruption.* — Il nous est arrivé, à deux reprises, de voir la chute d'incisives de lait et leur remplacement se faire non par paire constituée, à la manière normale, d'une dent de droite et d'une de gauche, mais par paire latérale formée de deux dents voisines. Dans nos observations, ce furent les premières et secondes mitoyennes gauches qui tombèrent ensemble; dans un cas, les deux mitoyennes droites tombèrent simultanément un mois après ; dans l'autre, elles ne tombèrent que l'une après l'autre à la manière habituelle.

Cette irrégularité jette du trouble dans les documents fournis par la connaissance de l'âge, mais sa rareté atténue les ennuis qui en résulteraient.

b) *Irrégularité d'usure.* — De toutes les irrégularités signalées sur l'espèce chevaline, il n'en est qu'une à noter pour l'espèce bovine. Elle consiste en ce que, les incisives n'appuyant que par le centre de leur table et non par leur bord contre le bourrelet supérieur, l'avale se creuse tandis que le bord reste intact ; à un moment, la dent forme cuiller. Elle peut s'user dans sa moitié postérieure jusqu'à la gencive, tandis qu'en avant, elle reste intacte. Inutile de dire qu'une telle disposition met la chronométrie en défaut.

Elle se montre sur les animaux qui marchent plus ou moins vers le ñatisme ou qui en sont atteints ; elle n'est pas non plus très rare sur les animaux poussés à la précocité et dont la face,

de ce fait, se raccourcit, ainsi qu'on le constate sur les durhams.
On la rencontre aussi sur quelques métis dont les mâchoires
sont dysharmoniques.

Section II. — Renseignements fournis par les cornes.

Complément et moyen de contrôle des renseignements fournis
par les dents, l'examen des cornes tire sa principale valeur
de l'appoint qu'il apporte à la chronométrie à des périodes
où les dents n'en fournissent que d'approximatifs. Deux de ces
périodes sont ingrates, celle qui va du moment où le veau a
toutes ses dents de lait jusqu'à celui où les pinces se déchaussent et vont tomber, c'est-à-dire d'un à dix-huit mois, l'autre
à partir du moment où les coins ont nivelé jusqu'au moment où
il ne reste plus que des chicots dans la bouche, soit de dix à
quinze ans. La différence d'usure que présentent les dents
d'animal à animal, dans l'une et l'autre circonstance, en est la
cause.

Pendant les trois premières années, les cornes poussent à
peu près sans interruption et on ne peut distinguer que par la
mensuration ce qui est d'une année et ce qui appartient à l'autre.
Lecoq dit qu'un sillon peu prononcé sépare chaque pousse
annuelle de corne, mais jusqu'à trois ans ces sillons, s'ils existent
véritablement, sont si peu prononcés et s'effacent si facilement,
qu'on n'en tient pas compte. Celui qui se creuse à la troisième
année est nettement marqué et, à chaque année consécutive, un
nouveau sillon vient s'ajouter au précédent. La portion de la
corne qui se trouve à la partie externe du premier sillon est
donc comptée pour trois ans.

Ces particularités conduisent à examiner la corne avant l'apparition du sillon de la troisième année, puis après.

Renseignements fournis par les cornes avant l'apparition du sillon de la troisième année. — Personne, jusqu'à présent, n'a indiqué que les cornes pussent, à cette période de la vie, être indicatrices de l'âge. Elles donnent cependant des renseignements très précieux et suffisamment précis jusqu'à dix-sept à dix-huit mois, c'est-à-dire au moment où ils sont le plus nécessaires en raison de l'insuffisance de ceux fournis par les dents.

Vers le quinzième jour après la naissance, le doigt sent, de chaque côté du chignon du veau, une petite tubérosité branlante, facile à enlever, qui est le principe de la corne. Tout en grossissant et en s'allongeant, elle reste enfouie dans les poils et échappe à la vue jusqu'au deuxième mois.

A ce moment elle pointe et devient visible ; à partir de cette époque (deuxième mois) jusque vers le dix-septième mois, *elle s'accroît assez régulièrement d'un centimètre par mois.* En la mesurant — et cela est facile, car à cette période elle pousse droit — on a une indication à ne pas négliger puisque le nombre de centimètres formant sa longueur correspond au nombre de mois qui se sont écoulés depuis le second. Il suffit donc d'ajouter 2 aux centimètres de longueur pour avoir l'âge. Ainsi, un animal dont le cornillon a 15 millimètres est âgé de trois mois et demi ; celui qui en possède un de 35 millimètres a cinq mois et demi à six mois ; le cornillon de 14 centimètres est porté par un bouvillon de seize mois, etc.

D'abord mobile et à surface terne et rugueuse, le cornillon se fixe au crâne vers six mois et devient lisse et brillant à l'extrémité à partir de neuf mois environ.

A delà de dix-sept mois, les indications perdent leur précision parce que la sexualité et la race influent sur la pousse de la corne et sur la direction. Les cornes des taureaux grossissent à la base, s'élargissent, mais s'allongent proportionnellement

moins que celles des femelles et surtout celles des bœufs qui
restent plus fines. Puis la race intervient, et, sous sa pression,
la corne pousse plus ou moins vite et adopte telle ou telle direction ; on comprend que le durham n'a point une pousse analogue
au salers ou au hongrois.

Si l'on voulait tabler, comme précédemment, sur la longueur, il faudrait établir pour chaque race ou tout au moins
pour chaque catégorie à cornage semblable, un tableau de la
pousse mensuelle pour chaque sexe. Mais il est inutile de
s'imposer cette complication, car la dentition fournit à cette
période des renseignements qui laissent peu à désirer.

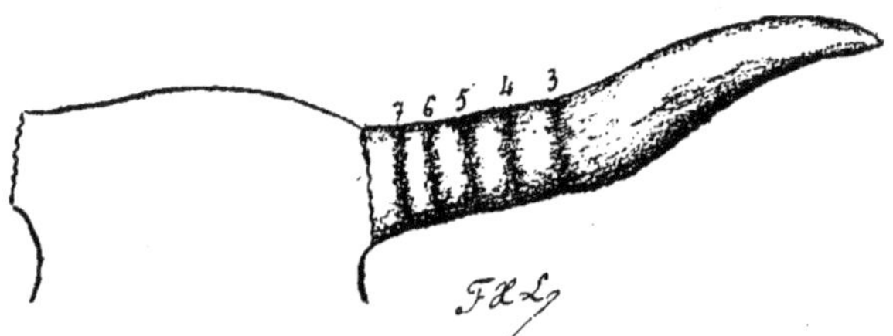

FIG. 144. — Schéma d'une corne frontale d'une vache prenant 8 ans.

*Renseignements fournis par les cornes après l'apparition
du sillon de la troisième année* (fig. 144). — Cette seconde
sorte de renseignement, jusqu'ici, fut la seule à l'usage des
personnes s'occupant du bétail. Puisqu'il a été dit qu'à la troisième année, un sillon circulaire est nettement creusé au pourtour
de la corne, et qu'à chaque année consécutive un nouveau sillon
séparatif s'ajoute au premier, il s'ensuit que la portion de la
corne qui se trouve du premier cercle à la pointe, représente
trois années et doit être comptée pour telle, et que chacun des
sillons ou cercles suivant le premier et allant vers la base, doit
être compté pour un an. Une vache, dont la corne porte cinq
cercles, est âgée de sept ans, puisque le premier représente trois
années et les quatre autres chacun un an.

Ce moyen est d'une simplicité élémentaire, ce qui explique sa vogue, mais il n'est pas aussi sûr qu'il en a l'air.

a) *Causes d'erreur*. — Il arrive, peut-être sous l'influence des changements de régime, peut-être pour d'autres causes, maladies, gestation, vêlage difficile, que les reliefs intermédiaires aux sillons ne sont pas nets, des cercles secondaires se sont formés qu'il n'est pas toujours facile ou possible de distinguer des vrais sillons annuels. La vieillesse amène le même résultat sur la vache, dont la base de la corne se rétrécit, et dont les sillons se rapprochent et manquent de netteté parce que l'étui corné devient écailleux.

Le mode d'attache par les cornes et l'habitude de quelques animaux de frotter ces appendices contre les corps à leur portée peut faire disparaître un ou plusieurs sillons. Le travail au joug de tête est la cause la plus fréquente et la plus efficace de cette disparition.

Il est plus facile de dénombrer les sillons des cornes avec le doigt qu'avec l'œil; au toucher ces sillons se distinguent mieux des stries qui peuvent les masquer à la vue.

b) *Ruses des marchands*. — Il est des régions et des domaines où, sans intention de fraude, on a l'habitude de limer et de polir les cornes des vaches et de les raccourcir quand elles sont trop longues. On uniformise ainsi les vaches d'une étable et quand elles sont toutes de même race, le coup d'œil est plus flatteur. L'opération est donc faite dans un but d'agrément. Tout autre est celui que poursuivent les maquignons en *faisant*, c'est le terme adopté, les cornes, c'est-à-dire en les râpant, les passant au papier de verre, les rognant et les vernissant au besoin. Ils veulent rajeunir les bêtes qu'ils exposent en vente et les faire accepter plus facilement par des acheteurs naïfs ou ignorants. Cette fraude étant courante, il est indispensable, lorsqu'on veut faire l'acquisition d'une bête bovine, de

contrôler l'examen des cornes par celui des dents ; ce contrôle
fait éclater la vérité.

ARTICLE II. — AGE DU BUFFLE

En nous servant des pièces osseuses de nos laboratoires, nous
avons pu faire l'étude anatomique de la dent du buffle ; mais cet
animal n'étant pas utilisé en France, nous avons été dans l'obligation de recourir à l'obligeance de vétérinaires étrangers pour
connaître des règles de son âge.

Soit que son indocilité naturelle s'oppose à une exploration
facile des dents, soit qu'on n'attache pas, à l'étranger, une
grande importance à être renseigné avec précision sur l'âge,
les connaissances relatives à ce point sont peu étendues.

M. le professeur Lemoigne, de Milan, a bien voulu demander
pour nous des renseignements dans les parties de l'Italie méri-
dionale où le buffle est exploité. Nous rapportons *in extenso* la
réponse faite par M. Sabbatini, chef du service vétérinaire de
la Terre de Labour :

« L'âge du buffle ne peut être connu par l'inspection des
cornes, à cause de leur construction, qui, avec leurs reliefs et
leurs sillons, ne s'y prête pas.

« Il est indiqué par les dents de la même manière que chez
les bœufs, et les années se comptent de même, le nombre des
dents incisives étant de huit dans les deux espèces.

« Il faut remarquer que les incisives des buffles ont une
grosseur et une grandeur supérieures à celles des bœufs,
circonstance qui peut être une cause d'erreur, car on pourrait
déclarer dents d'adulte des dents de lait.

« Mais l'erreur n'est pas possible si l'on réfléchit aux petites dimensions du jeune buffle, au peu de développement de ses cornes. Lorsque la première paire de dents est remplacée, la différence est évidente. Sans cela, pour ma part, j'aurais quelquefois douté avant de me prononcer [1]. »

[1] Lettre du 11 décembre 1892.

CHAPITRE VI

DES DENTS ET DE LA CONNAISSANCE DE L'AGE
DES MOUTONS ET DES CHÈVRES

Sous-Chapitre I. — DES DENTS

ARTICLE PREMIER. — DENTS DU MOUTON

Les dents du mouton sont en même nombre que celles du bœuf. Nous les décrirons comparativement à ces dernières afin d'éviter des répétitions (fig. 145).

Section I. — Incisives.

Ce sont les incisives qui diffèrent le plus : elles sont en effet très longues, très relevées contre le bourrelet de la mâchoire supérieure, à peine colletées, et plus solidement enchâssées que celles du bœuf. Leur couronne, plus haute relativement, a une

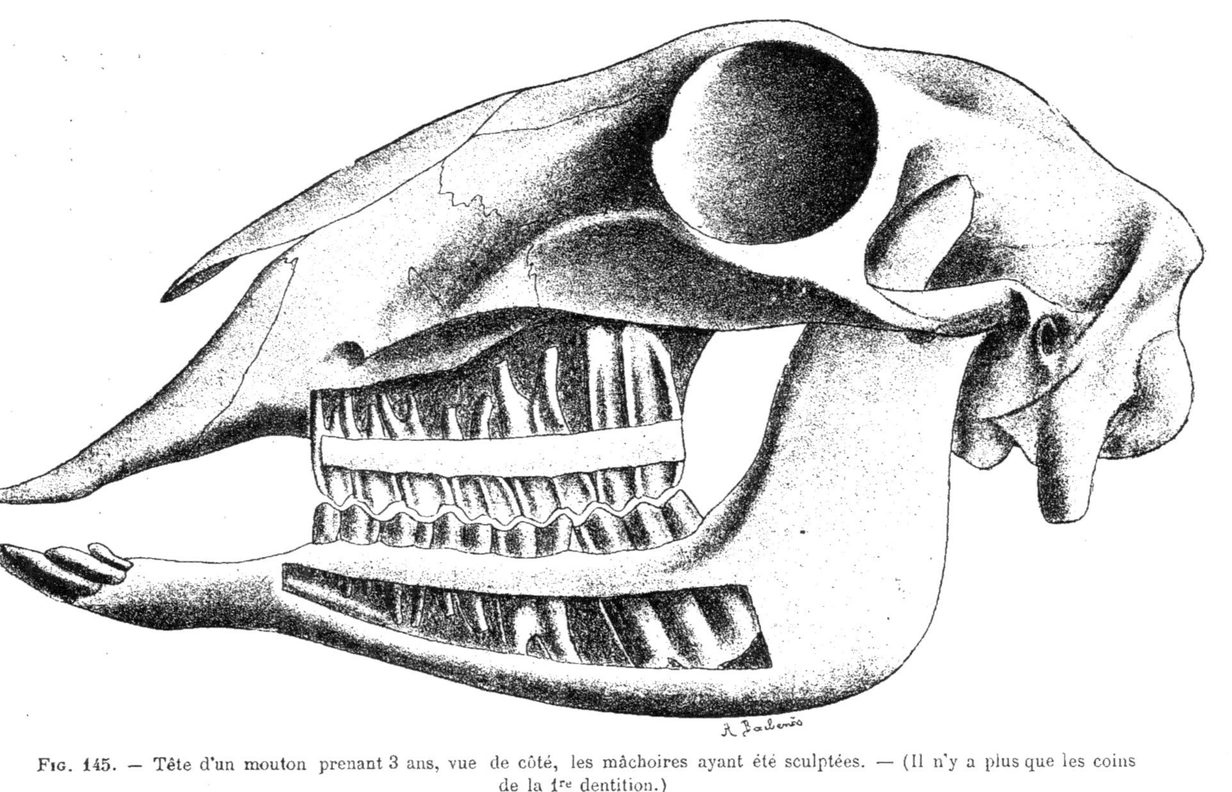

Fig. 145. — Tête d'un mouton prenant 3 ans, vue de côté, les mâchoires ayant été sculptées. — (Il n'y a plus que les coins de la 1re dentition.)

apparence moins évasée; la face antérieure a la forme d'un
triangle allongé dont la hauteur dépasse 2 centimètres dans
les pinces, et est environ moitié moindre dans les coins; la
largeur est au maximum de 6 à 7 millimètres dans ceux-ci,
8 à 9 millimètres dans celles-là ; cette face antérieure est

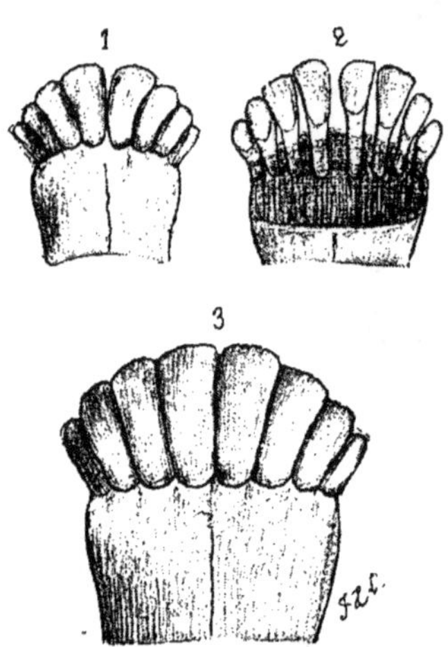

Fig. 146. — Bouts de mâchoire inférieure, vus par dessous.
1, Agneau de 3 mois.
2, Jeune animal de 13 mois. (Les dents sont déchaussées et en grande
partie enchâssées dans la gencive.)
3, Animal de 5 ans, ayant renouvelé toutes ses incisives.

convexe en tous sens; elle est d'abord finement striée, mais
elle se polit par le frottement et prend une couleur d'un blanc
laiteux ; elle montre assez souvent sur les incisives centrales
une légère cannelure (fig. 146).

La face postérieure présente une *ovale* triangulaire, nettement délimitée par un bord tranchant d'émail, et relevée d'une
crête plus ou moins prononcée qui tient lieu de l'éminence
conique qu'on observe dans le bœuf.

Le bord interne, le plus épais, est à peu près droit ; l'externe
est concave, la dent étant légèrement déjetée en dehors. Le

bord supérieur est tranchant et plus ou moins convexe ; c'est par lui que la dent fait éruption et commence à user.

La racine est longue de 6 à 10 millimètres ; elle fait suite à la couronne presque insensiblement et affecte la forme d'une pyramide trifaciée.

Différences entre incisives d'une même arcade. — Il y a diminution de volume de la pince au coin, surtout dans le sens de la hauteur, et diminution parallèle de l'usure.

Différences entre incisives temporaires et incisives remplaçantes (fig. 146). — Celles-ci sont plus grandes et surtout plus hautes que celles-là ; la hauteur et la largeur de la couronne des dents de lait, mesurées sur la face antérieure avant l'usure, sont respectivement de 11 à 12 millimètres, et 5 à 6 millimètres dans les pinces, 7 et 4 millimètres dans les coins.

L'avale, envisagée dans la dent vierge, est approximativement aussi large que haute ; tandis qu'elle est allongée dans les incisives remplaçantes. Le bord tranchant et anguleux qui la délimite en bas se montre rapidement hors de la gencive dans les dents temporaires ; il met au contraire longtemps à se dégager dans les autres. Enfin la racine des premières est arrondie et part d'un collet prononcé qui se montre à la gencive vers l'âge de huit mois, tandis que le collet des incisives de deuxième dentition n'émerge que dans la vieillesse, ces dents continuant à pousser pendant qu'elles usent, ainsi qu'on l'observe chez les Solipèdes ; il arrive même souvent qu'elles usent moins qu'elles ne poussent et qu'elles s'allongent extérieurement avec l'âge.

Lorsque les deux sortes de dents existent dans la même arcade, la confusion n'est pas possible, attendu que les remplaçantes font contraste de volume avec les caduques. Une erreur, à la vérité fort grave, à laquelle un débutant est exposé, c'est de prendre une arcade de lait pour une arcade d'adulte ; la figure 146 suffira à la prévenir.

MODIFICATIONS DETÉRMINÉES PAR L'USURE. — La disposition relevée des incisives du mouton fait qu'elles usent beaucoup plus par leur bord supérieur que par leur face interne ; aussi, si l'on appelle nivellement l'effacement complet de l'avale y compris son bord inférieur, on constate qu'il ne se fait que très tard. Une étoile dentaire bordée de blanc se montre au contraire de bonne heure comme un trait transversal qui s'élargit simultanément avec la table et finit par prendre comme elle la forme arrondie, dès que la dent est nivelée.

Les incisives, d'abord solidement et profondément implantées, deviennent à un moment donné plus ou moins branlantes et très peu enfoncées dans le maxillaire, comme dans le bœuf ; elles s'arrachent alors aisément. Souvent elles s'incrustent à la gencive d'un peu de tartre noir.

Section II. — Molaires.

Il y a de chaque côté de chaque mâchoire, chez l'adulte, trois prémolaires et trois arrière-molaires (fig. 147 et 148). Une fois ou deux seulement nous avons rencontré un rudiment de première prémolaire (pm^1) à la mâchoire supérieure. Les tables de ces dents sont encore plus accidentées, plus hérissées de pointes d'émail que dans le bœuf. Presque toujours on observe une incrustation de tartre noir vers la gencive.

Le rapport de longueur des avant-molaires et des arrière-molaires varie de 0,50 à 0,60 à la mâchoire supérieure, de 0,45 à 0,50 à la mâchoire inférieure. Il y a accroissement de volume de la première à la dernière molaire de chaque arcade, ainsi que dans les autres ruminants. La saillie de ces dents dans la bouche est de 8 millimètres environ.

Les arcades molaires ont une longueur moyenne de 65 à 70

centimètres ; elles sont séparées des incisives par une barre de 5 centimètres environ ; les supérieures, convexes en dehors, convergent en avant ; les inférieures sont aussi convexes en dehors, mais très peu ; elles sont à peu près dans l'axe des branches maxillaires et conséquemment divergentes en arrière. Voici quelques mesures moyennes prises sur deux sujets :

	Avant-molaires		Arrière-molaires	
	Supérieures	Inférieures	Supérieures	Inférieures
	mm	mm	mm	mm
Nº 1	22	21	39	42
Nº 2	26	23,5	47	48

LONGUEUR ET LARGEUR DE LA TABLE

Mâchoire supérieure

	1re	2e	3e	4e	5e	6e
	mm — mm	mm — mm	mm — mm	mm — mm	mm — mm	mm — mm
Nº 1	6 — 5,5	7 — 6,5	7,5 — 7,5	11,5 — 9	14 — 9	14,5 — 8
Nº 2	7 — 6,5	8,5 — 8	9,5 — 8,5	13 — 10	16 — 10	18 — 9

Mâchoire inférieure

	1re	2e	3e	4e	5e	6e
Nº 1	5,5 — »	7 — 4,5	7,5 — 5,5	11 — 7	14 — 7	18 — 6,5
Nº 2	5 — »	8 — 4,5	10 — 5,5	11,5 — 7,5	15 — 8	23 — 8

ÉCARTEMENT DES ARCADES

	Partie antérieure		Partie moyenne		Partie postérieure	
	Mâch. sup.	Mâch. inf.	Mâch. sup.	Mâch. inf.	Mâch. sup.	Mâch. inf.
	mm	mm	mm	mm	mm	mm
Nº 1	31	25	39,5	28	42	31
Nº 2	31	28	45	33	43	36

Molaires supérieures (fig. 147). — A. *Arrière-molaires*.

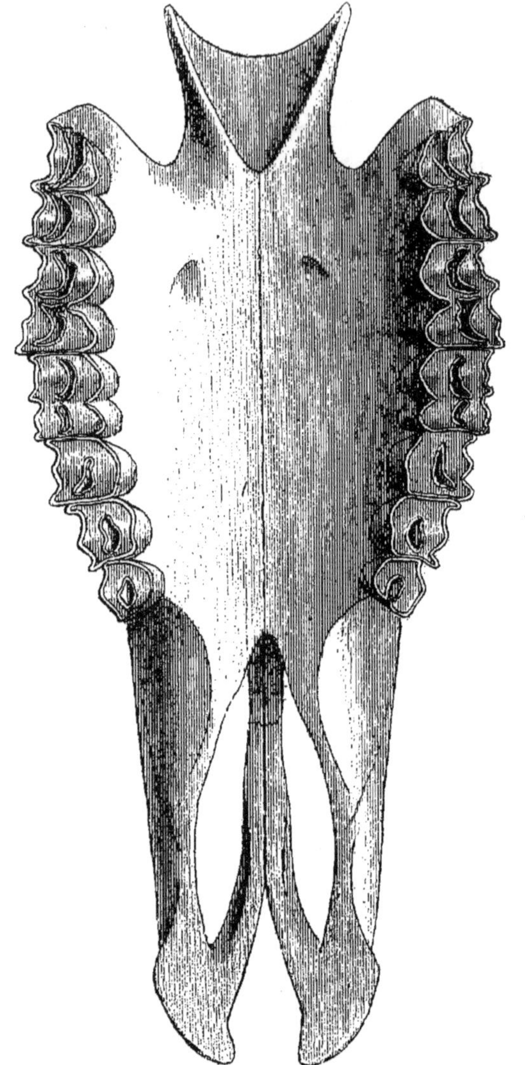

Fig. 147. — Vue de face des arcades molaires supérieures de 2ᵉ dentition
d'un individu âgé de 32 mois.

— Comparées à celles du bœuf, elles s'en distinguent, en outre

du volume : 1° à l'absence de colonnette interlobaire dans le
sillon de la face interne ; 2° à leurs denticules externes aplatis

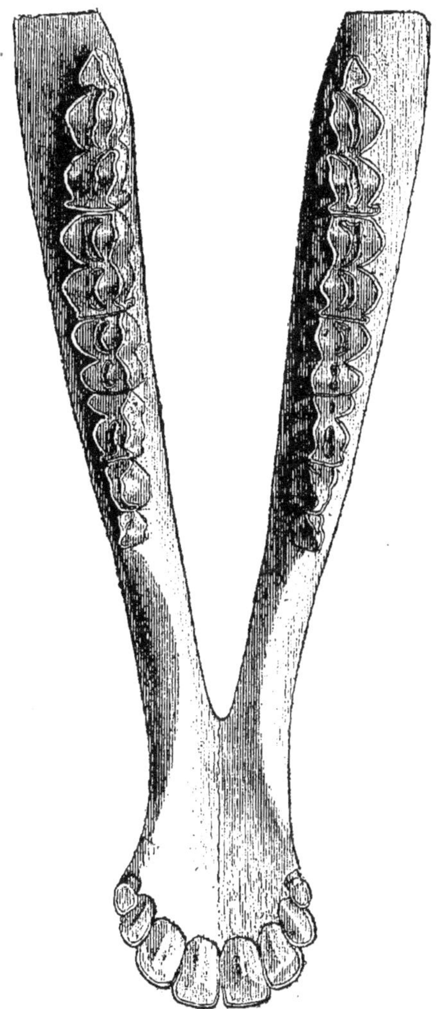

Fig. 148. — Mâchoire inférieure, vue de face, d'un individu de 32 mois.
(Seuls les coins sont de 1re dentition.)

d'un côté à l'autre, proéminant à peine sur la face externe ou
muraille de la dent, et formant sur la table deux croissants au

lieu des deux cercles ou même des deux ellipses à grand axe transverse qu'on observe dans les Bovidés ; 3° à l'absence à peu près complète de cément qui laisse au sillon interne toute sa profondeur et aux trois fines côtes externes toute leur saillie ; 4° au denticule antéro-interne, aplati d'avant en arrière et très proéminent sur la face interne ; 5° à leur profil interne légèrement concave au lieu d'être convexe.

Toutes trois sont pourvues de trois racines, deux externes, une interne, ainsi que dans les Bovidés. La première se reconnaît facilement à son moindre volume et à son usure plus avancée. La dernière est la moins usée ; elle se fait en outre remarquer par son lobe postérieur rétréci, terminé par une côte postéro-externe très développée et oblique. A l'état vierge, la hauteur du fût des arrière-molaires, aux deux mâchoires, est en moyenne de 25 millimètres pour la première, 30 millimètres pour la deuxième, 35 millimètres pour la troisième.

B. *Prémolaires.* — Les prémolaires supérieures sont unilobées et forment le D sur la table, ainsi que dans tous les Ruminants. A part le volume, elles ne se distinguent guère que par leur profil interne non bombé et par le peu d'abondance de leur cément. Elles sont généralement incurvées en arrière et comme arc-boutées contre les arrière-molaires. La première est haute d'environ 15 millimètres avant l'usure, racines non comprises ; la deuxième de 13 millimètres, et la troisième de 20 millimètres. La côte médiane externe de celle-ci est presque effacée. Toutes possèdent trois racines, deux externes, une interne.

Molaires inférieures (fig. 148). — A. Les *arrière-molaires,* disposées en principe comme celles du bœuf, en diffèrent cependant par plusieurs caractères importants : 1° par l'absence de colonnette interlobaire, si ce n'est à titre tout à fait exceptionnel ; 2° par la moindre épaisseur de leurs denticules internes, qui ne font qu'un léger relief sur la face interne et dont

la coupe sur la table est fusiforme au lieu d'être arrondie ;
3° par deux plis latéraux opposés longeant la face antérieure et
formant deux reliefs plus ou moins saillants qui disparaissent
vers la moitié ou le tiers inférieur de la dent. De ces deux plis,
l'interne seul existe dans les bovidés ; 4° par l'étroitesse uniforme des émaux centraux, qui ne sont point élargis aux extrémités en forme de 8, ainsi que dans l'espèce bovine ; 5° enfin,
par la rareté du cément.

Ces dents sont implantées obliquement, la dernière surtout ;
elles sont pourvues de deux racines incurvées en arrière. On les
distingue entre elles grâce à leur volume croissant et à leur
usure décroissante de la première à la troisième ; celle-ci est,
en outre, caractérisée par son troisième lobe.

B. Les *prémolaires inférieures* sont un peu moins imparfaites
comme forme que celles du bœuf. La première présente sur sa face
interne deux sillons bien marqués ; elle est haute de 7 à 8 millimètres, racines non comprises. La deuxième montre en dedans
une excavation et, à son extrémité libre, une petite cavité postérieure qui fait émail central après usure ; sa hauteur est de
12 à 14 millimètres. La troisième, haute de 15 à 16 millimètres
a à peu près le type d'une vraie molaire ; elle est épaisse, nettement bilobée et creusée à son extrémité de deux cavités dentaires qui font le B ; seulement son lobe postérieur est atrophié
au contact de la dent suivante et le cornet qui lui correspond est
très réduit, ouvert en arrière. Il y a dans ce fait la preuve que
les prémolaires des Ruminants sont construites sur le plan des
arrière-molaires, avec des réductions imposées par le défaut
d'espace et consistant essentiellement dans l'avortement du lobe
postérieur et dans l'effondrement des cornets dentaires en
dedans.

MOLAIRES DE PREMIÈRE DENTITION (fig. 149 et 150). — A la
mâchoire supérieure les deux dernières ont le type de molaires

vraies; la première ressemble à une prémolaire, mais avec quelques caractères de transition.

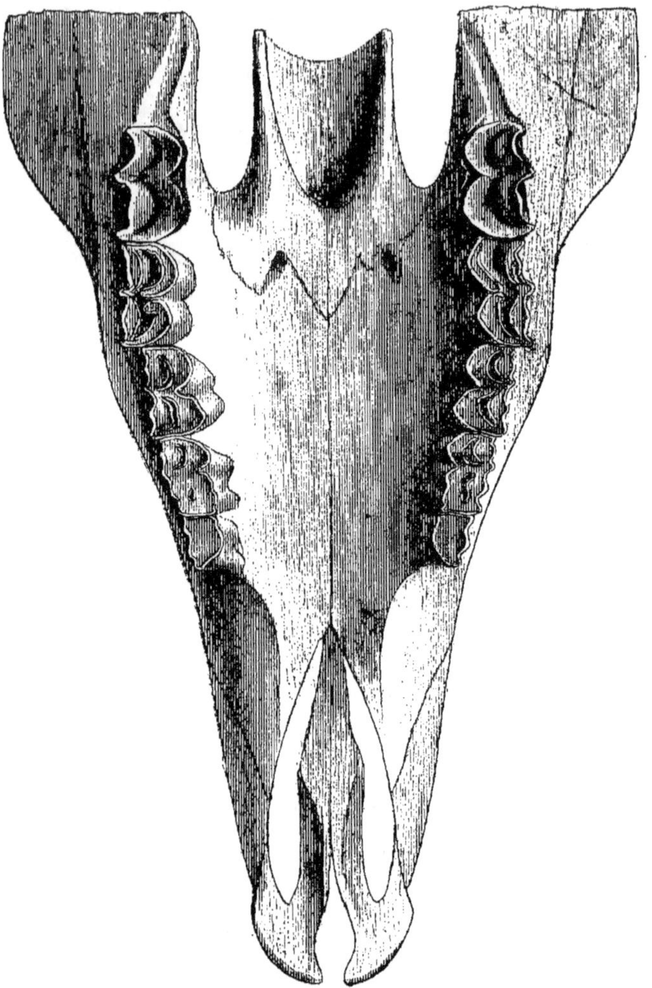

Fig. 149. — Vue de face des arcades molaires supérieures d'un individu âgé de 9 mois. — La 2ᵉ arrière-molaire est en voie d'éruption ; les molaires de lait (3 premières) ont beaucoup usé.

Celles-là se distingueront des arrière-molaires de l'adulte à leur petit volume et surtout à leur étroitesse. Elles se distingue-

ront l'une de l'autre grâce à l'aplatissement du croissant antéro-
interne de la deuxième. Quant à la première, elle n'a ni la sim-

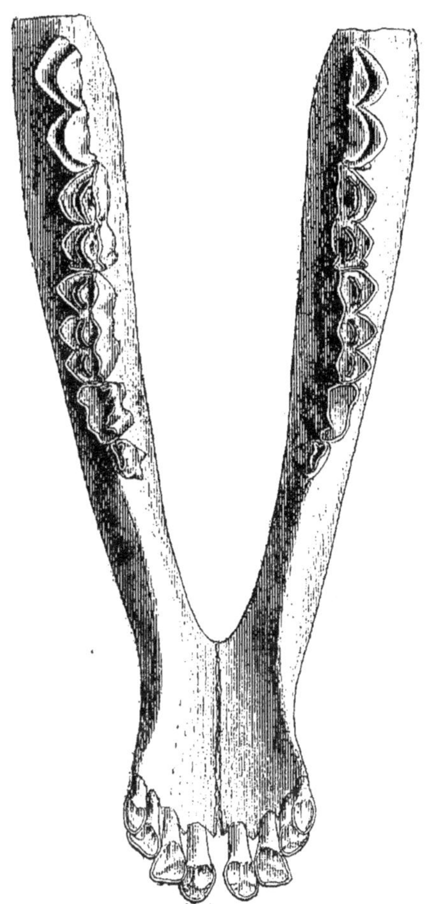

Fig. 150. — Mâchoire inférieure, vue de face, d'un individu âgé de 9 mois.

plicité d'une prémolaire, ni la complication d'une arrière-
molaire ; elle présente, en effet, deux cavités dentaires à l'extrémité libre, lesquelles ne sont qu'ébauchées dans le bœuf ;

mais la postérieure est toute petite et la paroi interne des deux est confondue.

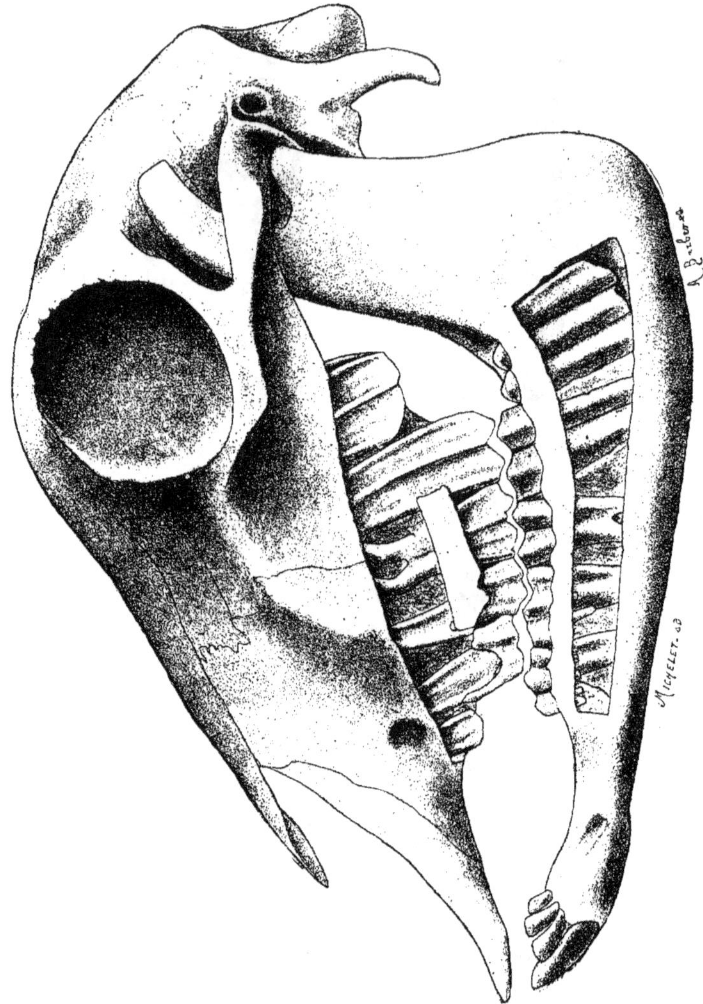

Fig. 151. — Tête d'un animal de 18 mois, vue de côté, les mâchoires ayant été sculptées. — Les pinces sont remplacées ; la dernière molaire pointe ; les molaires de lait n'auraient pas tardé à tomber ; la 1re supérieure est déjà tombée.

A la mâchoire inférieure, les deux premières ressemblent à des prémolaires, la troisième à la dernière molaire de l'adulte. La première est sensiblement moins imparfaite, plus profondément sillonnée que celle qui la remplace. Il en est de même de la deuxième relativement à sa remplaçante : son lobe postérieur est plus marqué, sa face interne présente, au lieu d'une seule excavation, deux profonds sillons séparés par un relief. La troisième est trilobée comme la dernière molaire de l'adulte, mais plus perfectionnée de forme, attendu que son lobe postérieur, au lieu d'être simple comme dans celle-ci, se termine par deux denticules et une cavité intermédiaire ainsi que les autres lobés.

DIMENSIONS MOYENNES DU FUT DES MOLAIRES DE LAIT

Mâchoire supérieure								
1re			2e			3e		
Hauteur	Longueur	Largeur	Hauteur	Longueur	Largeur	Hauteur	Longueur	Largeur
mm 9 à 10	mm 8 à 9	mm 3	mm 14	mm 13 à 14	mm 4 à 5	mm 16	mm 14	mm 5 à 6
Mâchoire inférieure								
7	5	2 à 3	10	9 à 10	4	15	16	4

CHRONOLOGIE DU DÉVELOPPEMENT. — D'après Legros et Magitot, la lame dentaire n'est bien constituée que sur l'embryon de 52 millimètres de longueur totale. Pouchet et Chabry disent, au contraire, qu'elle existe déjà chez l'embryon de 4 centimètres. Les organes adamantins apparaissent ensuite; ils sont déjà pédiculés chez l'embryon de 6 à 8 centimètres, puis les papilles se forment, ainsi que la paroi folliculaire. Sur un embryon de 115 millimètres étudié par Legros et Magitot, tous les follicules de première dentition étaient constitués et les cordons des organes adamantins rompus ou près de se rompre. D'après Pouchet et Chabry, l'organe adamantin de la première arrière-molaire apparaît chez l'embryon de 8 centimètres ; celui de la deuxième arrière-molaire peu après. On ne connaît pas encore les dates d'apparition de l'organe adamantin de la dernière molaire, ni des organes adamantins secondaires ; toutefois il y a des probabilités que ceux-ci se forment chez l'embryon de 12 à 15 centimètres.

Époques de l'éburnification. — Les premiers points éburnés des follicules temporaires apparaissent dans le troisième mois de la gestation. Ceux de la première arrière-molaire un mois environ avant la naissance. Ceux de la deuxième arrière-molaire, trois à quatre mois après la naissance, enfin ceux de la dernière molaire de dix mois à un an.

Les dents remplaçantes commencent à s'édifier dans leurs follicules un an environ avant leur éruption, à savoir :

Les pinces à 4 mois, les premières mitoyennes de 8 à 10 mois, les deuxièmes mitoyennes de 15 à 18 mois, les coins entre 2 ans et 2 ans 1/2, les prémolaires à 10 mois environ.

La position des incisives à l'intérieur de leurs follicules est comme dans le bœuf. Les incisives caduques sont disposées obliquement et imbriquées sur deux rangées. Les remplaçantes sont placées de champ, leur future face postérieure regardant en dehors ; les pinces ont, au contraire, leur face postérieure tournée en dedans. Les incisives caduques sont chevauchantes au moment de l'éruption, mais elles sont presque redressées ; tandis que les remplaçantes, en particulier les pinces, se présentent de travers.

Éruption. — La plupart des agneaux nouveau-nés n'ont aucune incisive hors de la gencive, elles sortent successivement dans le cours du premier mois, les pinces les premières, les coins les derniers (voir sous-chapitre de l'âge). Les molaires de lait ne percent d'ordinaire que vers la troisième semaine ; la première est toujours en retard d'une quinzaine de jours sur les deux autres.

Les dates d'éruption des dents de deuxième dentition, sans être aussi variables que chez le bœuf, sont susceptibles de subir diverses influences retardantes ou accélérantes. Voici celles données pour les incisives par Girard et Simonds :

D'après	Pinces	1res mitoy.	2es mitoy.	Coins
Girard	15 à 18 mois	20 à 27 mois	3 ans 1/2	4 à 4 ans 1/2
Simonds (Races préc.	1 an	18 mois	27 mois	3 ans
— ord.	16 mois	2 ans	33 mois	3 ans 1/2

Nos observations sont confirmatives des indications de Simonds, ainsi que le montre le tableau ci-dessous :

Pinces		1res mitoyennes		2es mitoyennes		Coins	
Animaux précoces	Ordinaires	Précoces	Ordinaires	Précoces	Ordinaires	Précoces	Ordinaires
12 mois	15 mois	18 mois	21 mois	27 mois	30 mois	3 ans	3 ans 1/2

Il faut remarquer que les coins sont les dents dont l'éruption est le plus irrégulière ; ils mettent toujours plusieurs mois à atteindre l'alignement des autres.

La 1re arrière-molaire sort à 3 mois.

La 2e —   —   à 9 mois (fig. 149 et 150).

La 3e —   —   à 18 mois ; mais elle n'atteint le niveau de la table qu'à deux ans (fig. 151). Ces dates sont peu variables à l'état physiologique. Les molaires inférieures ont ordinairement un peu d'avance sur les supérieures.

Quant aux prémolaires, elles font éruption vers l'âge de

vingt mois, la première est un peu en retard sur les deux autres, surtout à la mâchoire inférieure.

ANOMALIES. — a) *Incisives*. — Les incisives les plus fréquemment anormales sont les coins. J. Girard dit qu'il est des moutons chez lesquels ces dents ne sont pas remplacées. Reynal confirme le fait, mais sans mentionner la dentition à laquelle elles manquent; « il n'est pas rare, dit-il, que les coins fassent défaut. » Nous avons constaté nous-mêmes plusieurs fois cette anomalie dans la 2e dentition.

Il arrive que ces dents prennent la forme conoïde (fig. 153, 9). M. Morot en a réuni un certain nombre de cas [1]. Nous avons rencontré cette anomalie plusieurs fois, soit sur le mouton, soit sur la chèvre, soit même sur des mouflons. Il s'agit là apparemment d'un retour à la forme primitive, car il y a de sérieuses raisons d'admettre que les coins des Ruminants à cornes ne sont autre chose que des canines transformées.

M. Morot a signalé un cas de trifidité de la première mitoyenne gauche qui présentait deux branches antérieures et une branche postérieure avec une grosse racine simple. Il a vu en outre chez un chevreau neuf incisives, la dent supplémentaire était une troisième pince intercalée entre les deux autres.

Goubaux a constaté aussi l'existence de neuf incisives, toutes de deuxième génération chez un bélier, la dent surnuméraire était placée à gauche derrière la pince et la première mitoyenne. Chez un autre bélier il a vu les incisives dépasser la mâchoire supérieure et affecter des directions irrégulières. Ce brachygnathisme supérieur était commun, au dire d'Yvart, dans les animaux de la race de Mauchamp.

Un autre bélier a présenté à Goubaux le coin gauche d'adulte transféré sous la langue vers la symphyse.

[1] Morot, *Société centrale vétérinaire*, 1886.

Les anomalies d'usure sont les plus communes : il peut y avoir excès, défaut ou irrégularité. L'excès d'usure se produit par un raccourcissement trop rapide des dents, qui bientôt sont emportées jusqu'à la gencive. Le défaut d'usure, au contraire, a pour conséquence un allongement insolite des incisives, sur-tout des centrales, que l'on remarque chez les animaux ayant dépassé six ans. L'irrégularité d'usure consiste souvent en une entaille triangulaire qui se produit entre les pinces à partir de quatre à six ans et que l'on appelle la *queue d'hirondelle*.

Passé l'âge de sept ans, les incisives deviennent plus ou moins vacillantes et, conséquemment, sont très sujettes à tomber accidentellement; une ou plusieurs brèches peuvent se faire ainsi dans l'arcade.

b) *Molaires*. — Nous avons trouvé plusieurs fois, particu-lièrement sur des individus de race mérine, une quatrième arrière-molaire de chaque côté de la mâchoire supérieure, elle est d'ordinaire placée obliquement par suite du défaut d'espace.

Les prémolaires, surtout les inférieures, se présentent parfois obliquement à cause de la poussée qu'elles subissent de la part des arrière-molaires.

Les anomalies d'usure sont plus fréquentes que chez le bœuf, elles consistent surtout dans l'exagération des vallons et collines transverses de la table, exagération qui peut être telle que les tables opposées soient en quelque sorte dentées et engrenées.

Article II. — DENTS DE LA CHÈVRE

Les dents de la chèvre ressemblent tellement à celles du mou-ton qu'il est fort difficile de les distinguer. Voici les quelques différences, bien insuffisantes, que nous a révélées une étude minutieuse faite sur un grand nombre de têtes des deux espèces [1].

Les incisives sont plus fortes, les coins moins petits, relativement aux autres dents ; l'arête médiane de l'avale est plus ou moins effacée, tandis que le bord d'émail qui limite cette dernière en bas est plus saillant.

Les prémolaires sont, en général, un peu plus développées, de sorte que leur rapport de longueur avec les arrière-molaires est sensiblement plus élevé que chez le mouton ; mais comme ce rapport varie dans d'assez grandes limites dans les deux espèces, il n'a rien de caractéristique.

Les arrière-molaires supérieures de la chèvre se font remarquer par leurs côtes externes très étroites et par leurs émaux centraux moins diverticulés que dans le mouton ; dans celui-ci les émaux centraux sont nettement bifurqués en arrière ; dans celle-là ils sont simples ou plutôt ne présentent qu'une tendance à la bifurcation. En outre, les denticules externes forment sur la muraille de la dent deux reliefs longitudinaux sensiblement plus marqués chez le mouton que chez la chèvre.

Les arrière-molaires inférieures ne nous ont montré aucune différence constante. Le prétendu *pli caprin* que l'on remarque le long des angles antérieurs de ces dents est tout aussi développé dans le mouton que dans la chèvre ; c'est à tort que certains paléontologistes ont voulu en faire un caractère différentiel.

Aux deux mâchoires, les arrière-molaires de la chèvre sont sensiblement plus épaisses transversalement que celles du mouton ; leur table est peut-être aussi moins accidentée : caractères bien insuffisants pour fonder une diagnose.

Les dates d'éruption des dents sont les mêmes dans les deux

[1] Cornevin et Lesbre, Caractères ostéologiques différentiels de la chèvre et du mouton *(Société d'anthropologie, 1891).*

espèces, à cette différence près que la chèvre n'a point été
jusqu'à ce jour influencée par la précocité. Remarquons enfin
que cette dernière use ses dents plus vite que le mouton,
attendu que les brindilles ligneuses dont elle se nourrit exigent
beaucoup plus d'efforts de mastication que l'herbe qui alimente
celui-ci.

Sous-Chapitre II. — DE L'AGE DU MOUTON
ET DE LA CHÈVRE

Malgré les quelques caractères différentiels existant entre les
dents des moutons et celles des chèvres, nous étudierons, sans
établir de distinction, les moyens de connaître l'âge de ces deux
sortes d'animaux, admettant que l'évolution et l'usure se font de
même. Mais l'étude n'est commune que pour les moutons non
améliorés et les chèvres ; la section consacrée aux animaux
précoces ne concernera que les moutons, jusqu'à présent les
chèvres n'ayant point été mises dans les conditions causales de
la hâtivité. Enfin, parmi les races caprines, il en est une, la
race naine d'Afrique, dont l'évolution dentaire n'est vraisemblablement pas complètement conforme à tout ce qui va être dit
à propos des Ovidés communs, mais le petit nombre de sujets
que nous avons eus à notre disposition ne nous permet pas de
nous prononcer catégoriquement sur ce point.

De même que pour les bœufs, deux moyens ont été préconisés
pour connaître de l'âge des moutons, les dents et les cornes.
Bien que Girard ait suivi avec soin la pousse des cornes sur les
mérinos et ait indiqué quel en est annuellement l'accroissement, nous n'emprunterons les renseignements qui vont suivre
qu'aux dents seules. Les raisons de l'élimination que nous

faisons sont multiples. Et d'abord, les femelles sont dépourvues de cornes ou n'en ont que d'avortées ; un nombre élevé de races, et ce sont précisément les plus améliorées pour la production de la viande et les plus recherchées, n'en possèdent pas dans l'un et l'autre sexe ; la castration, appliquée même aux sujets des races les plus cornues, arrête net l'accroissement des cornes ; enfin la longueur et la direction de celles ci varient beaucoup suivant les groupes ethniques. Tout cela est plus que suffisant pour justifier l'exclusion.

Quant aux dents, leur évolution doit être étudiée, comme pour les Bovins, successivement sur les moutons communs et sur les précoces et pour les mêmes motifs, les écarts entre la dentition des premiers et celle des seconds étant non moins grands et les variations non moins multiples.

Cette évolution se fait plus rapidement sur les bêtes ovines que sur les bovines, sans doute parce que la durée totale de la vie est moindre et celle de l'accroissement plus brève.

Les principes sur lesquels on s'appuie consistent principalement dans l'observation des incisives; les molaires fournissent des renseignements complémentaires utiles. On suit :

1° Le moment de l'apparition et l'usure successive des incisives caduques;

2° L'époque d'éruption des incisives permanentes ;

3° L'usure de celles-ci ;

4° L'apparition et les modifications de l'étoile dentaire.

On s'enquiert également :

1° Du moment de la chute et du remplacement des prémolaires;

2° De celui de l'apparition des molaires permanentes.

Nous tenons à mettre en garde contre une erreur à laquelle sont enclins les débutants et qui consiste à prendre des coins remplaçants pour des coins de lait ou *vice versa*. Si ce sont des coins de lait, ils font contraste avec les autres dents, par leur petit volume et leur usure avancée. Si, au contraire, ce sont des coins de deuxième dentition, ils sont moins usés que le restant de l'arcade, et, quoique beaucoup plus petits que les dents du centre, ils ne font pas contraste de volume, car il y a décroissance graduée.

Section I. — Connaissance de l'âge des moutons non améliorés.

A la naissance. — L'agneau n'a pas d'incisives; on les sent distinctement sous la gencive rouge et arborisée, mais elles ne l'ont pas percée.

Du 5ᵉ au 7ᵉ jour. — Sortie des pinces (fig. 152, A).

Du 10ᵉ au 14ᵉ jour. — Sortie des mitoyennes. En suivant, de 24 en 24 heures, le développement de ces sortes de dents sur des agneaux de diverses races, nous avons vu que trois cas peuvent se présenter : 1° du 9ᵉ au 10ᵉ jour sortie des premières mitoyennes, du 12ᵉ au 14ᵉ sortie des secondes mitoyennes ; 2° sortie simultanée des premières et secondes mitoyennes du 12ᵉ au 14ᵉ jour ; 3° sortie des secondes mitoyennes vers le 10ᵉ ou 11ᵉ jour, *avant* les premières mitoyennes qui font leur apparition quelques jours après. Cette dernière particularité a été également observée par M. Cagny [1].

Du 22ᵉ au 25ᵉ jour. — Apparition des coins. Les molaires caduques percent la gencive (fig. 152, B).

De 1 à 3 mois. — Pas de changement dans les incisives sinon qu'elles sont au rang. L'agneau tette et n'use point ses dents.

A 3 mois. — Éruption de la première arrière-molaire, la supérieure est un peu en retard sur son opposée (fig. 152, C).

Du 4ᵉ au 8ᵉ mois. — Dans cette période, les incisives ne fournissent que des caractères très contingents et subordonnés au genre de nourriture. Il est des moutons qui à 8 mois ont à peine commencé à entamer les coins et d'autres qui ont toutes leurs dents fortement usées. Ce dernier cas n'est pas rare dans l'espèce caprine.

A 9 mois. — Éruption de la 2ᵉ molaire permanente ou 5ᵉ molaire (fig. 150).

---

[1] P. Cagny, Évolution dentaire chez le mouton *(Bulletin de la Société centrale vétérinaire*, p. 170).

De 10 à 14 mois. — Usure progressive des incisives ; un peu d'écartement entre elles. Les pinces sont moins solides dans leurs alvéoles. Il est difficile de supputer l'âge avec précision dans cette période (fig. 152, D).

De 15 à 16 mois. — Chute et remplacement des pinces de lait (fig. 153, 1).

A 18 mois. — Les pinces de 2e dentition commencent à user. Sortie de la 3e molaire permanente ou 6e molaire qui n'arrive à hauteur que 5 à 6 mois plus tard (fig. 151 et 153, 2).

A 21 mois. — Chute des 1res mitoyennes et des molaires de lait (la première a un peu de retard).

A 2 ans. — Les 1res mitoyennes sont remplacées. Les prémolaires sont à la table.

Entre 2 ans 1/2 et 3 ans. — Chute et remplacement des 2es mitoyennes (fig. 153, 4 et 5).

A 3 ans 1/2. — Chute des coins temporaires.

A 4 ans. — Les coins remplaçants atteignent le niveau de la table.

A 4 ans 1/2. — Les coins commencent à user (fig. 153, 6).

A 5 ans. — Les pinces sont nivelées ou peu s'en faut. L'avale de toutes les dents s'est dégagée de la gencive (fig. 153, 6).

A 6 ans. — La table des pinces est à peu près carrée et l'étoile dentaire qui en occupe le centre a la même forme. Quelques animaux qui paissent dans les friches et les landes à herbe sèche et dure ont une sorte d'entaille entre les deux pinces qu'on désigne sous le nom de *queue d'hirondelle* (fig. 153, 9).

A 7 ans. — Les 1res mitoyennes sont nivelées. La table des pinces est arrondie. Les dents se déchaussent et deviennent branlantes (fig. 153, 7).

A 8 ans. — Les 2es mitoyennes sont nivelées. La table des 1res mitoyennes est ronde. A ce moment, chez les béliers, il y a des plis transversaux très marqués sur le chanfrein.

A 9 ans. — Époque habituelle du nivellement des coins, mais il y a des écarts notables et qui déroutent. Souvent les dents sont espacées (fig. 153, 8).

A partir de ce moment, il devient à peu près impossible de déterminer l'âge des animaux dont les dents sont déchaussées, vacillantes, striées de noir. Nous ne pouvons d'ailleurs que répéter ce qui a déjà été dit : à partir de l'époque où l'on se base sur l'usure, la détermination de l'âge devient incertaine, puisque celle-là est sous la dépendance de l'alimentation. Inutile d'insister pour faire voir qu'un mouton de transhumance ou de bruyère use, dans l'unité de temps, beaucoup plus ses dents qu'un mouton de stabulation nourri aux farineux, aux tourteaux pulvérisés et aux cossettes de betterave.

Section II. — Connaissance de l'âge des moutons améliorés.

La précocité se montre non moins fréquemment sur les moutons que sur les bœufs; elle est devenue un attribut héréditaire acquis déjà depuis longtemps par quelques races ; l'alimentation intensive la fait apparaître sur d'autres, sous nos yeux. Les races de Leicester et de Southdown sont dans le premier cas, la mérine offre un exemple du second.

Les variations d'amplitude de la précocité nécessitent qu'on catégorise les indications résultant de l'examen de la dentition des moutons améliorés.

Nous devons ajouter que, pour des causes qui nous échappent, des sujets présentent une précocité dentaire interrompue; ils commencent par remplacer d'une façon plus ou moins hâtive pinces et mitoyennes, puis il s'écoule un intervalle tel entre la chute des deuxièmes mitoyennes et celle des coins, qu'en définitive l'avance première est perdue et que la bouche n'arrive au rond qu'à l'époque habituelle. Il semble que les coins obéissent moins facilement à l'influence du forçage que les six autres incisives.

Ainsi qu'il a été dit pour les grands Ruminants, l'apparition des dents de lait n'est pas ou est modifiée d'une façon inappréciable; la précccité faisant surtout sentir son action sur la date de leur chute pour l'avancer. Pour être à la fois concis et démonstratifs, nous allons condenser dans les tableaux suivants,

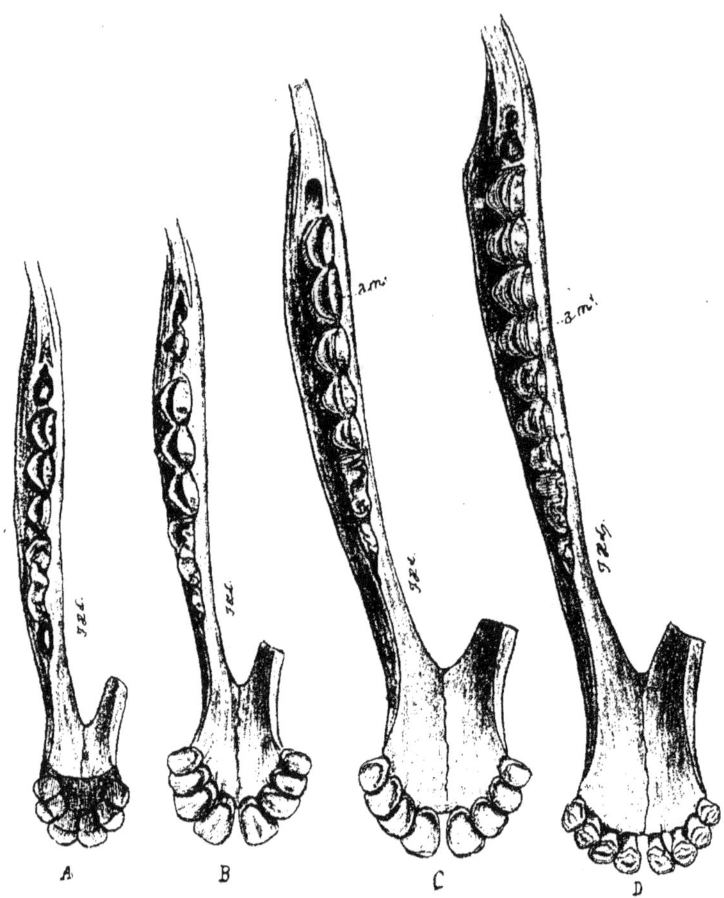

FIG. 152. — Mâchoires inférieures de jeunes animaux.

A, 8 jours. (Les pinces, les 1res mitoyennes et la 2e molaire avaient tout juste percé la gencive).

B, 1 mois. Toutes les dents de lait sont sorties, la 1re molaire n'a pas encore atteint le niveau des autres.

C, 3 mois am1. Éruption de la 1re arrière-molaire. Les incisives centrales sont à peine touchées.

D, 1 an révolu. La 2e arrière-molaire a formé sa table. Les incisives sont très usées.

le résultat de nos observations auxquelles nous ajoutons celles de Simonds, Reynal, Sanson et autres.

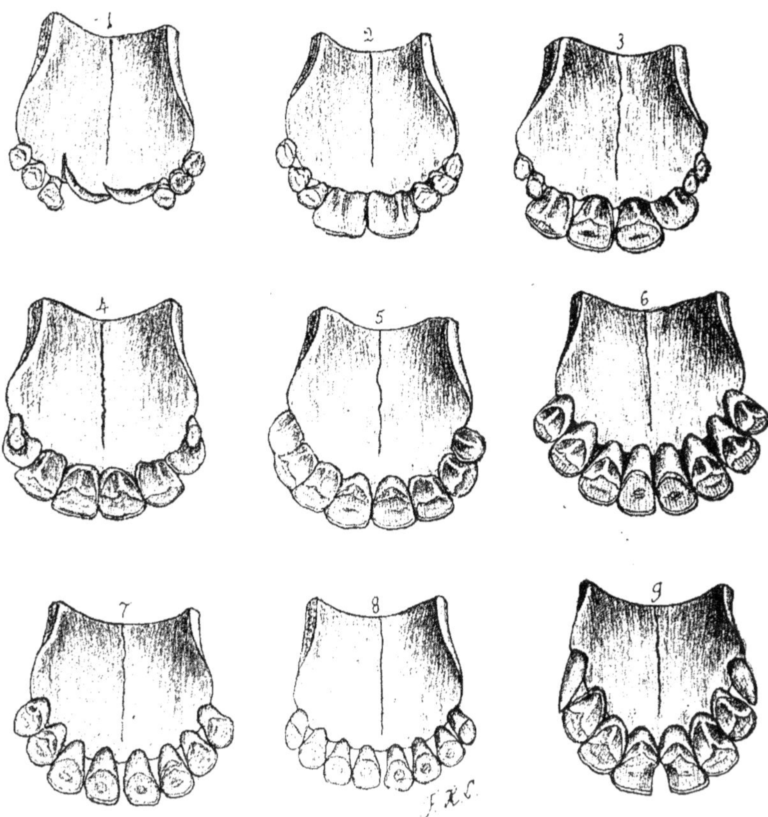

Fig. 153. — 1, 15 mois. Les pinces traversent la gencive.

2, 18 mois. Les pinces commencent à user.

3, 27 mois. Les 1res mitoyennes sont remplacées et déjà entamées. Les pinces dégagent de la gencive la partie inférieure de leur avale.

4, 34 mois. Les 2es mitoyennes achèvent leur éruption. Les 1res mitoyennes dégagent leur avale de la gencive.

5, 4 ans 1/2. Les coins remplaçants commencent à user. L'avale des 2es mitoyennes se dégage. Les pinces ne tarderont pas à niveler.

6, 5 ans 1/2. Les pince ont nivelé. Les coins sont notablement usés. Toutes les dents ont largement dégagé leur avale.

7, 7 ans. Les pinces et les 1res mitoyennes sont nivelées. Leur table s'arrondit avec l'étoile dentaire.

8, 10 ans. Nivellement général. Toutes les tables sont rondes ainsi que les étoiles dentaires.

9, 5 ans. Coins caniniformes. Queue d'hirondelle entre les pinces.

Précocité du 1ᵉʳ degré. A 12 mois chute des pinces.
— — A 16 — 1ʳᵉˢ mitoyennes,
— — A 19 — 2ᵉˢ mitoyennes.
— — A 26 — coins.
Précocité du 2ᵉ degré. A 14 — des pinces.
— — A 18 — 1ʳᵉˢ mitoyennes.
— — A 24 — 2ᵉˢ mitoyennes.
— — A 32 — coins.
Précocité du 3ᵉ degré. A 16 — des pinces.
— — A 20 — 1ʳᵉˢ mitoyennes.
— — A 27 — 2ᵉˢ mitoyennes.
— — A 36 — coins.

Ces dates montrent quels progrès l'amélioration de l'espèce ovine a faits depuis la mise en pratique des méthodes zootechniques rationnelles et aussi quelle est la malléabilité de l'organisme ovin. Pour les rendre plus sensibles, plaçons côte à côte les chiffres qui viennent d'être relevés sur des moutons précoces au premier degré et ceux que donna Girard au commencement de ce siècle, comme représentant la moyenne de ce qu'on observait sur les moutons de cette époque.

	Moutons très précoces (1893)	Moutons communs (Début du xixᵉ siècle)
Chute des pinces. . . .	12 mois	15 à 18 mois
— 1ʳᵉˢ mitoyennes . .	16 —	27 mois
— 2ᵉˢ mitoyennes . .	19 —	42 —
— coins	26 —	48 à 54 mois

Rien ne dit que la précocité ait atteint ses extrêmes limites; il y a même lieu de penser qu'on ira plus loin, si l'on en juge par quelques cas, tout à fait exceptionnels, qu'on a déjà enregistrés. On a vu, par exemple, un bélier avoir sa bouche faite à vingt mois.

En général, la précocité du mouton soulève moins de contestations lors des ventes et des concours que celle du bœuf, et les cas litigieux sur lesquels on peut être appelé à se prononcer

sont moins fréquents. On les tranchera en s'appuyant sur les
principes indiqués à propos de l'espèce bovine, c'est-à-dire
en examinant le degré d'usure respectif de chaque paire d'incisives.

Section III. — Irrégularités.

Nous ne considérons pas comme une irrégularité la chute et
le remplacement d'une dent avant sa congénère du côté opposé,
parce que le fait est trop fréquent et peut être considéré comme
normal. Nous en envisagerons d'autres qui portent sur le
remplacement et sur l'usure.

a) *Irrégularités dans le remplacement.* — Nous en avons
constaté deux : la non-apparition des coins permanents et la
chute de deux dents d'un même côté n'appartenant pas à la
même paire.

La non-apparition des coins permanents, qui n'est sans doute
qu'une manifestation de cette insensibilité à obéir aux lois
générales de croissance signalée tout à l'heure à propos de la
précocité, entraîne si l'on n'y prend garde, à une appréciation
inexacte de l'âge. On s'imagine volontiers que les coins de lait
viennent de tomber et on donne environ 3 ans et demi au
sujet. On ne commettra pas cette erreur si l'on a bien présent
à l'esprit que, quand les coins tombent, les remplaçants se
montrent déjà, que ce sont ceux-ci qui poussent ceux-là, en
usant leur racine, et qu'enfin il y a toujours un peu de rou-
geur de la gencive au siége des coins. Quand il n'y a pas eu
apparition des coins permanents, la gencive n'est ni entamée
ni arborisée, elle est lisse et pâle.

Quant à la chute de deux dents d'un même côté, n'appartenant pas à la même paire, elle apporte aussi quelques difficultés

à la connaissance de l'âge qu'on lève en examinant ce qui existe du côté opposé. Cette chute simultanée, du moins d'après nos observations, résulte plutôt d'un retard de l'une des dents que d'une avance de l'autre. Par exemple, quand nous avons vu tomber à la fois, du côté droit, la deuxième mitoyenne et le coin, du côté gauche la mitoyenne correspondante était à sa place depuis l'époque normale, mais le coin tombait comme celui du côté droit. La diagnose de l'âge doit donc se faire en observant l'état des dents du côté où n'existe pas l'irrégularité.

b) *Irrégularités dans l'usure.* — Il n'est pas rare de voir des incisives ébréchées ou même cassées ; on dit que le mouton a des *brèches.* Elles n'apportent pas de difficultés dans la connaissance de l'âge, car on fait facilement les corrections nécessaires.

On trouve des moutons et plus souvent encore des chèvres qui, au lieu d'user la dent par sa table entière et de l'amener peu à peu à ras de la gencive, l'usent seulement par la face postérieure, en laissant intact le bord antérieur, particularité constatée déjà plus haut sur l'espèce bovine. Si l'on se contente d'abaisser la lèvre inférieure et de regarder de face les incisives, on rajeunit immanquablement les animaux ; se livre-t-on à une exploration plus méthodique et a-t-on eu le soin d'ouvrir la bouche, on constate l'irrégularité d'usure et l'on en tient compte. Mais les rectifications qu'on fait et les appréciations qu'on en déduit sont forcément entachées d'arbitraire.

CHAPITRE VII

DES DENTS ET DE LA CONNAISSANCE DE L'AGE DU DROMADAIRE

La formule de la première dentition est :

$$inc \frac{1^o.\ 2^o,\ 3^o}{1^o, 2^o, 3^o} \quad can \frac{1}{1} \quad m \frac{3}{2}$$

Les incisives supérieures sont extrêmement rudimentaires ; les pinces même avortent dans leurs follicules. Les canines sont en forme d'incisives.

La formule de la deuxième dentition est :

$$inc \frac{0\ \ 0\ \ 3^e}{1^e, 2^e, 3^e} \quad can \frac{1}{1} \quad pm \frac{1^e\ -\ 3^e, 4^e}{1^e\ -\ 3^e, 4^e} \quad am \frac{1^e, 2^e, 3^e}{1^e, 2^e, 3^e}$$

Les Camélidés se distinguent donc essentiellement des autres Ruminants par l'existence d'incisives à la mâchoire supérieure et de canines aux deux mâchoires, ainsi que par leur première prémolaire *(pm¹)* qui s'isole de ses congénères et simule une deuxième canine en arrière de la canine véritable (fig. 154 et 155).

Section I. — Incisives.

Dans l'animal adulte, les incisives sont au nombre de six à la mâchoire inférieure, de deux à la supérieure. Celles-ci sont placées de chaque côté et représentent les coins (les pinces et les mitoyennes supérieures ne se développent pas dans la deuxième dentition). Elles ont la forme de crochets incurvés en arrière, déprimés d'un côté à l'autre, présentant : une face antérieure arrondie, marquée d'une cannelure à sa base ; — deux faces latérales plus ou moins planes et sillonnées qui se joignent sur un bord postérieur concave. La partie libre, longue de 2 centimètres et demi, est seule revêtue d'émail ; la partie enchâssée lui fait suite sans autre démarcation que la ligne d'arrêt de celui-ci, elle se renfle d'abord, puis s'atténue en pointe mousse ; sa longueur est de 3 centimètres environ. Ces dents sont pourvues d'une mince écorce cémenteuse vers la gencive. Elles viennent se placer, lorsque la bouche est fermée, entre les coins et les canines inférieurs. Leur implantation dans l'intermaxillaire ne doit laisser aucun doute sur leur qualité d'incisives ; c'est à tort que certains auteurs les considèrent comme des canines supplémentaires. Elles sont peut-être un peu moins développées dans les femelles, mais nous les avons toujours rencontrées.

Les incisives inférieures sont disposées en arcade étroite et chevauchent plus ou moins l'une sur l'autre, la mitoyenne couvrant une partie de la face postérieure de la pince et étant partiellement couverte à son tour par le coin (fig. 156). Ces

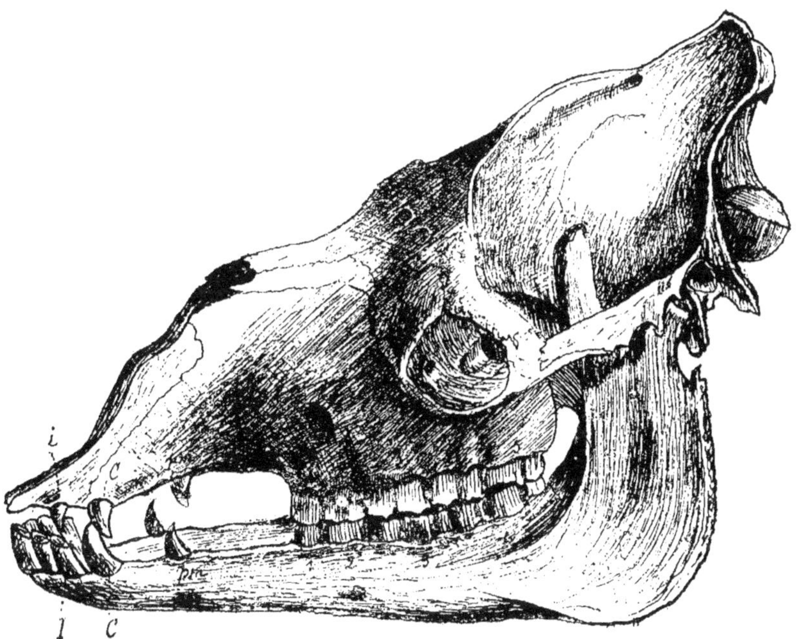

Fig. 154. — Tête d'un dromadaire (vue latérale). — I, Incisives inférieures. — *i*, Incisive supérieure caniniforme. – C, C, Canines. — *pm. pm*, Prémolaire caniniforme, isolée sur la barre. —1, 2, 3, 4, 5, Molaires en série de la mâchoire supérieure. — 1, 2, 3, 4. Molaires en série de la mâchoire inférieure.

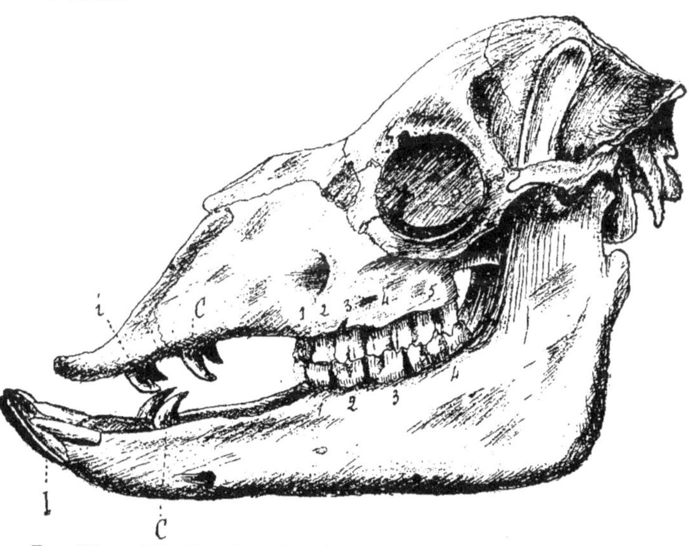

Fig. 155. — Tête d'un lama (vue latérale). — I, incisives inférieures. — *i*, Incisive supérieure caniniforme. — C, C, Canines. — 1, 2, 3, 4, 5, Molaires en série de la mâchoire supérieure. — 1, 2, 3, 4, Molaires en série de la mâchoire inférieure. — On ne voit pas de prémolaire caniniforme.

dents sont relevées contre la mâchoire supérieure à la manière
de celles du mouton et de la chèvre, et très solidement enchâssées. La racine est surtout indiquée par l'absence de revêtement
d'émail, le collet étant peu prononcé; elle atteint une longueur
moyenne de 3 centimètres et présente à son extrémité un petit
crochet postérieur; sa forme est assez exactement celle de la
racine des incisives de Solipèdes.

La couronne ou partie émaillée est plus haute en avant qu'en
arrière; elle mesure sur la face antérieure, avant l'usure,
environ 4 centimètres dans les pinces, 35 millimètres dans les
mitoyennes, 25 millimètres dans les coins. Elle figure une
sorte de palette large de 18 à 20 millimètres, plus ou moins
déjetée en bas et en dedans, plus épaisse en dedans qu'en
dehors, terminée par un bord irrégulièrement convexe.

Ces dents se distinguent les unes des autres à la décroissance
de volume, surtout en hauteur et en épaisseur, que l'on observe
des pinces aux coins, et aussi à la diminution parallèle de leur
usure. Les coins se font en outre remarquer par leur palette
très courbée et par leur racine aplatie d'avant en arrière au lieu
de l'être d'un côté à l'autre.

Les incisives du dromadaire commencent à user par le bord
supérieur, qui se transforme en une surface très allongée transversalement, laquelle se raccourcit en même temps qu'elle
s'épaissit de manière à prendre successivement les formes
semi-lunaire, elliptique dans le sens transversal, *ovale,
arrondie,* enfin *aplatie* d'un côté à l'autre, que l'on réaliserait
artificiellement en coupant la dent perpendiculairement à son
axe, à différentes hauteurs. Cette table présente à son centre
une étoile dentaire aréolée qui suit tous ses changements de
forme; son encadrement d'émail s'interrompt dans la vieillesse
et finit par disparaître tout à fait; alors les dents ne sont plus
que des chicots usés jusqu'au ras de la gencive et légèrement

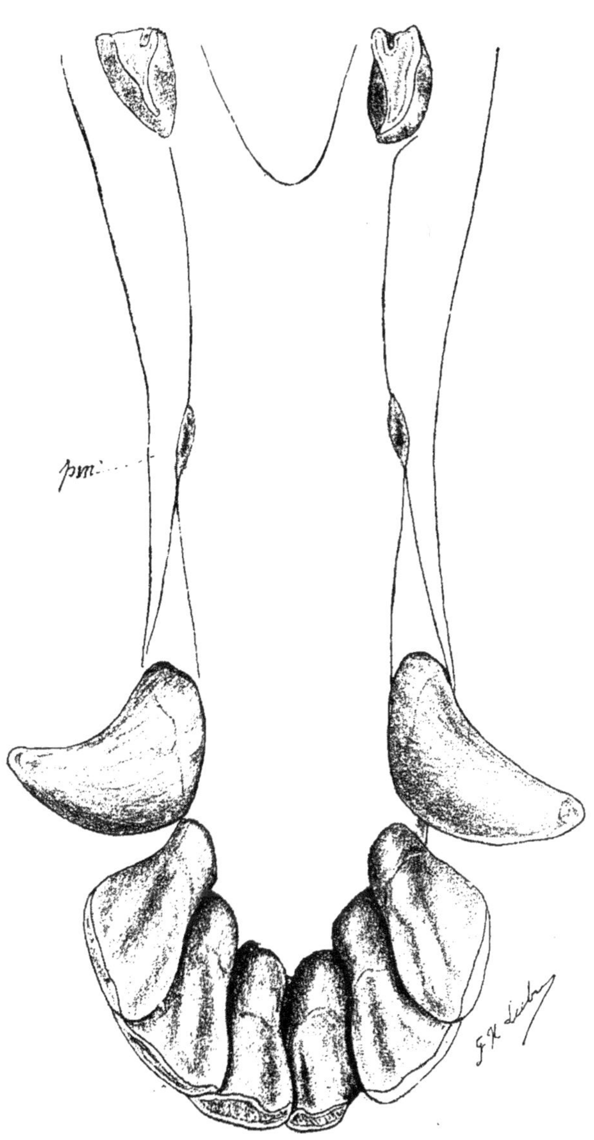

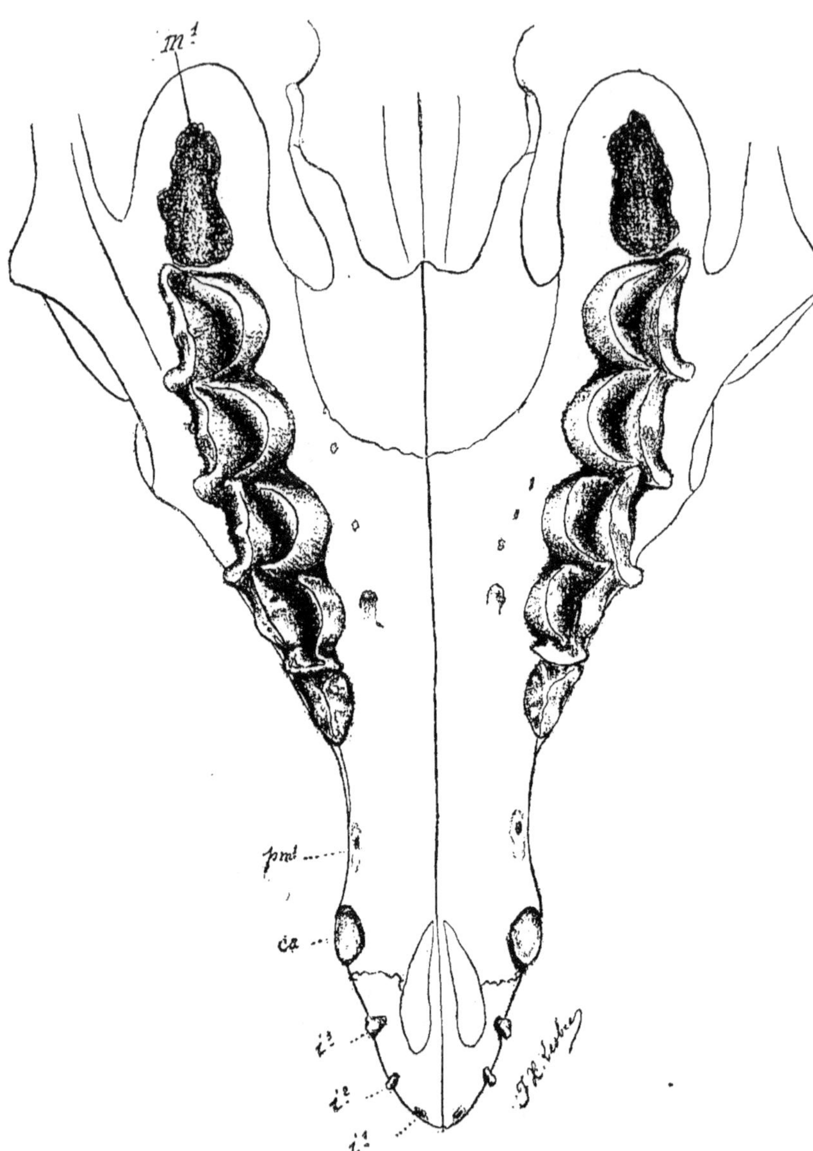

Fig. 157. — Mâchoire supérieure d'un dromadaire de 7 à 8 mois (vue de face). — i^1, Pince avortée dans son follicule. — i^2, Mitoyenne — i^3, Coin. — ca, Canine aplatie comme une incisive. — pm^1, Place du futur crochet prémolaire, — m^1, 1ʳᵉ arrière-molaire dans son follicule.

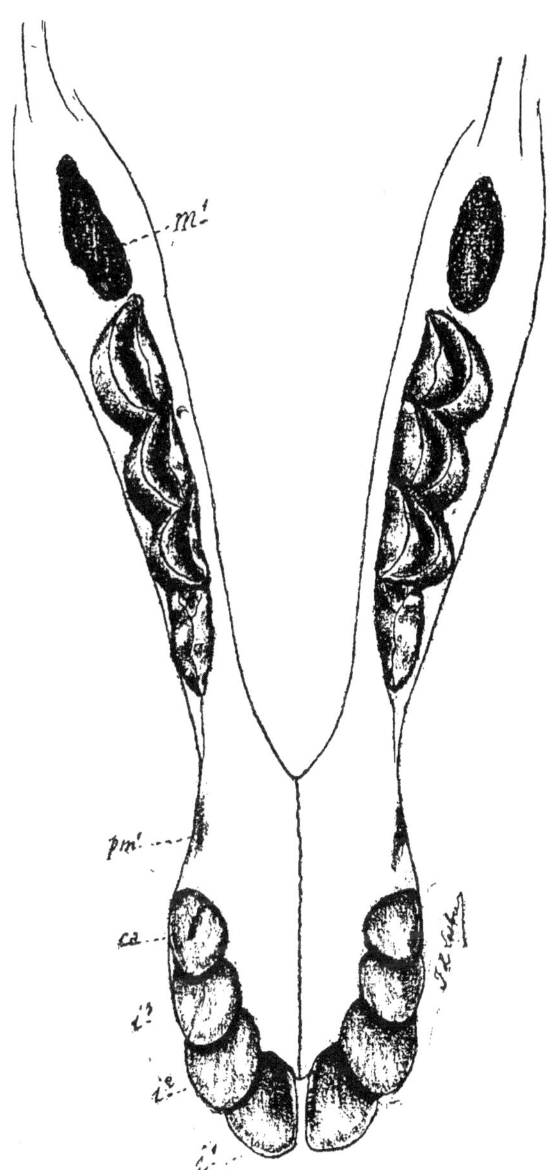

Fig. 158. — Mâchoire inférieure d'un dromadaire de 7 à 8 mois (vue de face).
— i^1, i^2, i^3, Pince, mitoyenne, coin. — ca, Canine incisiforme s'ajoutant
à l'arcade incisive. — pm^1, Place du futur crochet prémolaire. — m^1, Follicule de la 1re arrière-molaire.

espacés. Il est à remarquer que les incisives du dromadaire achèvent assez vite leur éruption ; elles se raccourcissent ensuite progressivement et le degré de leur raccourcissement est un signe à ne pas négliger au point de vue de la détermination de l'âge.

Les incisives temporaires sont très différentes de celles de l'adulte (fig. 157 et 158). A la mâchoire supérieure on trouve des mitoyennes et des coins extrêmement rudimentaires et très faciles à arracher. Les pinces avortent dans leur follicule où on les trouve souvent à l'état de granule éburné.

A la mâchoire inférieure, on compte huit incisives au lieu de six, par suite de la transformation des canines qui se sont jointes aux six incisives véritables et en ont pris exactement la forme, ainsi qu'on le constate dans les deux dentitions des autres Ruminants. Il s'ensuit que les vrais coins sont passés à l'état de deuxièmes mitoyennes. Les incisives, ainsi comprises, sont très aplaties et imbriquées à la manière de deux rangées divergentes d'écailles elliptiques. La face inférieure est légèrement convexe ; la face supérieure est plus ou moins déprimée, avec un léger relief médian ; l'extrémité est arrondie ou acuminée en ogive ; la racine est aplatie d'avant en arrière et le collet très marqué.

Ces dents sont d'autant moins volumineuses et d'autant plus pointues qu'elles occupent une position plus éloignée du centre. Les pinces se font en outre remarquer par leur forte concavité supérieure due au relèvement de leur bord interne.

Section II. — Canines.

Les canines forment, chez l'adulte, quatre crocs volumineux comparables à ceux d'un Carnivore ; ce sont des dents coniques, aplaties d'un côté à l'autre et légèrement courbées en arrière (fig. 154 à 156). La face externe est convexe. La face interne est convexe transversalement, légèrement concave dans sa longueur. Les deux bords sont minces et tranchants, longés en dedans par un sillon ; l'antérieur est convexe, le postérieur concave ; ils s'unissent sur la pointe de la dent. La partie libre et la partie enchâssée se continuent sans autre démarcation que la ligne d'arrêt de l'émail ; la première est haute de 3 centimètres à 3 centimètres 1/2 ; la deuxième, d'abord renflée, s'atténue ensuite ; elle atteint 3 à 4 centimètres.

Ces dents achèvent rapidement leur éruption ; elles se raccourcissent ensuite par émoussement de leur pointe. Les supérieures, plus longues et moins aplaties, se placent en arrière des inférieures dans l'état d'occlusion de la bouche, mais sans user contre elles. Celles-ci usent contre les incisives caniniformes supérieures.

Les canines de la femelle sont un peu moins développées, en général, que celles du mâle.

Quant aux *canines caduques*, nous avons déjà décrit les inférieures comme formant les coins de l'arcade incisive ; les supérieures existent aussi aplaties comme des incisives, mais très petites.

Ce dimorphisme des canines de première et de deuxième dentition est très remarquable ; il vient à l'appui de l'opinion exprimée plusieurs fois dans cet ouvrage, que les coins des Ruminants à huit incisives ne sont que des canines transformées.

Section III. — Molaires.

Les molaires de l'adulte sont au nombre de six de chaque côté de chaque mâchoire (fig. 159 et 160). La première s'isole et vient se placer à un centimètre ou deux de la canine, dont elle prend la forme. Parmi les cinq autres restant en série, on compte trois arrière-molaires ou molaires permanentes et deux prémolaires ; la première de celles-ci est tout à fait rudimentaire à la mâchoire inférieure et très caduque, on la rencontre rarement passé un certain âge ; aussi beaucoup d'auteurs ne mentionnent-ils qu'une seule prémolaire sériée à la mâchoire inférieure des Camélidés.

Les arcades molaires sont très rapprochées, à peu près rectilignes et divergentes aux deux mâchoires.

ÉCARTEMENT DES ARCADES MOLAIRES
(chiffres moyens)

En avant		Au milieu		En arrière	
Mâch. sup.	Mâch. inf.	Mâch. sup.	Mâch. inf.	Mâch. sup.	Mâch. inf.
38 mm	32 mm	60 mm	42 mm	85 mm	75 mm

LONGUEUR ET LARGEUR MOYENNES DE LA TABLE DES MOLAIRES

	1re		2e		3e (1re a. m.)		4e		5e	
	Long.	Larg.	Long.	Larg.	Long.	Larg.	Long.	Larg.	Long.	Larg.
	mm	mm	mm	mm	mm	mm	mm	mm	mm	mm
Supérieures	17	— 12	20	— 20	27	— 25	33	— 25	38	— 22
Inférieures	rudiment.		17	— 11	27	— 19	33	— 20	46	— 19

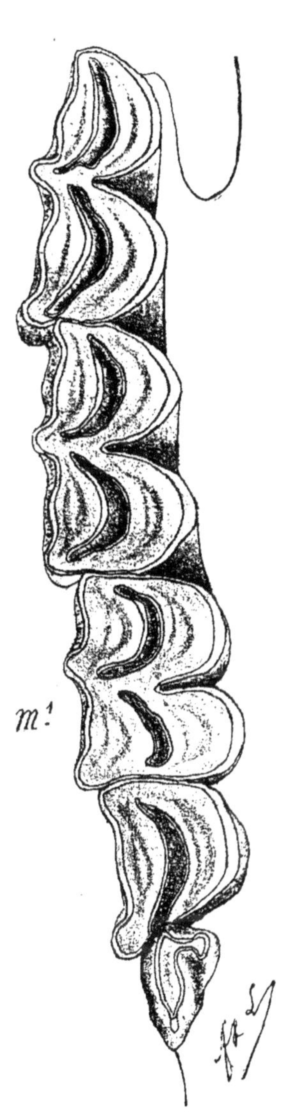

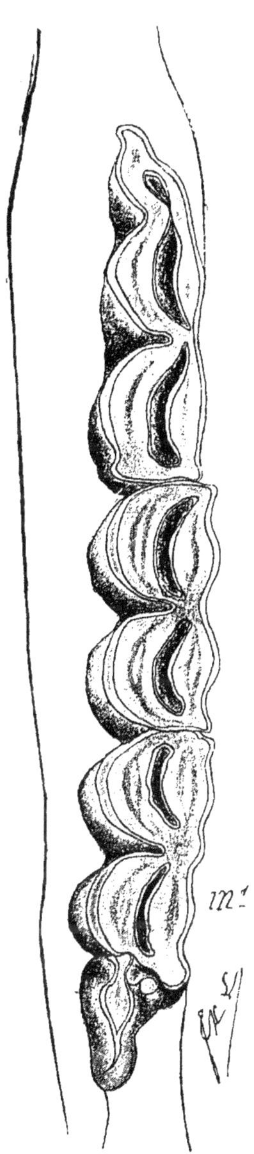

Fig. 159.— Arcade molaire supérieure
d'un dromadaire âgé de 7 ans.— m^1,
Première arrière-molaire.

Fig. 160. — Arcade molaire inférieure
d'un dromadaire âgé de 7 ans. — m^1,
Première arrière-molaire. — La 1re
prémolaire en série, dent très fruste,
est tombée.

Molaires supérieures. — a) *Les arrière-molaires* se font remarquer par leur énorme volume et la place prépondérante qu'elles tiennent dans l'arcade. La hauteur de leur fût est à peu près celle des dents correspondantes du bœuf; mais la largeur et l'épaisseur l'emportent considérablement sur les mêmes dimensions de ces dernières. En outre, elles ont quatre racines au lieu de trois (deux externes et deux internes). Par leur forme, elles se rapprochent beaucoup de celles du mouton et plus encore de celles de la chèvre; en effet, elles n'ont point de colonnette interlobaire; leurs denticules externes aplatis ne font presque point de relief sur la muraille; enfin le cément est très peu abondant[1] et souvent noirci par le tartre. Mais leur table est plus plate, moins accidentée et leurs émaux centraux n'ont pas la même tendance à la bifurcation.

b) *Les deux prémolaires en série* sont des dents unilobées, triradiculées, qui ressemblent aux deux premières prémolaires des autres Ruminants. La première, toutefois, a une tendance manifeste à l'atrophie; il est commun de la voir se transformer en molaire tranchante par suite de l'ouverture de son cornet en avant et en dedans. Nous l'avons rencontrée une fois chez un lama avec la forme et les dimensions d'une prémolaire de chien, placée de travers et très peu solide.

c) *La prémolaire caniniforme* est deux fois plus près de la canine que des autres molaires; elle constitue une troisième paire de crochets supérieurs, sensiblement plus développés chez les mâles que chez les femelles, et beaucoup moins inconstants qu'on l'a prétendu, car sur vingt-quatre têtes, nous l'avons trouvée vingt-deux fois. Ces dents ressemblent beaucoup aux crochets incisifs; mais elles sont plus petites et moins aplaties

---

[1] La mince écorce cémenteuse des molaires s'exfolie facilement.

d'un côté à l'autre ; la saillie qu'elles font dans la bouche varie de 1 à 2 centimètres.

MOLAIRES INFÉRIEURES. — a) *Les arrière-molaires* tiennent encore plus de place dans l'arcade que les supérieures, elles sont au moins aussi hautes, mais plus étroites. Elles n'ont point de colonnette interlobaire et leurs denticules internes sont aplatis, comme dans le mouton et la chèvre. L'aplatissement de ces denticules est tel que la face interne est à peu près plane ; le sillon médian, encore manifeste dans les Ovins et les Caprins, est ici presque effacé. Le troisième lobe de la dernière est relativement moins développé que dans les Bovins et les Ovins. Toutes ces dents ont deux racines et sont obliquement enchâssées, de manière à exercer une poussée sur les prémolaires.

b) *Prémolaires en série.* — Il n'y en a qu'une qui mérite description, la première est extrèmement petite et si caduque qu'on la trouve exceptionnellement, passé l'âge de six à sept ans. L'autre est assez ressemblante à la deuxième prémolaire inférieure des autres Ruminants; elle présente, en effet, un léger sillon sur sa face externe, et deux excavations, vestiges de cornets dentaires, sur sa face interne; l'excavation postérieure disparaît assez vite par résorption contre la première arrière-molaire. Les racines sont au nombre de deux.

c) *La prémolaire caniniforme* inférieure est placée en regard de la supérieure, mais n'arrive jamais à son contact. Elle est ordinairement plus petite dans les femelles que dans les mâles, quoique très variable chez les uns et les autres ; tantôt elle est à peine apparente, tantôt elle fait une saillie hors la gencive de 12 à 15 millimètres, tantôt enfin elle paraît faire défaut. Lorsqu'elle est bien développée, sa forme est en petit celle de la canine voisine; grâce à son aplatissement latéral, il est toujours facile de la distinguer de la dent qui lui fait opposition.

Sur vingt-quatre mâchoires inférieures examinées, onze étaient pourvues de la prémolaire caniniforme des deux côtés, cinq ne l'avaient que d'un côté, enfin huit ne la montraient ni d'un côté ni de l'autre. Mais, chose curieuse, la place de la dent non apparente est marquée sur le bord maxillaire par un léger gonflement percé d'un *iter dentis ;* en creusant on la trouve toujours incluse dans l'os et assez bien formée (fig. 156). Cette incarcération est souvent la conséquence de déviations qui lui ont fait perdre son *iter dentis ;* il n'est pas rare de la trouver la pointe en bas, sous la racine de la canine. Certains auteurs, croyant à l'absence complète de la dent non apparente, avaient cru à une différence sexuelle; il n'en est rien; l'inclusion s'observe dans le mâle comme dans la femelle.

Usure. — Les molaires du dromadaire usent beaucoup; les premières sont souvent hors d'usage à un âge relativement peu avancé. Mesurées avant l'usure, racines non comprises, les prémolaires sériées sont hautes de 25 à 30 millimètres, la première arrière-molaire de 3 centimètres et demi, la deuxième de 4 centimètres, la dernière de 4 1/2 à 5 centimètres. Les dents supérieures sont un peu moins hautes que les inférieures. La saillie dans la bouche étant d'environ 20 à 25 millimètres, il s'ensuit que l'éruption des prémolaires est vite achevée, tandis que celle des arrière-molaires se poursuit plus ou moins longtemps, jusqu'à la fin de la vie pour la dernière. La rétraction osseuse qui accompagne l'éruption est particulièrement manifeste sur les maxillaires supérieurs, dont on voit la lame externe se mouler sur les racines des dents.

La première arrière-molaire est toujours la plus usée; elle l'est déjà beaucoup quand la dernière arrive au niveau de la table. Sur un dromadaire d'une dizaine d'années, la hauteur du fût des arrière-molaires était :

1^c　　　　　　**2**^e　　　　　　**3**^e

12 millimètres　　24 millimètres　　34 millimètres

MOLAIRES DE LAIT. — On en compte trois de chaque côté, à la mâchoire supérieure, deux à l'inférieure (fig. 157 et 158).

Il n'y a point de molaire isolée sur la barre ; en sorte que les crochets prémolaires de l'adulte sont des dents monophysaires.

Les *molaires supérieures* ressemblent beaucoup comme forme à celles du mouton et de la chèvre (denticules externes aplatis, pas de colonnette interlobaire, etc.). Seule, la première est notablement différente, attendu qu'elle a perdu la paroi interne de sa cavité, sauf quelques petites crénelures, et qu'elle s'est ainsi transformée en molaire tranchante et pointue, comparable à la première molaire inférieure caduque du bœuf.

Quant aux *molaires inférieures*, la deuxième qui est dernière rappelle exactement la troisième de l'agneau ou du chevreau, avec ses trois lobes et ses trois cavités qui vont croissant d'avant en arrière ; elle est seulement plus plane en dedans. La première n'est comparable ni à la première ni à la deuxième des autres Ruminants; elle participe de l'une et de l'autre par sa forme et son volume ; elle est très aplatie, tranchante et ne présente d'autre trace de cornet dentaire qu'un petit cul-de-sac postérieur; la face externe est marquée d'un sillon accusant une tendance à la bilobation.

DIMENSIONS DES MOLAIRES DE LAIT

Mâchoire supérieure									Mâchoire inférieure					
1re			2^e			3^e			1^e			2^e		
Haut.	Long.	Larg.	Haut.	Long.	Larg.	Haut.	Long.	Larg.	Haut.	Long.	Larg.	Haut.	Long.	Larg.
mm	mm	mm	mm	mm	mm	mm	mm	mm	mm	mm	mm	mm	mm	mm
12	— 11	— 6	25	— 30	— 12	28	— 35	— 12	15	— 16	— 4	28	— 42	— 10

Chronologie du développement. — On ne possède aucune donnée sur les dates de la formation des follicules et de l'éburnification. Les dates de l'éruption ne sont même pas très bien connues. Ce sont des vétérinaires militaires, particulièrement Vallon, M. Monod et M. Boisse, qui nous ont transmis les connaissances des Arabes chameliers sur ce sujet[1], que nous résumons dans le tableau ci-dessous.

		VALLON	MONOD	BOISSE
Incisives de lait.	Pinces . .	30 à 50 jours	4 à 6 sem.	»
— —	Mitoyennes .	4 à 5 mois	3 à 4 mois	»
— —	Coins . . .	à 12 mois	9 mois	»
Incisives remp.	Pinces . .	5 ans 'ont sorties	4 à 5 ans	à 4 ans les caduques tombent, elles sont remplacées quelques mois après.
— —	Mitoyennes .	6 ans	5 ans	à 5 ans l s caduques tombent et sont remplacées quelques mois après.
— —	Coins . . .	7 ans Les supérieures 5 à 6 ans	6 ans	à 6 ans les caducs tombent et sont remplaçés quelques mois après.
Canines de lait. (en forme d'incisives)	Inférieures .	13 à 15 mois	9 mois	»
— —	Supérieures .	20 à 24 mois	»	»
Can. remplaç.	Inférieures .	5 ans	6 à 7 ans	vers 6 ans
— —	Supérieures .	6 ans	6 à 7 ans	6 ans

Molaires. — D'après Vallon, les prémolaires caniniformes, monophysaires comme nous l'avons dit, font éruption de six à sept ans.

Ce même auteur donne aussi quelques indications sur les époques d'éruption des molaires sériées; mais nous allons démontrer qu'elles sont entachées d'erreur :

[1] Voir F.-X. Lesbre, Sur la dentition des Camélidés et particulièrement du dromadaire (*Société centrale vétérinaire*, 1893).

« A 5 mois, l'animal possèderait huit molaires à chaque
mâchoire; à 12 mois, il aurait ses vingt molaires. » (Vallon.)

Pour qu'à cinq mois un dromadaire eût huit molaires à chaque mâchoire, il faudrait qu'il eût de chaque côté, à la mâchoire
supérieure, les trois molaires de lait plus la première arrière-
molaire ; à la mâchoire inférieure, les deux molaires de lait plus
la première et la deuxième arrière-molaire. Or, les collections
de l'École vétérinaire de Lyon renferment le squelette d'un
dromadaire de huit mois environ, qui ne montre hors des
alvéoles que les molaires de lait à peu près indemnes d'usure ;
la première arrière-molaire aux deux mâchoires est encore dans
l'alvéole, elle aurait mis certainement plusieurs mois à apparaître (fig. 157 et 158). Par conséquent, si les molaires de lait
sortent bien vers cinq mois comme cela paraît probable, les
arrière-molaires font éruption plus tard, et successivement de
la première à la troisième. Nous avons quelques raisons de
croire, d'après l'examen d'un bon nombre de têtes osseuses, que

la 1re arrière-molaire ne sort pas avant 1 an
la 2e —   —   3 ans
la 3e —   —   5 ans

et que les prémolaires sont remplacées vers cinq ans. Mais nous
donnons ces dates sous toutes réserves.

Anomalies. — Nous avons signalé plus haut l'inclusion fréquente du crochet prémolaire inférieur et l'absence du crochet
prémolaire supérieur chez quelques rares individus.

M. Monod a écrit que les incisives supérieures caniniformes
manquent généralement aux femelles; c'est une erreur qui a
été relevée par l'un de nous.

Une anomalie commune consiste dans la disparition de la
première prémolaire en série de la mâchoire inférieure, dent

toujours rudimentaire. La prémolaire opposée de la mâchoire supérieure est elle-même très sujette à l'atrophie, chez les lamas encore plus que chez les chameaux; nous l'avons vue plus d'une fois à l'état de dent tranchante. C'est le fait d'une évolution qui se poursuit depuis les âges géologiques et qui tend à la suppression des prémolaires dans les Camélidés.

Signalons enfin deux anomalies essentielles qu'il nous a été donné de constater :

1° Une mâchoire inférieure était pourvue de trois canines, la canine surnuméraire était, à droite, arc-boutée contre le bord postérieur de la normale et très obliquement enchâssée dans le bord maxillaire; la prémolaire caniniforme existant concurremment, il est certain que c'était bien un cas de duplication de la canine, comparable à celui constaté chez l'âne par M. le professeur Barrier [1].

2° Une autre mâchoire inférieure d'adulte présentait à droite deux coins accouplés, l'un en dedans de l'autre, égaux et ployés à l'extrémité, qui avaient évolué de concert et constituaient encore un cas de duplication.

Section IV. — Phylogénie des Camélidés.

Les travaux de E.-D. Cope [2] démontrent que les ancêtres géologiques des Camélidés possédaient six incisives bien développées à la mâchoire supérieure comme à l'inférieure, et quatre prémolaires de chaque côté à chaque mâchoire, une isolée en forme de crochet, les trois autres en série. Les incisives supérieures et les prémolaires sériées se sont réduites de nombre dans le cours des âges. Ainsi,

[1] *Traité d'Extérieur.*
[2] **Voyez notamment :** *American naturalist*, July 1886.

Le *Pœbrotherium* du miocène inférieur avait :

$$inc\ \frac{3}{3} \quad can\ \frac{1}{1} \quad pm\ \frac{4}{4} \quad am\ \frac{3}{3}$$

Le *Protolabis* du miocène supérieur avait encore la même formule dentaire, mais les incisives centrales supérieures étaient atrophiées et très caduques. Elles ont disparu chez le *Procamelus* du miocène supérieur dont la formule dentaire est :

$$inc\ \frac{1}{3} \quad can\ \frac{1}{1} \quad pm\ \frac{4}{4} \quad am\ \frac{3}{3}$$

Le *Pliauchenia* du pliocène a perdu, en outre, la première prémolaire en série de la mâchoire inférieure. Sa formule dentaire est :

$$inc\ \frac{1}{3} \quad can\ \frac{1}{1} \quad pm\ \frac{1^e- 2^e, 3^e, 4^e}{1^e- 0, 3^e, 4^e} \quad am\ \frac{3}{3}$$

Les chameaux actuels n'ont plus que :

$$inc\ \frac{1}{3} \quad can\ \frac{1}{1} \quad pm\ \frac{1^e- 0, 3^e, 4^e}{1^e- 0, 3^e, 4^e} \quad am\ \frac{3}{3}$$

Encore, étant donné l'état extrêmement rudimentaire et très caduc de la prémolaire inférieure n° 3, pourrait-on admettre la formule ci-après :

$$inc\ \frac{1}{3} \quad can\ \frac{1}{1} \quad pm\ \frac{1^e- 0, 3^e, 4^e}{1^e- 0, 0, 4^e} \quad am\ \frac{3}{3}$$

Le genre *Auchenia* (Lama) atteint la simplification extrême, car la prémolaire supérieure n° 3 et la prémolaire inférieure n° 4 sont à l'état rudimentaire. Ce sont des dents sans usages condamnées à disparaître et que l'on ne trouve déjà plus chez certains individus.

En en faisant abstraction, on aurait la formule suivante :

$$inc\ \frac{1}{3} \quad can\ \frac{1}{1} \quad pm\ \frac{1^e- 0, 0, 4^e}{1^e- 0, 0, 0} \quad am\ \frac{3}{3}$$

On voit par ces quelques données généalogiques que, parmi les prémolaires, ce sont les sériées qui se réduisent de nombre d'avant en arrière et qui arriveront sans doute à disparaître complètement, comme cela a déjà eu lieu chez beaucoup de Rongeurs. La prémolaire caniniforme, qui a persisté jusqu'à ce jour dans tous les animaux du groupe, n'est point équivalente à la première des trois prémolaires des autres Ruminants, comme l'avaient cru Cuvier et nombre d'auteurs, mais à la prémolaire dite supplémentaire que l'on rencontre exceptionnellement au-devant des trois autres chez ces animaux.

Article II. — CONNAISSANCE DE L'AGE DU DROMADAIRE

Grâce surtout aux travaux des vétérinaires militaires détachés dans les possessions coloniales, la connaissance de l'âge du dromadaire est plus avancée et assise sur des bases plus précises que celle du buffle.

Les documents que nous allons présenter ont été puisés dans les écrits de Vallon [1], de Monod [2], et dans les communications inédites de M. Boisse. Nous avons pu en contrôler l'exactitude sur une trentaine de paires de mâchoires que nous devons à l'obligeance amicale de ce dernier.

L'époque habituelle de la naissance des chamelons est février et mars ; c'est déjà un repère à utiliser dans la supputation de leur âge, mais les indications les plus précises sont fournies par les dents et, en particulier, par les incisives et les canines.

Au point de vue des signes de l'âge, on peut diviser la vie en quatre périodes caractérisées respectivement par : 1° l'éruption

---

[1] Vallon, *Histoire naturelle du Dromadaire*, Paris, 1856.

[2] Monod, De l'âge du Chameau (*Recueil de mémoires et observations sur l'hygiène et la médecine vétérinaire militaires*, année 1892).

des dents de lait ; 2° le rasement de ces dents ; 3° l'éruption des remplaçantes ; 4° enfin, leur rasement et la forme de la table successivement semi-lunaire, elliptique, ovale, ronde, aplatie d'un côté à l'autre.

I. *Éruption des dents temporaires.* — Le dromadaire nouveau-né, appelé *haouar* par les Arabes, n'a aucune dent sortie. L'éruption se fait à des époques assez variables suivant les individus ; en moyenne :

De 1 mois à 1 mois 1/2 pour les pinces.
De 3 à 4 mois pour les mitoyennes.
De 8 à 9 mois pour les coins.
De 10 à 12 mois pour les canines (dents incisiformes).

Le dromadaire d'un an vient d'être sevré ; il n'a pas encore été tondu : les Arabes l'appellent *ouled-achar.*

II. *Rasement des dents temporaires.* — Il y a rasement lorsque la dent se termine carrément, la convexité de son extrémité ayant été détruite par l'usure :

A 1 an, les pinces sont tout juste entamées.
A 1 an 1/2, les pinces rasent ; les mitoyennes commencent à user.
A 2 ans 1/2, les mitoyennes rasent ; les coins commencent à user.
A 3 ans, les pinces ayant perdu toute leur partie évasée offrent une table arrondie.
A 3 ans 1/2, les pinces sont usées jusqu'à la racine, et présentent une table aplatie d'un côté à l'autre.
A 4 ans, les pinces tombent ou sont prêtes à tomber ; les mitoyennes ont leur table arrondie ; les coins ont rasé ; les canines ont notablement usé.

Le dromadaire de 2 ans est qualifié par les Arabes *ouled-el-housse;*
Celui de 3 ans   —   —   *log ;*
Celui de 4 ans   —   —   *el-dje-dah.*

III. *Éruption des dents remplaçantes.* — Une fois apparues, ces dents mettent quelques mois à atteindre le niveau de la table :

A 4 ans, apparition des pinces.

A 5 ans, apparition des mitoyennes ; les pinces sont déjà entamées.

A 6 ans, apparition des coins ; les pinces ont rasé ; les mitoyennes commencent à user. D'après Vallon les coins supérieurs seraient en avance ; ils sortiraient de 5 à 6 ans.

A 6 ans 1/2, apparition des canines.

A 7 ans, la bouche est faite. Les canines sont bien sorties ; les coins sont à peine entamés ; les mitoyennnes ont rasé ; les pinces ont usé la moitié de leur palette de telle sorte que par devant elles ont une apparence cylindroïde ; leur table, elliptique transversalement, est épaisse de 3 à 4 millimètres (fig. 156).

Le dromadaire de 5 ans reçoit le nom de *el-tsui* ;
—   de 6 ans   —   *rbaad* ;
—   de 7 ans   —   *seddasi* ;
—   de 8 ans   —   *gueuah*.

IV. *Degré d'usure des dents remplaçantes.*

A 8 ans, les canines ont leur développement maximum ; les coins sont peu usés ; les mitoyennes ont leur palette à demi détruite et ont pris par devant une apparence cylindrique ; les pinces sont usées jusqu'au bas de leur palette.

A 9 ans, les coins rasent ; les pinces ont perdu toute leur partie évasée et présentent une table ovale ; la table des mitoyennes est elliptique transversalement et mesure 4 à 5 millimètres d'épaisseur.

A 10 ans, les pinces tendent à la forme arrondie, les mitoyennes sont ovales ; les coins ont leur palette à demi usée. Les crochets sont légèrement usés.

A 11 ans, les pinces sont franchement arrondies ; les mitoyennes et les coins sont ovales.

A 12 ans, les mitoyennes s'arrondissent.

De 13 à 14 ans, la table des pinces s'allonge d'avant en arrière et passe à la forme aplatie d'un côté à l'autre.

De 14 à 15 ans, on constate l'aplatissement latéral des mitoyennes et la rotondité des coins.

Plus tard, les tables s'aplatissent de plus en plus, les dents se séparent, se déchaussent et passent à l'état de chicots faciles à arracher.

Les signes établis sur l'usure des dents n'ont qu'une valeur approximative, attendu que cette usure est sujette à varier suivant le régime alimentaire et la dureté intrinsèque des dents ; ainsi les animaux des hauts plateaux, se nourrissant de plantes très dures, usent leurs dents plus vite que les autres. D'autre part, l'usure se fait rarement d'une façon régulière ; rien n'est plus commun que de voir se former une encoche entre dents voisines, ainsi qu'on en constate chez les moutons et chez les chèvres ; parfois, ces entailles sont si profondes qu'elles occasionnent la cassure d'une ou plusieurs dents, principalement des pinces.

Sur la table des incisives très usées, on voit souvent un trou central qui fait tache noire, comme un *germe de fève ;* ce trou donne accès dans la cavité dentaire interne. D'après Vallon, il apparaîtrait assez régulièrement sur les pinces de 13 à 14 ans, sur les mitoyennes de 16 à 18 ans et sur les coins de 19 à 20 ans. L'ivoire se fendille en rayons autour de cet orifice, comme un tronc d'arbre desséché.

C'est de 5 à 7 ans que les dromadaires atteignent leur plus-value ; ils peuvent vivre jusqu'à 35 ans environ, mais ils commencent à vieillir à partir de 15 ans.

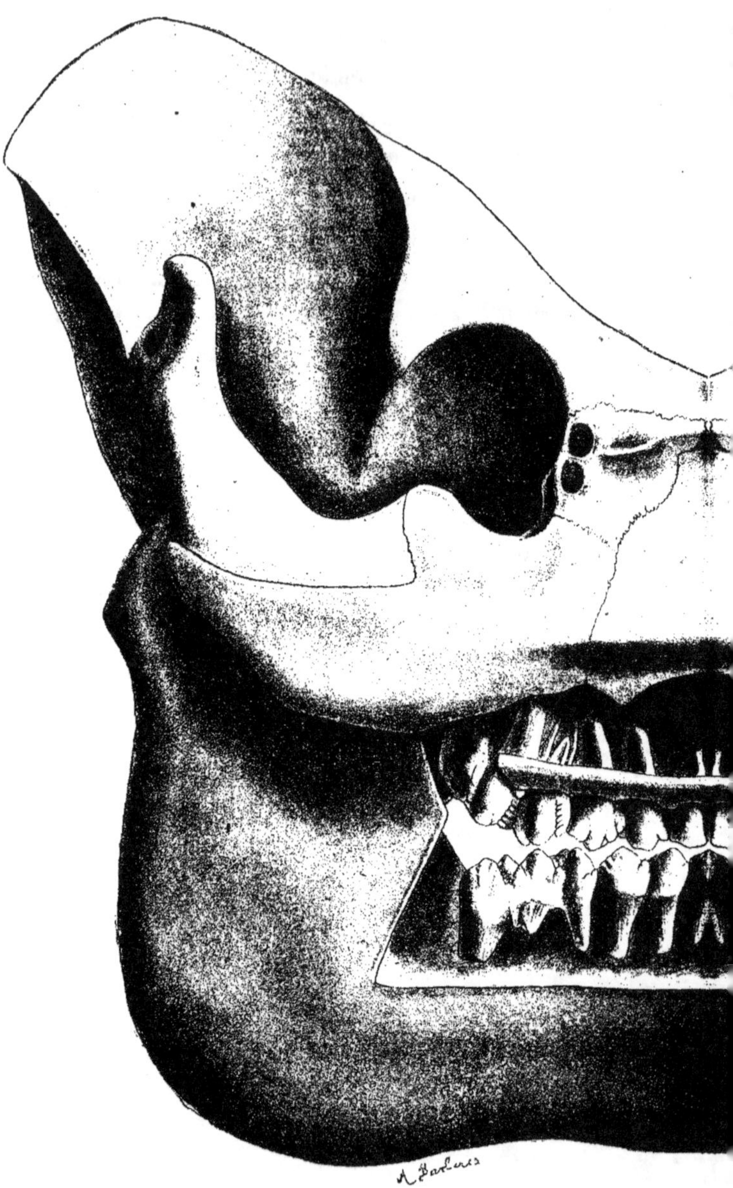

Fig. 161. — Tête d'un verrat, âgé de 2 ans (vue latérale, les mâchoires ayant é[...]
des mitoyennes remplaçantes, mc. — pm^1, Première prémolaire inférieure isolé[...]
on voit la dent remplaçante, développée à titre exceptionnel. — Les trois dernière[...]

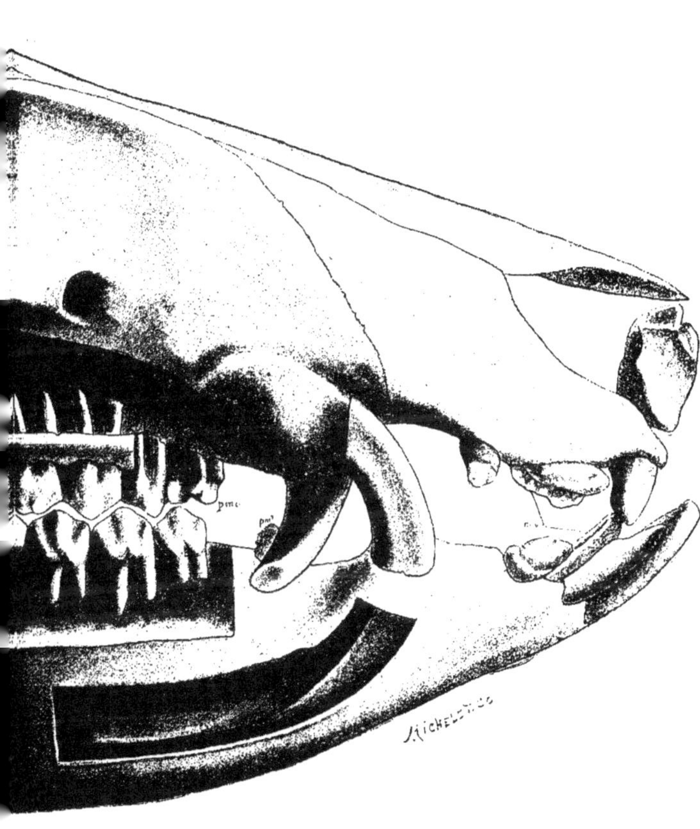

culptées). — Les mitoyennes caduques ont anormalement persisté au-devant
ur la barre. — *pmc*, Première prémolaire supérieure en arrière de laquelle
aires de chaque arcade sont des arrière-molaires.

CHAPITRE VIII

DES DENTS ET DE LA CONNAISSANCE DE L'AGE DU PORC

ARTICLE PREMIER. — DENTS DU PORC

La formule de la première dentition est (fig. 173) :

$$inc\ \frac{3}{3}\quad can\ \frac{1}{1}\quad m\ \frac{4}{4} = 32\ \text{dents}$$

La première molaire n'apparaît guère avant cinq mois, et, comme elle n'est pas remplacée, elle persiste dans l'âge adulte; c'est ce qui l'a fait considérer par divers auteurs comme une dent de deuxième dentition. Mais si l'on considère que les molaires de lait sortent d'arrière en avant, que le retard extrême de la première est dû au défaut d'espace sur le bord maxillaire, que malgré ce retard elle précède de beaucoup les prémolaires remplaçantes, lesquelles font éruption de treize à quinze mois, qu'enfin cette dent se remplace quelquefois à la mâchoire supérieure, on ne doutera point que ce soit une molaire de lait dont la remplaçante ne se développe pas d'ordinaire, empêchée qu'elle est par le volume excessif des canines dont la partie enchâssée oblique en arrière ne laisse presque pas de place disponible. D'ailleurs, il s'agit là d'une dent en voie de disparition totale et qui, de fait, manque assez souvent à la mâchoire inférieure[1].

La formule de la deuxième dentition est (fig. 161) :

$$inc\ \frac{3}{3}\quad can\ \frac{1}{1}\quad pm\ \frac{3}{3}\quad can\ \frac{3}{3} = 40\ \text{dents}$$

Pour indiquer la persistance chez l'adulte de la première molaire de lait non remplacée, il est bon de formuler comme il suit, d'après la méthode de Ritsche :

$$inc\ \frac{III}{III}\quad can\ \frac{I}{I}\quad pm\ \frac{1,III}{1,III}\quad am\ \frac{III}{III} = 44\ \text{dents}$$

Section I. — Incisives.

Les incisives, au nombre de six à chaque mâchoire, distinguées comme d'habitude en *pinces*, *mitoyennes* et *coins*, ne sont pas semblables aux deux mâchoires, ni dans la même mâchoire. Nous prendrons comme types pour notre description les dents d'adulte, nous ferons connaître ensuite les différences des dents de lait.

A. Incisives inférieures (fig. 162). — Les incisives inférieures ressemblent quelque peu à celles d'un Rongeur ; on dirait des chevilles implantées horizontalement à l'extrémité du maxillaire inférieur, chevilles convergentes par la partie libre et formant une arcade pointue. Les pinces et les mitoyennes

---

[1] F.-X. Lesbre, *Société de biologie*, 1893. Note sur la 1re p.-m. de quelques Mammifères domestiques.

sont étroitement serrées et très semblables; les coins sont beaucoup plus courts et isolés à mi-distance de la canine et de la mitoyenne.

Les *pinces* ont la forme de chevilles trifaciées, légèrement courbées en haut, longues d'environ 7 centimètres dont deux

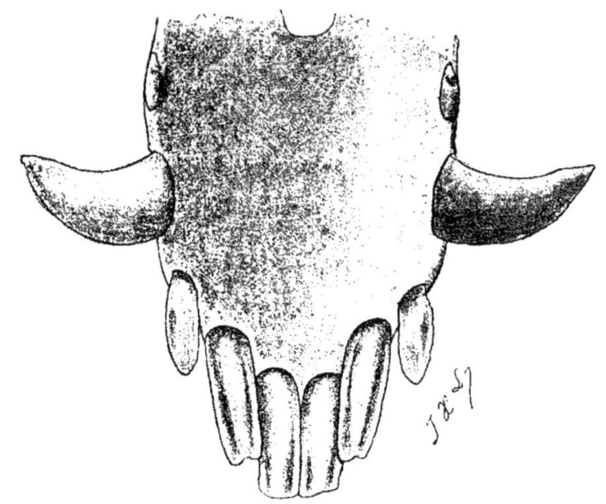

Fig. 162. — Bout de la mâchoire inférieure d'un porc de 22 mois.
(Incisives et crocs de 2e dentition. — 1re prémolaire ou surdent).

émergent de l'alvéole. La partie libre, large de 7 millimètres, épaisse de 8, est taillée en biseau cannelé aux dépens de sa face supérieure; elle offre à étudier trois faces et un biseau terminal; la face antérieure est un peu convexe, marquée de deux sillons longitudinaux vers l'extrémité de la dent; elle est couverte d'une couche d'émail chagrinée, sur une longueur de 4 centimètres jusque sur la partie enchâssée. Les faces latérales sont un peu creusées dans leur longueur, surtout l'externe; elles se joignent sur un bord arrondi au-dessous du biseau de l'extrémité; l'interne est taillé obliquement, l'externe carrément. Le biseau présente deux cannelures qui se confondent en avant sur un bord terminal tranchant, légèrement échancré dans la dent vierge ; la cannelure externe est très faible. L'émail ne descend pas à plus de 6 à 8 millimètres au-dessous de ce biseau, c'est-à-dire qu'il s'arrête à peu près à l'entrée de l'alvéole.

La partie enchâssée continue sans aucune démarcation la partie libre, en s'atténuant progressivement en pointe.

Les *mitoyennes* ressemblent beaucoup aux pinces contre lesquelles elles s'arc-boutent par leur extrémité ; elles sont cependant plus fortes, élargies en bas de la couronne, et la cannelure externe de leur biseau est beaucoup mieux formée.

Les *coins* ne sortent de la gencive que de 8 à 10 millimètres, et, comme ils sont implantés à quelques millimètres des mitoyennes, ils ne dépassent guère le niveau d'émergence de celles-ci ; ce sont des dents colletées à la gencive, aplaties d'un côté à l'autre, terminées par un bord arrondi légèrement acuminé ; elles mesurent 7 à 8 millimètres de largeur.

B. Incisives supérieures (fig. 161). — Les *pinces* sont larges, aplaties d'avant en arrière, convergentes par leur extrémité et légèrement incurvées ; elles laissent entre elles un espace triangulaire qui tient lieu de trou incisif. Leur longueur hors la gencive est d'environ 1 centimètre, leur largeur de 12 à 13 millimètres. L'extrémité est taillée en sifflet, de telle sorte que le bord externe est deux fois plus court que l'interne ; elle est creusée d'un cornet dentaire comme dans les Solipèdes, peu profond et ouvert en arrière. Ces dents achèvent très vite leur éruption bien que n'ayant pas de collet. L'émail qui les recouvre est irrégulier, comme chagriné ; il s'étend sur une certaine portion de la partie enchâssée.

Les *mitoyennes* sont obliquement dirigées en avant et en dedans de manière à converger vers les pinces, sans toutefois les toucher. Elles sont aussi larges que celles-ci, mais plus aplaties et moins saillantes dans la bouche ; elles se terminent par un bord tranchant obliquement coupé d'arriére en avant et finement échancré. On voit assez souvent sur leur face interne un léger rebord ébauchant un cornet dentaire.

Les *coins* sont de petites dents implantées à quelques milli- mètres en arriére des mitoyennes, très aplaties d'un côté à l'autre et doublement échancrées à l'extrémité, ce qui leur donne à l'état vierge l'apparence fleurdelisée des incisives de chien. Ils mesurent environ 8 millimètres en largeur, et 6 à 7 millimètres en hauteur au-dessus de la gencive. Leur implan- tation est peu profonde et rien n'est plus commun que de les voir tombés ou arrachés chez les porcs d'un certain âge. Ils sont d'ailleurs sans usage, attendu qu'ils ne s'opposent pas aux coins de l'autre mâchoire ; ils correspondent, la bouche étant fermée, à l'intervalle compris entre le croc et le coin inférieurs.

C. Incisives temporaires (fig. 173). — Aux deux mâchoires, les pinces et les mitoyennes sont très semblables à leurs rem - plaçantes, sauf le volume qui est beaucoup plus petit.

LONGUEUR ET LARGEUR DE LA PARTIE LIBRE DES PINCES
ET DES MITOYENNES CADUQUES

	Supérieures		Inférieures	
	Longueur	Largeur	Longeur	Largeur
Pinces	5mm	7 à 8mm	8 à 12mm	4mm
Mitoyennes . . .	4 à 5	6	8 à 12	5 à 6

Quant aux coins caducs, ce sont des dents très grêles, pointues, noires à l'extrémité, qui ressemblent beaucoup à des canines. Si l'on ne s'en tenait qu'à la forme, on attribuerait au porcelet deux paires de canines à chaque mâchoire. Ces dents canini- formes n'ont pas plus de 2 à 3 millimètres de diamètre et font saillie de 4 à 5 millimètres hors la gencive. Les inférieures sont rectilignes, dirigées en avant et en haut, plus petites que les supérieures. Celles-ci se recourbent en arrière et en dehors, et s'usent généralement pointe à pointe contre les canines inférieures

D. STRUCTURE. — Au point de vue de la structure, les incisives du porc, les remplaçantes principalement, se font remarquer par l'épaisseur de l'émail à leur extrémité libre et par le peu d'abondance du cément. Elles présentent assez souvent à la gencive une couche de tartre grisâtre. Les pinces et les mitoyennes inférieures continuent leur éruption après qu'elles ont pris contact de l'autre mâchoire de manière à compenser quelque temps l'usure qu'elles éprouvent.

E. CORRESPONDANCE DES ARCADES INCISIVES. MODE D'USURE. — Lorsqu'on envisage les mâchoires dans l'état de rapprochement, on constate que les dents homologues ne se correspondent pas toutes. Ainsi, les pinces supérieures s'opposent à la fois aux pinces et aux mitoyennes inférieures qui proéminent ordinairement sur elles, tandis que les mitoyennes supérieures s'opposent aux coins inférieurs sans prendre contact avec eux. Quant aux coins supérieurs, ils n'ont point de dent opposante chez l'adulte et paraissent inutiles.

Il est incontestable que ce sont les dents centrales, pinces supérieures d'une part, pinces et mitoyennes inférieures d'autre part, qui fonctionnent le plus, celles- ci encore plus que celles-là, car l'animal s'en sert, grâce à la mobilité particulière de la mâchoire inférieure, pour saisir, couper, déchirer ; le biseau cannelé de ces dents finit par être totalement emporté par l'usure ; on pourrait dire alors qu'elles sont *nivelées*. Les pinces supérieures usent beaucoup moins et n'arrivent jamais à effacement complet de leur cavité. Lorsque les pinces et les mitoyennes inférieures ont nivelé, elles prennent une apparence cylindrique.

Section II. — Canines.

A. LES CANINES D'ADULTE, plus connues sous le nom de crocs, sont des dents volumineuses et recourbées, beaucoup plus développées chez les mâles que chez les femelles, susceptibles de sortir de la bouche, dans les premiers, comme de véritables défenses comparables à celles du sanglier (fig. 161 et 164).

Lorsque les porcs ont été châtrés très jeunes, leurs crocs se réduisent beaucoup et tendent à s'identifier avec ceux de la truie.

Les *crocs supérieurs* ne s'allongent pas autant que les inférieurs, mais ils sont plus gros à la base. Ils se recourbent plus ou moins en arrière et en dehors, de manière à soulever la lèvre et à apparaître de bonne heure au dehors. On leur distingue : une face antéro-interne, convexe en tous sens, légèrement sillonnée dans sa longueur — une face postéro-externe, concave dans sa longueur, convexe transversalement, sillonnée comme la précédente — deux bords en arête qui s'unissent sur la pointe de la dent, laquelle s'émousse rapidement. Ces dents sont presque arrondies chez le verrat, tandis qu'elles sont très aplaties dans la truie ; elles mesurent 15 à 20 millimètres de largeur à la base et 6 à 8 centimètres de longueur dont 3 ou 4 centimètres enchâssés dans une forte protubérance du maxillaire supérieur.

Les crocs inférieurs atteignent parfois 20 à 25 centimètres de longueur chez les mâles, où leur croissance est sans limite. Ils se recourbent fortement en arrière et en dehors, en passant au-devant des supérieurs, jusqu'à former un anneau complet. Ils sont nettement triangulaires et conséquemment offrent à

étudier trois faces : une face antéro-interne ou de grande courbure, une face postérieure ou de petite courbure, et une face
externe. L'antérieure, la plus large, est convexe, striée en long
et en travers ; les stries transversales ou stries de croissance entourent circulairement la dent, et sont très prononcées sur sa
partie enchâssée. La postérieure est légèrement convexe d'un côté
à l'autre, sillonnée en long. L'externe est plane ou faiblement
déprimée. Les bords qui séparent ces faces pourraient se distinguer en antérieur, externe et interne ; ils se joignent en pointe
à l'extrémité libre.

Les canines inférieures, de même que les supérieures, se
renflent progressivement du côté enchâssé, où elles se terminent par un orifice grand ouvert. Elles s'enfoncent dans la
branche maxillaire en même temps qu'elles s'allongent au
dehors ; il n'est pas rare de les voir s'étendre en dessous des
racines des prémolaires jusqu'au niveau des arrière-molaires.
Dans le verrat elles atteignent 20 à 25 millimètres de largeur
sur 12 à 15 millimètres d'épaisseur ; tandis que dans la truie
elles ne dépassent guère 12 à 14 millimètres de largeur, 6 à 8
d'épaisseur et 3 centimètres à 3 centimètres 1/2 de longueur
hors la gencive. Les canines inférieures de la truie sont
particulièrement remarquables à leur aplatissement latéral
l'étroitesse de leur face postérieure.

En général, les crocs ne sont pas émaillés suivant leur petite
courbure ; l'ivoire est à nu dans la concavité. La couche d'émail,
toujours très mince peut s'étendre jusqu'à l'extrémité enchâssée
ou s'arrêter plus ou moins haut ; parfois elle fait complètement
défaut. Les crocs supérieurs présentent souvent une bande
d'émail dans leur concavité.

Par frottement réciproque, les crocs supérieurs s'usent en
avant, tandis que les inférieurs se biseautent en arrière vers
l'extrémité.

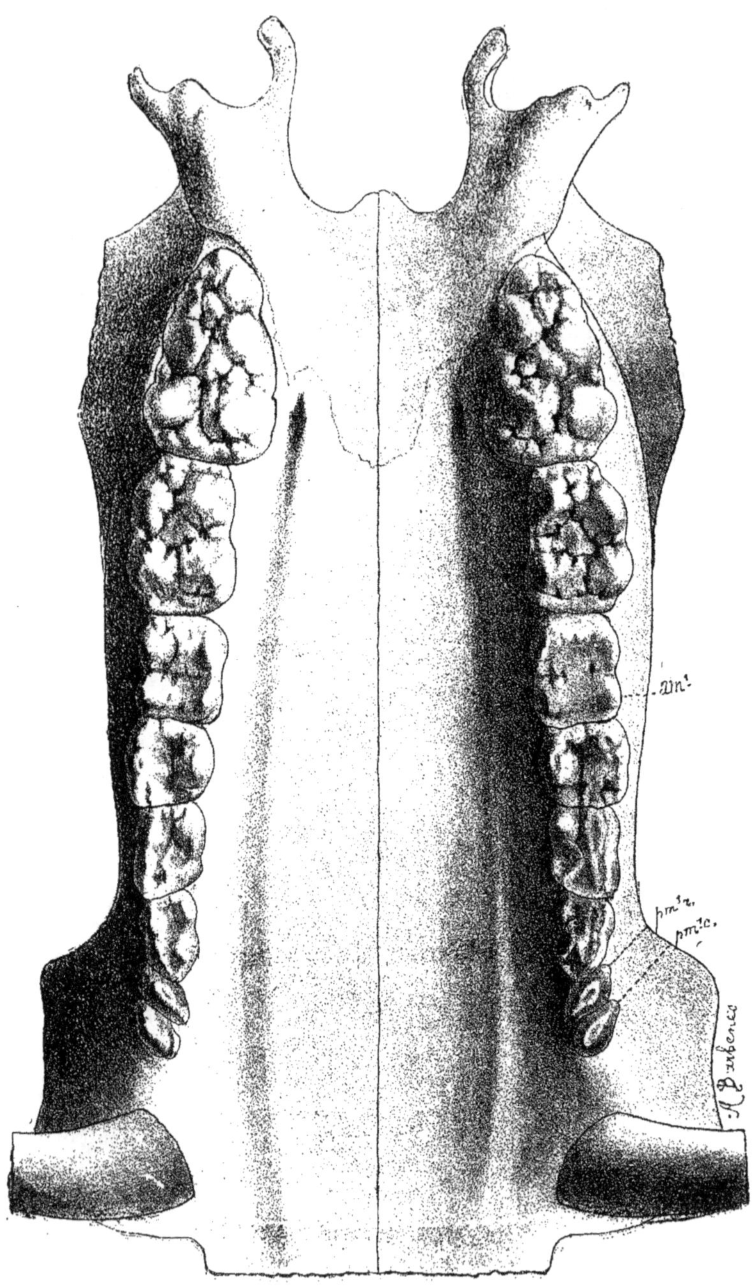

Fig. 163. — Molaires et crocs supérieurs, vus de face, d'un verrat âgé de 2 ans. (Les crocs ont été tronqués.) — *am¹*, Première arrière-molaire. — *pm¹c*, Première prémolaire caduque. — *pm¹r*, Première prémolaire remplaçante.

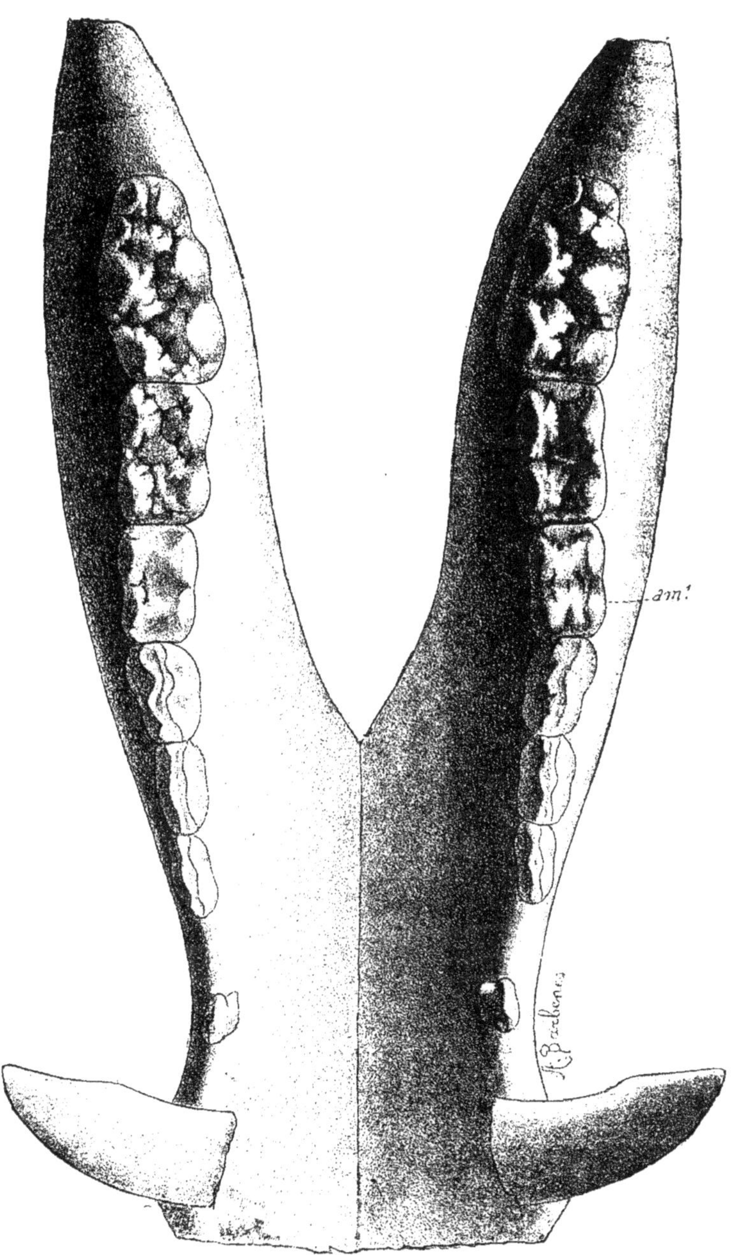

Fig. 164. — Molaires et crocs inférieurs, vus de face, d'un verrat âgé de de 2 ans. *am¹*, Première arrière-molaire.

B. LES CANINES TEMPORAIRES sont d'une gracilité extrême qui contraste avec le volume énorme de celles de deuxième dentition. Les supérieures ressemblent beaucoup aux coins voisins par leur forme, leur courbure et leur extrémité noire, mais elles sont plus petites et obliquement enchâssées. Les inférieures ne diffèrent pas sensiblement des supérieures. Les unes et les autres sont émaillées sur leur partie libre, dont la longueur est de quelques millimètres seulement.

Section III. — Molaires (fig. 163 et 164).

On trouve, chez les adultes, de chaque côté de chaque mâchoire, quatre prémolaires et trois arrière-molaires qui vont en augmentant de volume et de complication de la première à la septième.

Les arcades molaires sont à peu près droites et convergentes postérieurement, aux deux mâchoires. Pour converger en arrière, les arcades inférieures sont obligées de croiser la direction des branches maxillaires ; il en résulte que les alvéoles des dernières dents font une forte proéminence du côté interne.

ÉCARTEMENT MOYEN DES ARCADES MOLAIRES DU PORC ADULTE

	A la partie antérieure	A la partie moyenne	A la partie postérieure
Mâchoire supérieure . .	58^{mm}	50^{mm}	40^{mm}
Mâchoire inférieure . .	55	53	47

Le rapport de longueur des avant-molaires aux arrière-molaires est d'environ 2 : 3 à la mâchoire supérieure; il est difficile à calculer à l'inférieure à cause de l'isolement de la première prémolaire. Vues par la face externe, celles-ci sont bilobées, la dernière est même trilobée, tandis que celles-là sont

unilobées. Vues de face, elles s'épaississent et se compliquent
de forme de la première à la dernière. Les arrière-molaires
aux deux mâchoires défient vraiment la description par la complication de leurs mamelons : il y a d'abord des mamelons principaux ou cuspides surmontant ordinairement les racines de la
dent, puis des mamelons secondaires dans l'intervalle des premiers ou à leur surface, lesquels se divisent eux-mêmes en mamelons tertiaires, enfin des crénelures périphériques, tout cela
séparé par des anfractuosités dont la figure 165 peut donner
une idée.

Les prémolaires inférieures sont toutes quatre du type tranchant, on dirait des prémolaires de carnivore. Les supérieures,
à l'exception de la première, sont moins simples et plus ou
moins cuspidées à l'extrémité.

DIMENSIONS MOYENNES DES MOLAIRES D'ADULTE
(Hauteur de la couronne, longueur suivant l'arcade, largeur transverse)

	1re			2e			3e			4e			5e am¹			6e			7e		
	Haut.	Long.	Larg.	Haut.	Long.	Larg.	Haut.	Long.	Larg.	Haut.	Long.	Larg.	Haut.	Long.	Larg.	Haut.	Long.	Larg.	Haut.	Long.	Larg.
	mm	mm	mm	mm	mm	mm	mm	mm	mm	mm	mm	mm	mm	mm	mm	mm	mm	mm	mm	mm	mm
Supér.	6	10	4	9	12	8	10	13	10	10	13	13	7	15	13	9	21	15	15	32	18
Infér.	6	6	3	9	12	5	11	13	6	11	14	7	8	16	11	10	20	13	14	34	14

Le collet de ces dents est déjà à la gencive quand elles prennent contact de leurs opposées ; par conséquent leur saillie dans
la bouche équivaut à peu près à la hauteur de leur couronne.
Il n'y a d'exception que pour la dernière, dont l'éruption n'est
pas achevée quand elle atteint le niveau de la table.

A. MOLAIRES SUPÉRIEURES. — La première prémolaire est,
avons-nous déjà dit, une dent de lait qui persiste jusque dans
l'âge adulte faute d'être remplacée ; nous l'avons même vue

persister en avant de sa remplaçante qui, par exception, s'était développée (fig. 161 et 163). C'est une petite dent à deux racines, à couronne aplatie et tranchante, légèrement fleurde-lisée grâce à deux fines échancrures, située à quelques milli-mètres seulement de la canine.

La deuxième prémolaire fait passage au type tuberculeux; elle présente un denticule externe aplati et échancré, équivalant à la couronne entière de la dent précédente, plus deux cuspides internes qui surgissent à sa base. Le cuspide antérieur, très faible, se joint au denticule en arrière d'une cavité peu pro-fonde; le postérieur est plus développé, bien circonscrit par une excavation. Il y a deux racines incurvées en dedans ; la posté-rieure la plus grosse est bifurquée.

La troisième prémolaire ressemble à la précédente, mais elle est plus volumineuse, surtout plus épaisse, et son cuspide anté-rieur beaucoup mieux marqué. Elle possède trois racines, une antérieure et deux postérieures, incurvées en dedans.

La quatrième prémolaire est carrée, terminée par deux forts cuspides latéraux, plus ou moins découpés, entre lesquels on remarque une excavation anfractueuse. Elle a quatre racines, les deux externes plus fortes et plus écartées que les deux internes ; dans chaque paire latérale, l'antérieure l'emporte sur la posté-rieure.

La première arrière-molaire est bilobée sur sa face externe, quadricuspide à l'extrémité ; les quatre cuspides sont disposés en carré ; ils présentent, à leur base et dans leurs intervalles, des tubercules et crénelures secondaires. Les racines sont divergentes et au nombre de quatre principales sous-jacentes aux cuspides et une accessoire très grêle située entre les deux antérieures.

La deuxième arrière-molaire est plus longue que large, mais bilobée et quadricuspide comme la précédente, à cette différence

près que les divisions secondaires sont plus complexes. On voit
souvent surgir un petit mamelon externe dans le sillon interlobaire. Les racines au nombre de quatre principales et une
accessoire sont disposées comme ci-devant ; toutefois les postérieures sont les plus grosses.

La troisième et dernière arrière-molaire est à la fois la plus
grosse et la plus compliquée ; elle est trilobée latéralement, quinquicuspidée à l'extrémité. Les quatre cuspides, accouplés latérale -

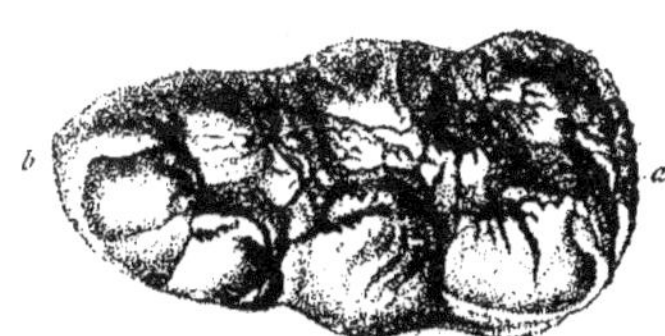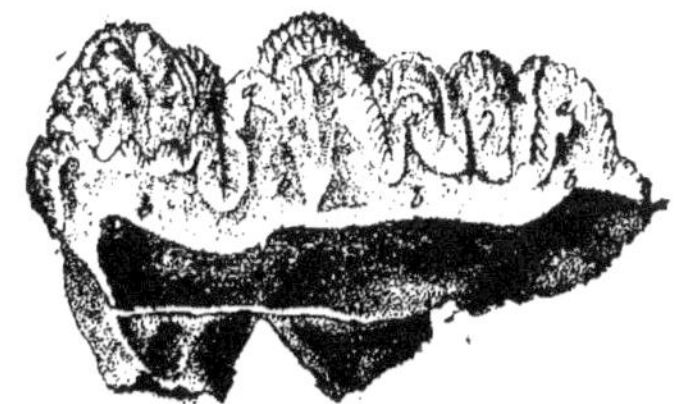

Fig. 165. — Dernière molaire inférieure gauche.
Vue de la table. — Coupe longitudinale (E. Rousseau).

ment au-dessus du lobe antérieur et du lobe moyen, sont disposés
comme dans les dents précédentes, mais encore plus subdivisés.
Le cinquième cuspide surmonte le lobe postérieur et se décom-
pose en trois mamelons principaux que l'on pourrait considérer comme autant de cuspides.

Les racines sont au nombre de cinq, comme les cuspides,
deux antérieures, deux médianes, une postérieure, toutes
obliques en arrière et recourbées en crochet à l'extrémité.

B. Molaires inférieures (fig. 164). — D'une manière générale, elles sont moins épaisses transversalement que celles de
l'autre mâchoire qui leur correspondent.

La première prémolaire est isolée, plus rapprochée du croc
que des suivantes ; c'est ce qui lui a valu les noms plus ou moins
impropres de *surincisive* (J. Girard), *surmolaire* (Viborg),
molaire supplémentaire. C'est, à l'instar de la première prémo-

laire supérieure, une dent de lait plus ou moins persistante, avec cette différence toutefois qu'elle n'est jamais remplacée et qu'elle fait assez souvent défaut. Elle est dirigée obliquement en avant et ressemble beaucoup, avec sa couronne aplatie et fleur-delisée, aux coins supérieurs de deuxième dentition ; mais elle possède deux racines, incurvées en arrière et souvent coalescentes sur une certaine longueur.

Les deuxième, troisième, et quatrième prémolaires sont aplaties, tranchantes comme des prémolaires de Carnivore et divisées en trois pointes surbaissées : une médiane, la plus large, une antérieure et une postérieure. Cette division de l'extrémité est marquée sur chaque face par deux sillons superficiels. Les racines sont au nombre de deux, recourbées en arrière à l'extrémité, l'antérieure plus forte que la postérieure. Ces dents se distinguent à leur volume croissant d'avant en arrière ; la quatrième a une tendance marquée à former de petits mamelons sur sa face externe, et à diviser sa racine postérieure en deux latérales.

La première et la deuxième arrière-molaires sont bilobées, quadriradiculées et quadricuspidées ; elles présentent en arrière la trace d'un cinquième cuspide qui atteint son développement complet dans la dernière. Celle-ci est en effet nettement quinquicuspidée, trilobée, et à cinq racines, deux antérieures, deux médianes, une postérieure ; ces racines sont obliques en arrière et un peu en dehors, la postérieure très volumineuse tend à la bifidité ; le cuspide qui lui correspond se divise en cinq mamelons secondaires (fig. 165).

Les arrière-molaires postérieures portent d'ordinaire dans leur sillon externe de petits mamelons interlobaires.

C. Molaires de première dentition (fig. 166). — Il y en a quatre de chaque côté à chaque mâchoire, dont les trois dernières seulement sont sujettes au renouvellement. Nous ne re-

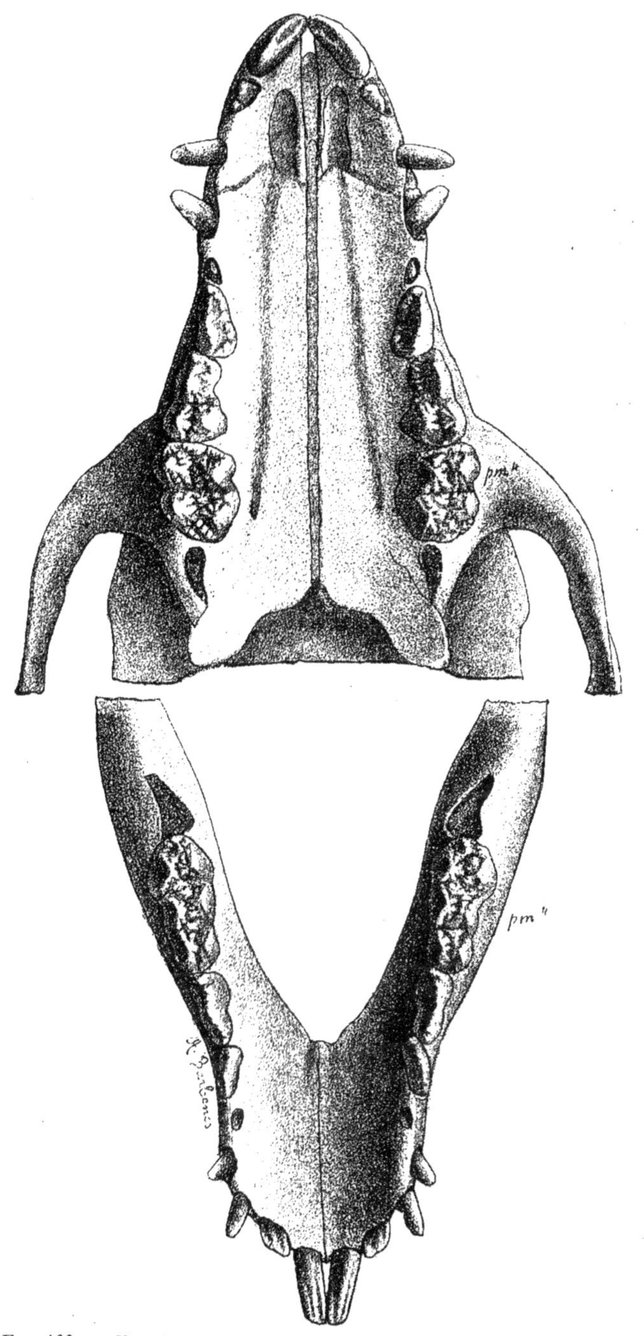

Fig. 166. — Vue de face des mâchoires d'un porcelet âgé de 7 semaines. — Ensemble des dents de 1re dentition. — Les mitoyennes sont en voie d'éruption. La 1re molaire est encore dans l'alvéole. La 2e est en éruption. *pm⁴*, Dernière molaire temporaire.

viendrons pas sur la première qui a été décrite ci-dessus, si ce n'est pour ajouter qu'elle ne s'isole, à la mâchoire inférieure, que dans l'adulte ; elle est régulièrement sériée chez le jeune. Elle sort à peu près en même temps que la première arrière-molaire. Nehring la désigne sous le nom de *molaire permanente antérieure*.

Mâchoire inférieure. — La deuxième et la troisième molaires ressemblent beaucoup à celles qui les remplacent *(pm², pm³)* ; elles sont aplaties, tranchantes, finement crénelées à l'extrémité et découpées en trois pointes ; leurs deux racines sont divergentes.

La dernière molaire caduque tient autant de place dans l'arcade que les deux précédentes ; elle est trilobée comme la dernière molaire d'adulte, avec cette différence que son lobe postérieur est le plus volumineux et qu'il est surmonté de trois cuspides, ce qui porte le nombre de ceux-ci à sept : six accouplés deux à deux et croissant d'avant en arrière, le septième plus petit terminant la dent postérieurement. Les racines sont bien au nombre de cinq comme dans la dernière molaire de l'adulte, mais différemment disposées ; il y en a deux antérieures, deux postérieures et une médiane externe, celle-ci est la plus petite.

Mâchoire supérieure. — La deuxième molaire est plus simple que celle qui la remplace *(pm²)* : elle est aplatie et tranchante comme à la mâchoire inférieure ; mais elle présente à sa base, en dedans, un rebord irrégulier, crénelé, qu'il faut considérer comme la trace des cuspides de sa remplaçante. Deux racines.

La troisième molaire est bilobée comme une arrière-molaire ; elle porte trois cuspides : deux postérieurs qui tendent à se confondre, un antérieur plus volumineux, finement crénelé à la base du côté interne. Trois racines correspondent aux cuspides.

La quatrième et dernière molaire de lait est formée de deux

lobes égaux portant chacun deux cuspides latéraux. Quatre racines. Chose curieuse, cette dent, tout en ayant le type d'une vraie molaire, ne ressemble pas à la dernière molaire de l'adulte qui est, nous l'avons dit plus haut, trilobée et quinqui-cuspidée.

DIMENSIONS MOYENNES DES MOLAIRES DE 1re DENTITION
(Hauteur de la couronne, longueur antéro-postérieure, largeur transverse)

	1re	2^e			3^e			4^e		
	Haut. Long. Larg.	Haut. mm.	Long. mm.	Larg. mm.	Haut. mm.	Long. mm.	Larg. mm	Haut. mm.	Long. mm.	Larg. mm.
Supérieures	v. tableau préc.	7	— 9 —	4	7	— 12 —	8	7	— 14 —	11
Inférieures	— —	6	— 9 —	3	7	— 10 —	4	8	— 19 —	8

STRUCTURE, MODE D'USURE ET DE CORRESPONDANCE DES MOLAIRES (fig. 161). — Les molaires ainsi que les autres dents du porc sont à peine cémentées sur les racines et le collet ; les dépôts que l'on rencontre parfois sur la couronne sont formés par du tartre. Les mamelons qui terminent ces dents sont recouverts d'une épaisse couche d'émail, de sorte que leur rasement ou nivellement se fait longtemps attendre, et, comme ils ne sont pas tous sur le même plan, ce rasement est successif. Dans les arcades d'adulte, c'est la première arrière-molaire qui est toujours le plus usée, car elle est la plus ancienne.

Ces arcades se superposent assez exactement : si les premières dents supérieures débordent un peu en dehors, les dernières dents inférieures en font autant. Par contre les dents de même rang ne sont pas exactement correspondantes, les prémolaires inférieures dépassent en avant les supérieures, de telle sorte que celles-ci sont à cheval sur deux dents opposées et que la première prémolaire inférieure est complètement libre. Les arrière-molaires se superposent beaucoup mieux ; cependant les inférieures dépassent encore un peu en avant les supérieures.

Il est à remarquer que la partie postérieure de la dernière molaire ne prend contact de son homologue que très tard.

La correspondance des molaires de lait se fait de la même manière :

La 1re supérieure entre la 1re et la 2e inférieures ;

La 2e supérieure entre la 2e et la 3e inférieures ;

La 3e supérieure à cheval sur la 3e inférieure et le lobe antérieur de la 4e.

La 4e supérieure correspond aux deux derniers lobes de la 4e inférieure qu'elle dépasse légèrement en arrière.

CHRONOLOGIE DU DÉVELOPPEMENT. — D'après Pouchet et Chabry, le fœtus de truie de 7 centimètres possède déjà tous les organes adamantins des dents temporaires. Celui de 12 centimètres est dans le même état au point de vue dentaire qu'un fœtus de jument de 21 centimètres (voir p. 110).

L'éburnification commence dans les follicules de première dentition plus ou moins longtemps avant la naissance, pour les mitoyennes et les deuxièmes molaires dans les deux semaines précédentes, pour les autres à des époques plus reculées de la gestation qui restent à déterminer ; seule la première molaire ne s'ébauche qu'après la naissance, dans le premier mois de la vie extra-utérine.

Quant aux dents de deuxième dentition, elles apparaissent dans l'os aux dates approximatives suivantes :

Les pinces à 3 ou 4 mois, les mitoyennes à 7 ou 8 mois, les coins et les canines à 4 ou 5 mois, les prémolaires remplaçantes vers 6 mois, la première arrière-molaire de 15 jours à 1 mois, la deuxième arrière-molaire à 4 mois, enfin la troisième et dernière à 8 mois.

Les incisives de deuxième génération se développent concentriquement aux incisives caduques, de telle sorte que celles-ci ne sont pas toujours expulsées par l'éruption de celles-là ; par

exemple, rien n'est plus commun que de voir persister les
mitoyennes caduques au-dessus de leurs remplaçantes, les
premières très usées, les secondes plus ou moins intactes
(fig. 161).

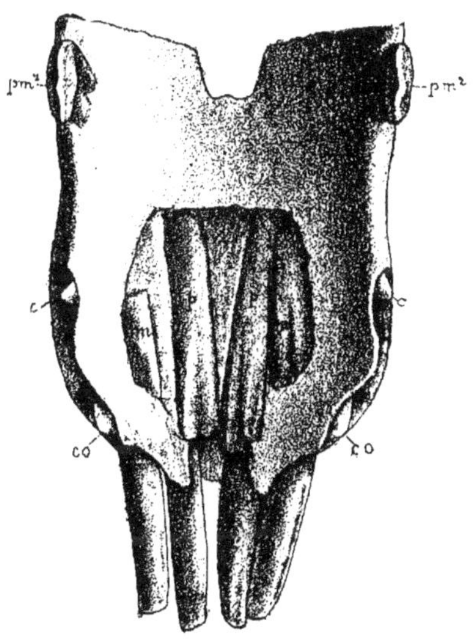

Fig. 167. — Bout de la mâchoire inférieure d'un porc âgé de 8 mois, sculpté
pour montrer les incisives remplaçantes. — *co*, Coin de 2e dentition. —
c, Canine de 2e dentition. — *pm²*, 2e prémolaire (la 1re faisait défaut). —
p, Pince remplaçante. — *m*, Mitoyenne remplaçante.

Les incisives de deuxième dentition se présentent, dans leurs
follicules, normalement placées (fig. 167); il n'en est pas de
même des mitoyennes et des deux premières molaires de lait,
que le défaut d'espace oblige à se mettre de travers; ces dents
se redressent pendant l'éruption.

Tant que les arrière-molaires supérieures ne sont pas toutes
développées, la protubérance dentaire d'où elles procèdent se
fait remarquer par son énorme volume; elle est allongée de
plusieurs centimètres au dessus de l'apophyse ptérygo-palatine.

Lorsque la dernière molaire a achevé son éruption, il ne reste plus trace de cette protubérance qui disparait par rétraction.

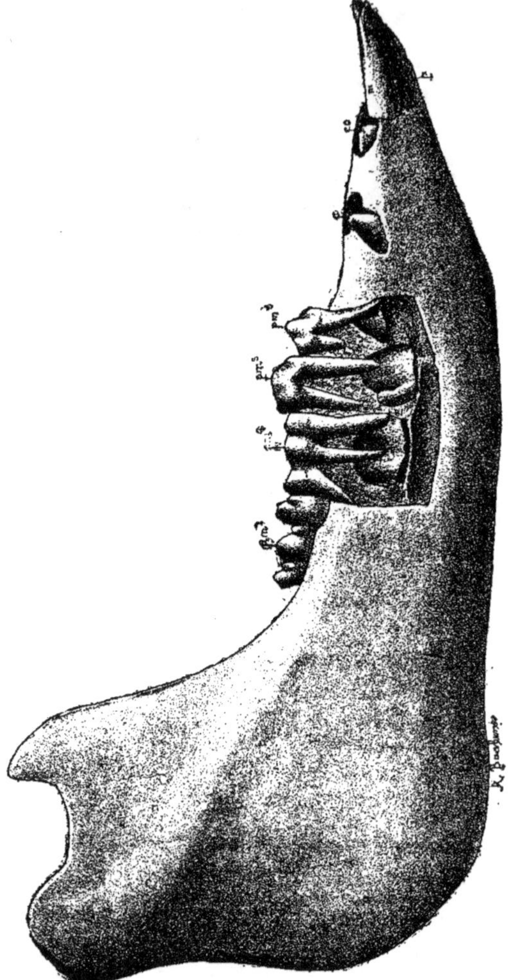

Fɪɢ. 168. — Mâchoire inférieure d'un individu âgé de 8 mois (vue latérale, la branche maxillaire sculptée). — *p*, Pince. — *m*, Mitoyenne. — *co*, Coin remplaçant. — *c*, Canine remplaçante. — *pm²*, *pm³*, *pm⁴*, Molaires de lait (la 1re faisait défaut). — *am¹*, Première arrière-molaire.

Les tableaux qui suivent exposent synoptiquement les dates d'éruption des dents du porc et les variations qu'elles subissent suivant qu'il s'agit de porcs très rustiques ou au contraire plus ou moins précoces. Ces dates sont à peu près concordantes avec celles données par le Dr Bardonnet des Martels ou par le professeur Nehring, de Berlin.

1re DENTITION

	Coins et canines	Pinces	Mitoyennes	
			Inférieures	Supérieures
Cochons précoces	Avant la naissance	2 semaines	5 sem.	8 sem.
— ordinaires	— —	3 à 4 —	8 —	10 —
— primitifs et sangliers.	— —	5 —	10 —	12 —

	1re Molaire	2e Molaire	3e Molaire		4e Molaire	
	La supérieure a un peu d'avance	La supérieure a un peu d'avance	Supér.	Infér.	Supér.	Infér.
Cochons préc.	3 mois	5 semaines	4 jours	2 sem.	4 jours	2 sem.
— ord.	5 —	7 —	8 —	3 à 4	8 —	3 à 4
— prim. et sangliers.	6 —	9 —	14 —	5 —	14 —	5 —

2e DENTITION

	Pinces	Mitoyennes	Coins	Crocs
Cochons préc.	11 mois	1 mois	7 1/2 à 8 mois	8 mois
— ord.	12 —	18 mois	9 mois	9 mois
— prim. et sangliers.	14 ou 15 mois	20 ou 21 mois	10 ou 11 mois	10 ou 11 mois

		1re pm.	2e pm.	3e pm.	4e pm.	1re am.	2e am.	3e am.
Cochons préc.	Dent de lait v. ci-dessus		13 mois	12 mois	12 mois	3 mois	8 mois	17 mois
— ord.			14 à 15	13 à 14	13 à 14	5 mois	10 mois	18 à 19
— pr. et sangliers.			16 mois	15 mois	15 mois	6 mois	12 ou 13	20 à 22

NOTA. — La dernière molaire sort très lentement ; elle n'a complètement dégagé son lobe postérieur que vers 2 ans 1/2.

ANOMALIES. — Nous signalerons : 1° la persistance d'une ou plusieurs dents de lait, mitoyennes surtout, après éruption de leurs remplaçantes ; 2° la caducité du coin supérieur et de la première prémolaire chez les individus âgés. Celle-ci persiste rarement à la mâchoire inférieure au delà de deux ans; 3° l'absence primitive de la première prémolaire inférieure, plus fréquente dans les porcs à face courte que dans les autres (fig. 168); 4° le remplacement de la première prémolaire supérieure que nous avons observé deux ou trois fois ; 5° le non-remplacement de la deuxième prémolaire inférieure gauche constaté une fois chez un porc d'Essex ; 6° la chute d'une canine supérieure et l'oblitération consécutive de son alvéole chez une vieille truie ; 7° divers cas d'usure excessive, insuffisante ou irrégulière des incisives de la mâchoire inférieure.

ARTICLE II. — CONNAISSANCE DE L'AGE DU PORC

A toute période de sa vie, le porc est un animal désagréable à emboucher ; vieux, l'opération présente parfois quelque danger ; telles sont sans doute les causes pour lesquelles, jusqu'ici, on n'a pas apporté en général autant d'attention à se rendre compte de son âge que chez les autres animaux. Pourtant avec les notions que nous possédons aujourd'hui, les renseignements chronométriques sont aussi précis et sûrs que pour le reste du cheptel et les raisons de les utiliser aussi pressantes, puisqu'on achète à haut prix des reproducteurs de races perfectionnées et que, dans les concours, les juges ont besoin d'être édifiés sur l'âge exact des sujets concurrents pour porter des jugements équitables.

Les caractères sur lesquels on s'appuie pour connaître l'âge des porcs sont :

1° L'apparition et l'usure des dents de lait ;

2° L'apparition de la première prémolaire ou surdent ;

3° La chute des dents de lait et l'éruption des remplaçantes ;

4° L'accroissement des crocs ;

5° L'usure des incisives permanentes ;

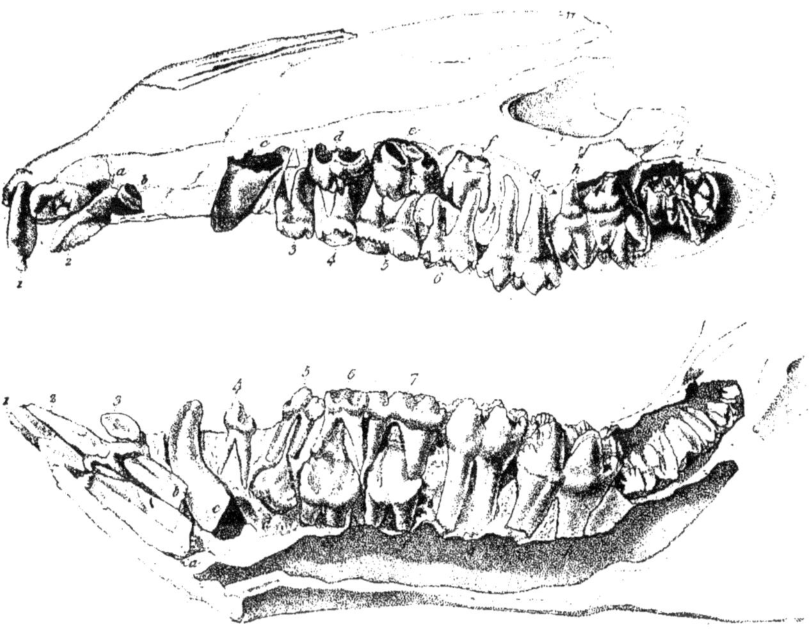

Fɪɢ. 169. — Face interne des maxillaires d'un cochon âgé de 9 mois, après ouverture des alvéoles dentaires.

Mâchoire supérieure. — 1, 2, Pince et mitoyenne de lait. *a*, *b*, Leurs remplaçantes. — *c*, Canine de 2ᵉ dentition. 3, Prémolaire monophysaire *pm¹*. 4, 5, 6, Molaires de lait. *d*, *e*, *f*, Leurs remplaçantes. *g*, *h*, *i*, Arrière-molaires.

Mâchoire inférieure — 1, 2, Pince et mitoyenne de lait. *a*, *b*, Leurs remplaçantes. 3, Coin de 2ᵉ dentition. — *c*, Canine remplaçante. — 4, Prémolaire monophysaire *pm¹*. — 5, 6, 7, Molaires temporaires. *d*, *e*, *f*, leurs remplaçantes. — *g*, *h*, *i*, Arrière-molaires (E. Rousseau).

Et accessoirement : la chute des surdents.

Les Porcins, tout comme les Ruminants, ont été soumis au forçage, ils ont été amenés à la précocité et ils la traduisent par des modifications dans l'éruption des diverses sortes de dents. Il

y a donc d'abord à étudier la dentition des porcs de race commune, puis à faire connaitre les différences présentées par ceux
de races améliorées.

Section I. — Connaissance de l'âge des porcs de race commune.

Rappelons que l'apparition et le remplacement des incisives
se font en sens inverse de ce qui a lieu sur le cheval, le bœuf et
le mouton, c'est-à- dire qu'au lieu de commencer au centre, par
les pinces, pour finir à la périphérie par les coins, ils commencent par les coins, continuent par les pinces et finissent par
les mitoyennes.

A la naissance. — Le porcelet naît avec les crochets et les coins (fig. 170).

A 8 jours. — Apparition de la 3e molaire supérieure et de la 4e inférieure.

Vers le 20° jour. — Apparition des pinces et de la 3e molaire inférieures.

Du 25e au 30e jour. — Éruption des deux pinces et de la 4e molaire
supérieures.

Du 35e au 40e jour. — Éruption de la 2e molaire de lait; la supérieure a
une petite avance sur l'inférieure (fig. 171 et 172).

Vers le 50° jour. — Apparition des mitoyennes inférieures.

Vers le 65e jour. — Apparition des mitoyennes supérieures.

A 3 mois. — L'éruption des incisives est complète ; mais ces dents ne
sont pas encore entamées.

De 4 à 5 mois. — Les mitoyennes sont à peu près intactes ; tandis que
les pinces, les coins et les canines ont notablement usé. Les coins
et les canines sont noirâtres.

A 5 mois. — Éruption de la 1re arrière-molaire (fig. 173).

De 5 à 6 mois. — Éruption de la 1re prémolaire ou surdent. Les mitoyennes ont usé ; les supérieures à peine.

De 6 à 7 mois. — Les coins et les canines sont branlants et se déchaussent
(fig. 174).

A 7 mois 1/2. — Chute des coins inférieurs. (Elle se fait quelquefois à
7 mois.)

De 8 à 9 mois. — Chute des coins supérieurs et des canines. Leurs
remplaçantes pointent (fig. 174).

De 10 à 11 mois. — Éruption de la 2e arrière-molaire. Les crocs sont bien apparents chez les mâles, moins sur les femelles (fig. 174).

A 12 mois. — Chute des pinces temporaires. Habituellement, les inférieures tombent les premières. Les crocs sont sortis de plus d'un demi-centimètre.

De 13 à 14 mois. — Les pinces remplaçantes sont arrivées à l'alignement des autres dents. Éruption des 3e et 4e prémolaires. Les crocs supérieurs ont environ 0^m,01 de longueur et écartent la lèvre ; les inférieurs sont un peu plus longs (fig. 175).

A 15 mois. — Les mitoyennes, très usées en biseau et jaunâtres, font contraste avec les pinces qui sont fraîches et encore intactes. Éruption de la 2e prémolaire. Les crocs inférieurs ont de 1 centimètre 1/2 à 2 centimètres (fig. 176).

A 18 mois. — Chute des mitoyennes temporaires. Apparition de la dernière molaire. Les pinces sont un peu uséesà la mâchoire inférieure.

A 20 mois. — Les mitoyennes remplaçantes arrivent à l'alignement des autres dents (fig. 177).

Vers 22 mois. — Chute des surdents (elle n'est pas constante). Les crocs supérieurs, longs de 15 millimètres environ, soulèvent la lèvre et se montrent parfois au dehors ; les inférieurs n'ont pas moins de 20 à 25 millimètres.

A 2 ans. — Les mitoyennes inférieures commencent à user par leur extrémité et leur bord externe ; les pinces ont nivelé, c'est-à-dire qu'elles ont perdu leur biseau cannelé. Les crocs frottent et s'usent réciproquement ; le supérieur est entamé par sa face antérieure et l'inférieur par sa face postérieure (fig 167).

A 3 ans. — Grande usure des pinces ; les inférieures n'ont plus guère qu'un centimètre hors de la gencive et les mitoyennes ne leur en cèdent guère. Les crocs ont environ 0^{mm},037 de longueur ; ils sont tout à fait biseautés chez les verrats ; ceux des femelles restent beaucoup plus pointus.

Au delà de 3 ans. — Il est rare que l'on conserve des porcs et on n'a que des signes peu sûrs pour diagnostiquer l'âge. On se base sur l'observation des crocs qui s'accroissent constamment, mais qui aussi ne cessent de s'user. Or comme leur usure est subordonnée en partie à leur genre d'alimentation, il en résulte que beaucoup d'incertitude enveloppe les déterminations. Il ne faut pas oublier non plus que les femelles et les sujets émasculés ont des crocs plus petits que les mâles et que la même chronométrie ne peut être appliquée aux uns et aux autres (fig. 178).

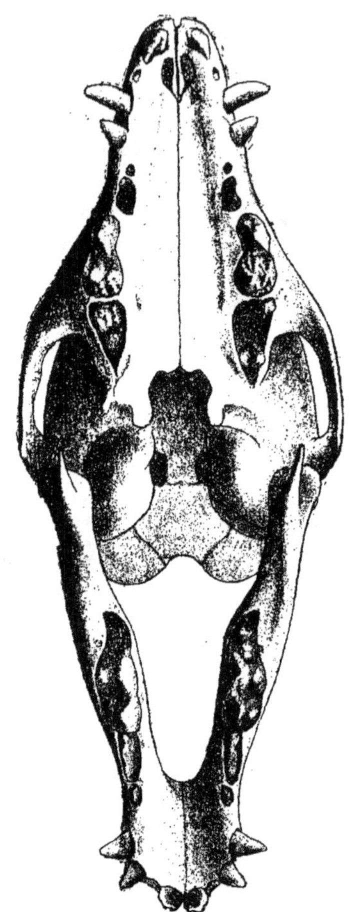

Fig. 170. — Mâchoires vues de face d'un porcelet à la naissance.
(Il n'y avait hors de la gencive que les coins et les canines).

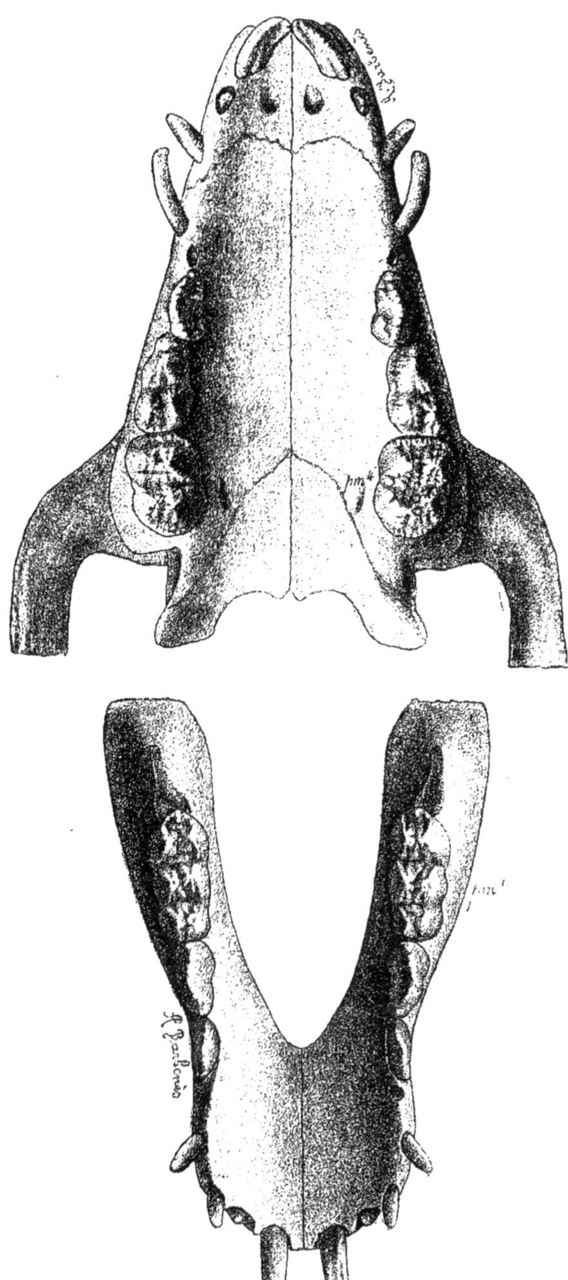

Fıg. **171.** — Mâchoires vues de face d'un porcelet de 40 jours. — pm^4, Dernière molaire temporaire. Les mitoyennes étaient encore sous la gencive, et la 1ʳᵉ prémolaire dans son follicule. — La 2ᵉ molaire inférieure était en train de percer.

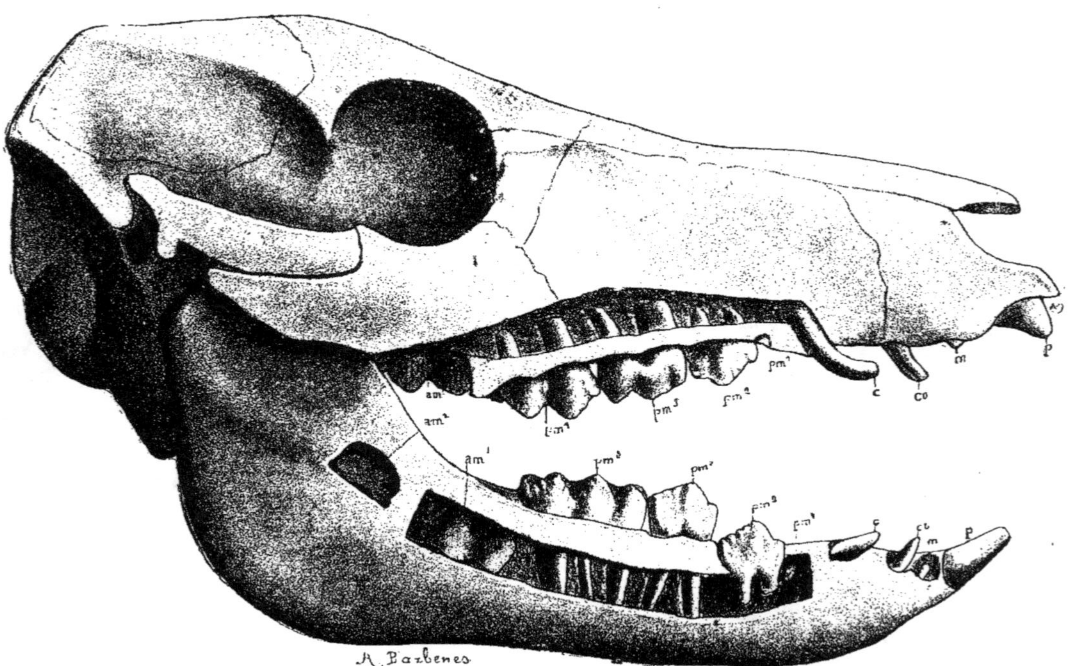

Fig. 172. — Tête de profil d'un porcelet de 40 jours. — *p, m, co*, Pince, mitoyenne et coin de lait. *c*, Canine de lait. *pm*¹, Première prémolaire dans son follicule. *pm*², *pm*³, *pm*⁴, Molaires temporaires. *am*¹, Première arrière-molaire dans son follicule. *am*², Deuxième arrière-molaire dans son follicule.

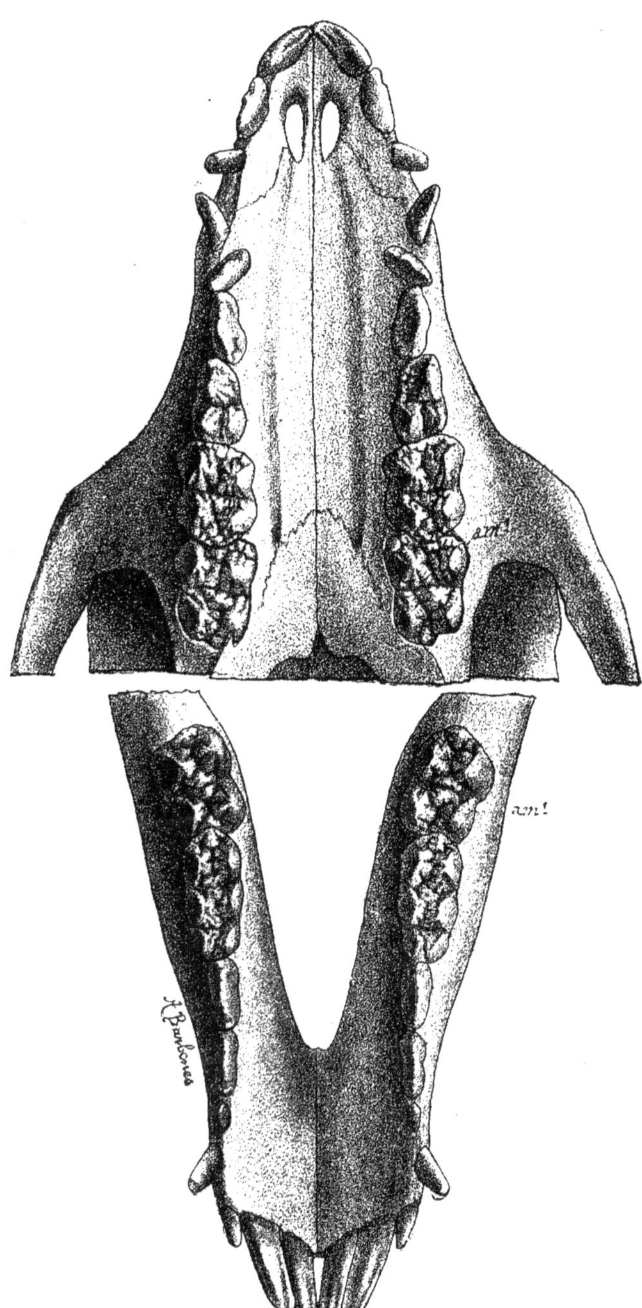

Fig. 173. — Mâchoires vues de face d'un porc âgé de 5 mois, moins une
semaine. — La 1ʳᵉ arrière-molaire *(am¹)* est en voie d'éruption. — La 1ʳᵉ
prémolaire est sortie à la mâchoire supérieure; elle pointe à la mâchoire
inférieure.

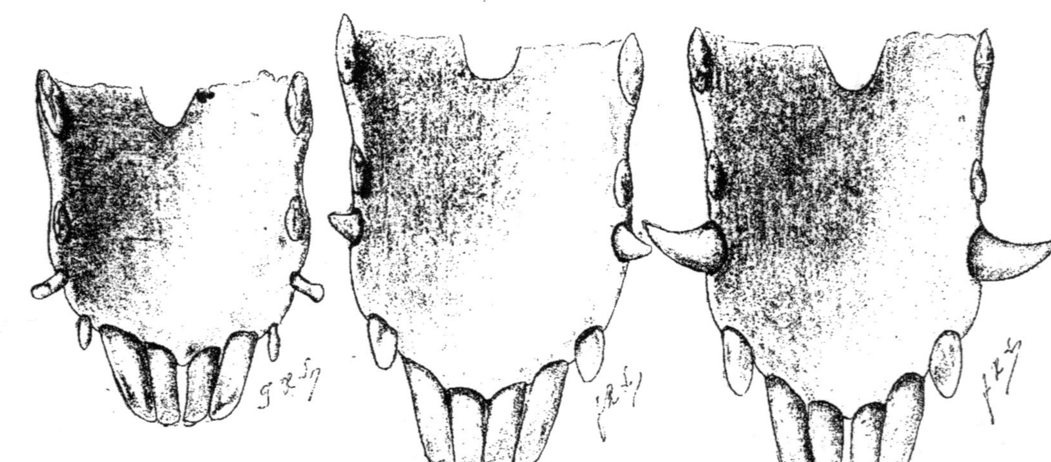

Fig. 174. — Bouts de mâchoire inférieure de porcs.

A gauche, 6 mois. Coins et crochets très usés, branlants; pinces nivelées; mitoyennes biseautées en dehors; la surmolaire est complètement sortie.

Au milieu, 9½ mois. — Canines et coins de 2e dentition apparaissent, mitoyennes près de niveler.

A droite, 11 mois. — Les crocs sont sortis d'un demi-centimètre. Les coins ont presque achevé leur éruption. — Les pinces et les mitoyennes sont nivelées et raccourcies.

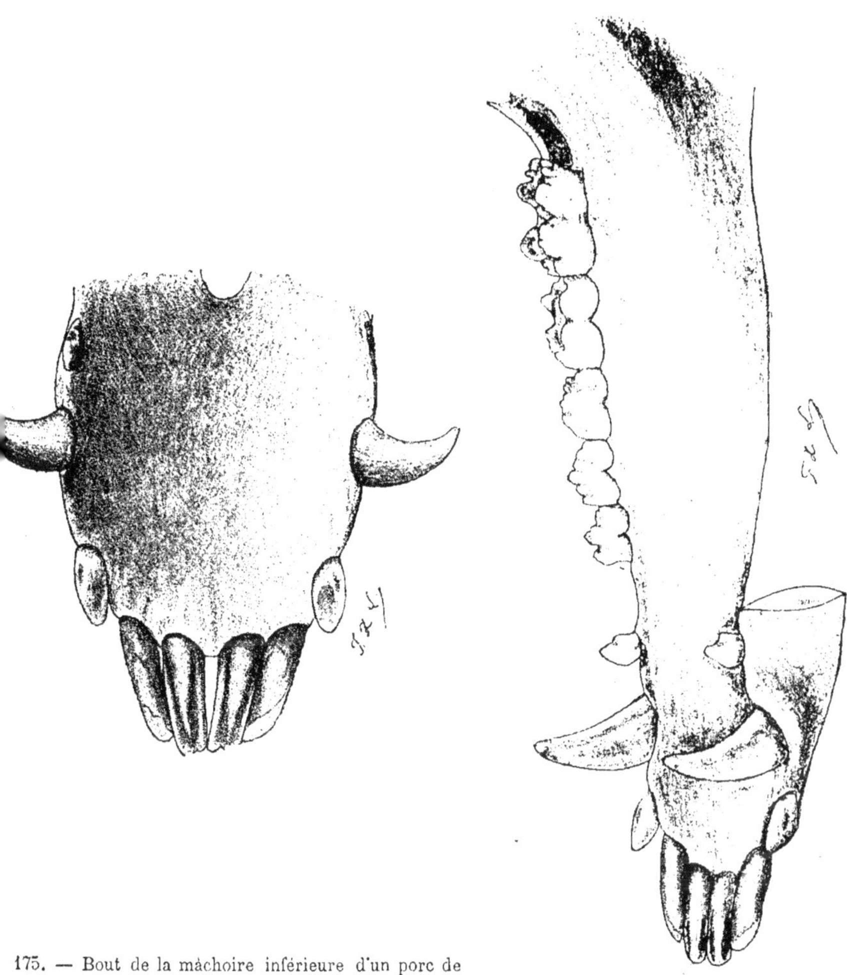

175. — Bout de la màchoire inférieure d'un porc de
à 14 mois. — Les pinces remplaçantes sont encore
demnes et contrastent par leur fraîcheur avec les mi-
yennes de lait, qui sont très usées. — Les crocs ont en-
ron un centimètre.

FIG. 176. — Màchoire inférieure d'un porc
de 15 mois. — Les molaires remplaçantes
viennent de faire éruption. — am^1, Première arrière-molaire.

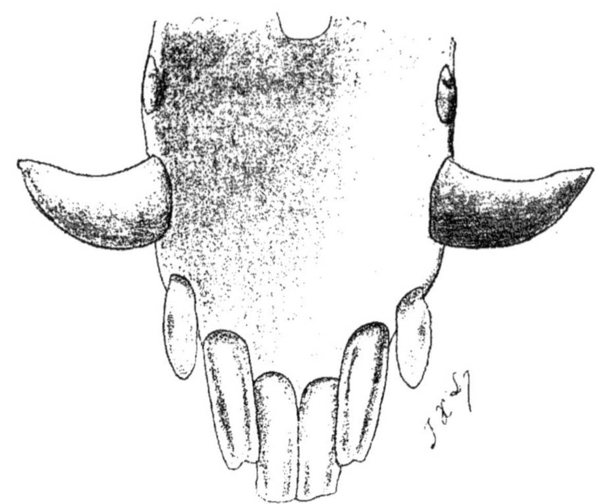

Fig. 177. — Mâchoire inférieure d'un porc de 22 mois.
Les pinces auront bientôt nivelé, les mitoyennes sont intactes.

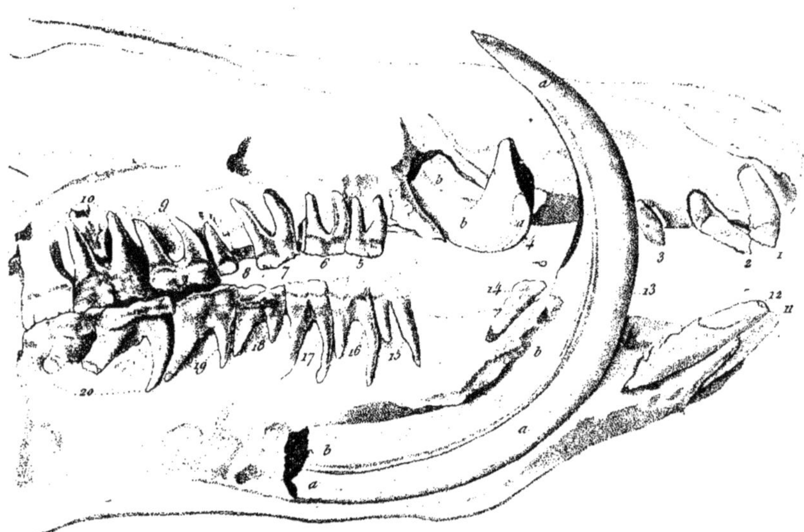

Fig. 178. — Dents d'un très vieux sanglier. — 1, 2, 3, Incisives supérieures.
— 4, Défense supérieure. — 5, 2e prémolaire (la 1re est tombée). —
6, 3e prémolaire. — 7, 4e prémolaire. — 8, 1re arrière-molaire réduite à
une racine. — 9, 2e arrière-molaire. — 10, 3e arrière-molaire. — 11, 12,
Pince et mitoyenne inférieures (le coin est tombé). — 13, Défense inférieure.
— 14, 1re prémolaire. — 15, 16, 17, 2e, 3e et 4e prémolaires. — 18, 19,
20, Arrière-molaires. — Les lettres *a* marquées sur les défenses indiquent l'émail; les lettres *b* la substance éburnée (E. Rousseau.)

Section II. — Connaissance de l'âge des porcs améliorés

Rien de plus varié que la façon dont on entretient le porc; quelle différence n'y a-t-il pas entre l'animal élevé à l'antique, obligé constamment de chercher sa nourriture sous bois, dans la brousse ou les marécages, à la façon du sanglier, et celui qui est toujours maintenu en stabulation, l'auge pleine de farineux, de lait et de pommes de terre ! Aussi personne ne pourra s'étonner qu'il y ait de notables différences dans la date d'apparition des dents d'animaux placés dans des conditions si dissemblables.

Pour chaque paire de dents, les écarts ne sont pas aussi grands que sur les Ruminants, mais ils portent, on l'a déjà vu, sur les deux dentitions.

En nous aidant des renseignements de Nehring [1], nous avons condensé dans le tableau ci-dessous les chiffres de ces variations. Pour ne pas le compliquer, nous avons négligé l'écart existant entre l'apparition des incisives supérieures et inférieures et nous avons donné une moyenne.

SORTES D'ANIMAUX	APPARITION DES							
	Coins		Pinces		Mitoyennes		Crocs	
	de lait	de rempl.	de lait	de rempl.	de lait	de rempl.	de lait	de rempl.
Sangliers et cochons très rustiq.	Existent chez les porcs de toutes sortes à la naissance.	mois 10 à 11	semaines 5	mois 14 1/2	semaines 11	mois 20 à 21	Existent chez tous les porcs à la naissance	mois 10 à 11
Cochons ordin.		9	4	12	9	18		9
Cochons précoces		7 1/2 à 8	2	11	6 à 7	16		8

[1] Nehring, *loc. cit.*

Section III. — Irrégularités dentaires et ruses de vendeurs.

Irrégularités dentaires. — En sa qualité d'Omnivore, le porc est soumis aux régimes les plus différents, d'où une variation dans l'usure des dents que le chien, seul parmi les animaux domestiques, présente au même degré. Il suffit qu'on en soit averti pour qu'on n'accorde à l'usure de ses dents qu'une valeur contingente et qu'on admette pourquoi il est si difficile, à partir du moment où le remplacement total est effectué (20 mois), de donner une appréciation absolument précise. Qu'on ajoute à cette cause la dureté individuelle de la dent, et on sera prévenu qu'on peut se trouver en présence d'incisives — et nous envisageons ici surtout les inférieures — à peine entamées, bien que l'animal soit déjà âgé, ou excessivement usées, bien qu'il soit encore jeune.

Les brèches dentaires, par ébranlement suivi de chute ou par fracture, ne sont pas rares ; l'oblitération de l'alvéole correspondante peut en être la suite.

Mais le cas le plus fréquent et qui peut induire en erreur consiste dans la persistance des dents de lait concurremment avec leurs remplaçantes. Les mitoyennes inférieures sont celles qui présentent le plus communément cette particularité. De l'attention suffit pour ne pas se tromper ; on se rappellera que les incisives de remplacement évoluent *en dessus* de leurs homologues de lait (voyez fig. 161) ; par conséquent lorsqu'il y a simultanéité des deux sortes de dents, on observe celles qui chevauchent leurs homologues et on ne tient compte que de leur état, celles du dessous qui sont de première dentition ne comptant plus.

Dans les races anglaises à face très courte, essex, petit

yorkshire et suffolk, quelquefois la surdent inférieure n'apparait jamais.

Ruses de vendeurs. — Lorsque le verrat, surtout celui des races perfectionnées, a atteint trois ans, il devient lourd et peu porté à remplir sa fonction de reproducteur ; aussi sa valeur baisse-t-elle fortement. Comme le repère à cet âge est le croc, qui fait hors des lèvres une saillie d'autant plus forte que les années s'accumulent, des vendeurs peu scrupuleux le raccourcissent et le biseautent. A l'aide de tricoises coupantes ou de petites limes, ils *font* les crocs comme on travaille les cornes des Bovins. Quand des éclats se sont produits sur les bords de la section, on devine la supercherie ; lorsqu'il n'y en a pas, ce qui arrive par le travail à la lime, il est difficile de distinguer l'état du croc avec ce qu'il est par l'usure normale, à moins que l'opération ne soit toute récente, auquel cas on voit des stries sur le biseau.

CHAPITRE IX

DES DENTS ET DE LA CONNAISSANCE DE L'AGE DU CHIEN

ARTICLE PREMIER. — DENTS DU CHIEN

La première dentition a pour formule :

$$inc \ \frac{3}{3} \ can \ \frac{1}{1} \ m \ \frac{4}{4} = 32$$

La première molaire aux deux mâchoires ne traverse guère la gencive avant quatre mois, à peu près en même temps que la première arrière-molaire et, comme elle n'est pas remplacée, elle persiste chez l'adulte. Aussi la plupart des auteurs la placent dans la deuxième dentition et ne comptent dès lors dans la première que trois molaires de chaque côté à chaque mâchoire. A l'exemple de Cuvier et de Everard Home, nous considérons cette dent comme une molaire de lait qui a perdu sa remplaçante, les raisons que nous pourrions faire valoir en faveur de cette opinion sont les mêmes que celles déjà invoquées pour la première pré-molaire du porc.

La deuxième dentition (dents remplaçantes et arrière-molaires a pour formule :

$$inc\ \frac{3}{3}\quad can\ \frac{1}{1}\quad pm\ \frac{3}{3}\quad am\ \frac{2}{3}=38$$

Pour exprimer la persistance de la première molaire de lait, on formulera la dentition de l'adulte suivant la méthode de Ritsche :

$$inc\ \frac{III}{III}\quad can\ \frac{I}{I}\quad pm\ \frac{1,III}{1,III}\quad am\ \frac{II}{III}=42$$

Les dents du chien sont toutes colletées à la gencive ; leur couronne est dépourvue de cément, et plus ou moins bien circonscrite à la base par un bourrelet auquel on a donné le nom de *cingulum*. Leurs racines se forment avant l'éruption et l'orifice de la pulpe se ferme de très bonne heure.

Section I. — Incisives (fig. 179 à 184).

Implantées suivant une légère courbe, elles s'opposent presque verticalement d'une mâchoire à l'autre. D'une manière générale, les supérieures sont plus volumineuses que les inférieures, et, dans chaque arcade, les coins l'emportent sur les mitoyennes, celles-ci sur les pinces.

La racine est longue de 12 à 15 millimètres, fortement aplatie d'un côté à l'autre, plus épaisse en avant qu'en arrière et légèrement creusée sur ses faces latérales.

La couronne est comme biseautée en arrière, trilobée à l'extrémité ; sa face antérieure est convexe ; sa face postérieure est triangulaire, limitée en bas et de chaque côté par un bourrelet saillant qui encadre une éminence conique ; son extrémité est un bord tranchant découpé par deux petites échancrures en trois lobes inégaux formant ce qu'on appelle communément le *trèfle* ou la *fleur de lis ;* le lobe médian est le plus fort, il fait suite à l'éminence de la face postérieure ; les lobes latéraux sont formés par les extrémités du cingulum, l'interne est généralement plus petit et sur un niveau plus élevé que l'externe, il fait assez souvent défaut sur les pinces et les coins inférieurs.

Les incisives supérieures se distinguent aisément des inférieures non seulement à leur volume, mais encore au bourrelet plus saillant de leur face postérieure et à leur trèfle mieux formé. Le lobe médian des coins supérieurs est extrêmement développé, pointu et recourbé en arrière, ce qui donne à ces dents l'apparence de canines.

A chaque mâchoire, on distingue les incisives les unes des autres par leur volume croissant des pinces aux coins.

Les *incisives temporaires* ont la même forme que celles d'adulte ; mais elles contrastent par leur exiguïté (1 millimètre et demi à 3 millimètres de largeur) ; elles sont d'abord au contact comme ces dernières ; elles s'écartent ensuite sous l'influence de la croissance des mâchoires ; cet espacement s'observe à partir de l'âge de deux mois ; il est surtout marqué à la mâchoire supérieure.

Correspondance et mode d'usure. — Les incisives homologues ne se correspondent pas exactement d'une mâchoire à l'autre ; on constate, lorsque la bouche est fermée, que les coins supérieurs s'insinuent entre les coins inférieurs et les canines, que les mitoyennes supérieures s'opposent aux mitoyennes et aux coins inférieurs, enfin que les pinces supérieures répondent à la fois aux pinces et aux mitoyennes inférieures.

L'usure entame l'extrémité de ces dents et finit par les niveler, c'est-à-dire par faire disparaître leur fleur de lis. Elle est plus rapide à la mâchoire inférieure qu'à la supérieure, et, dans chacune d'elles, sur les dents centrales que sur les dents latérales.

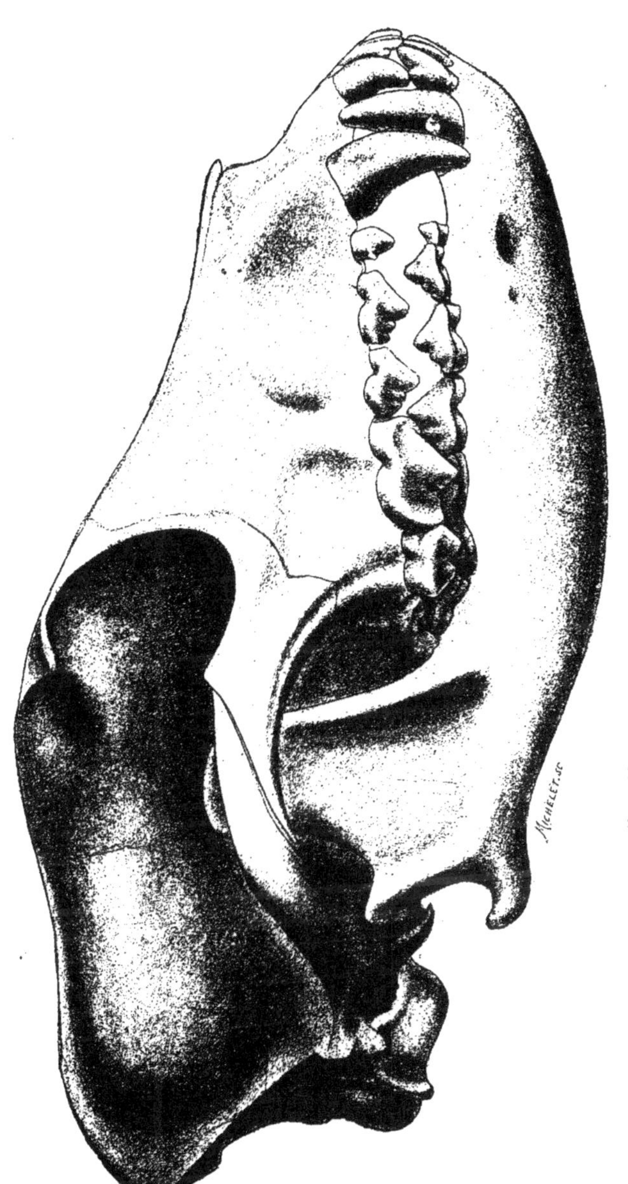

Fig. 179. — Tête de chien adulte, vue latérale.

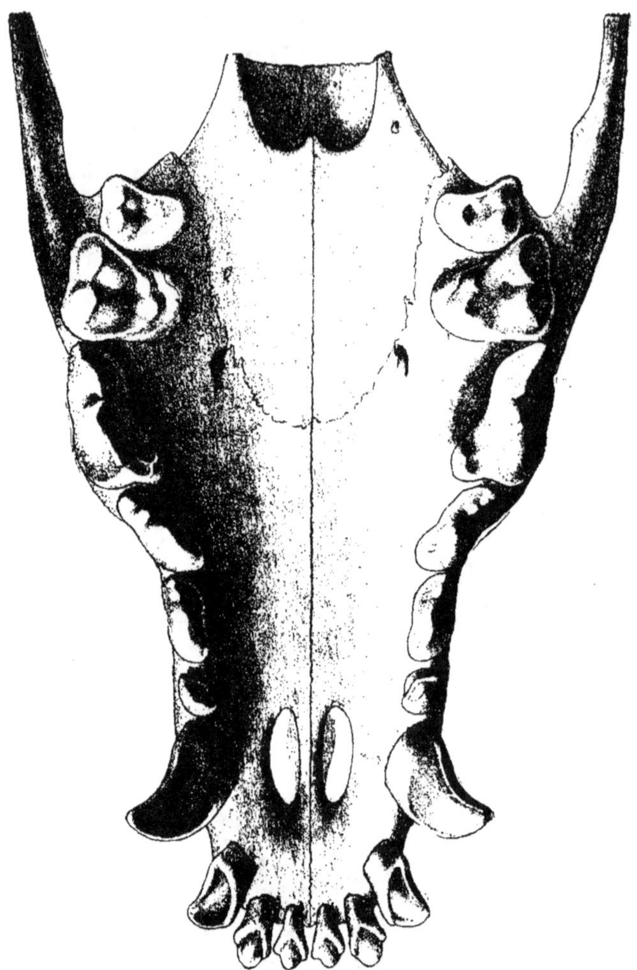

Fɪɢ. 180. — Mâchoire supérieure, vue de face, d'un chien adulte.

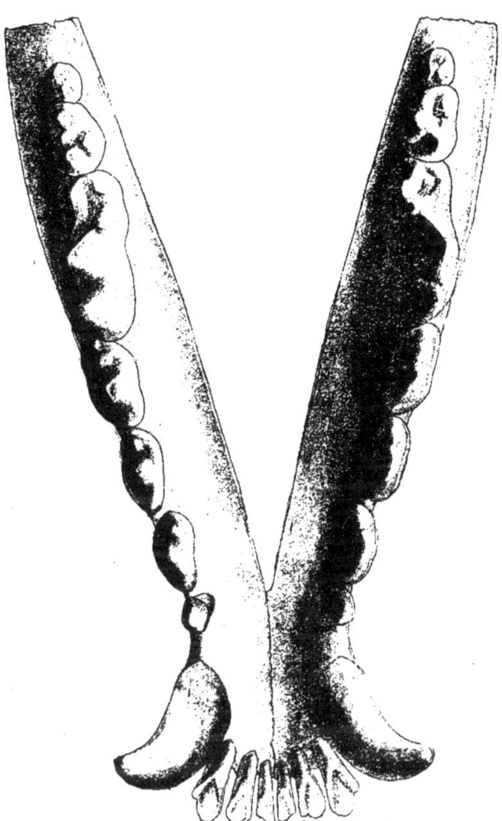

Fig. 181. — Mâchoire inférieure, vue de face, du même chien que ci-contre.

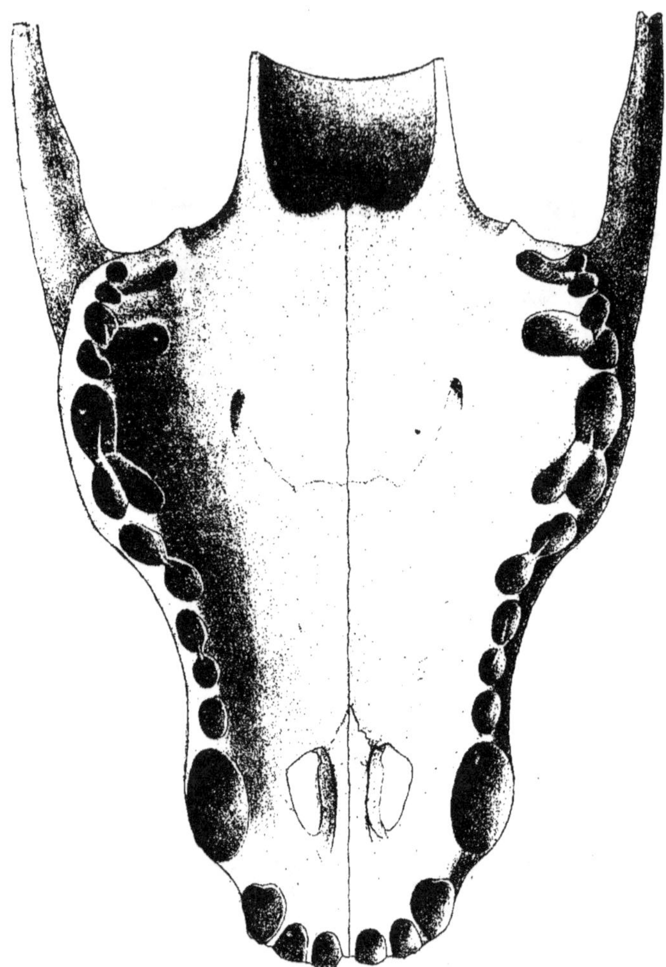

FIG. 182 — Mâchoire supérieure, vue de face, d'un chien adulte
(les dents arrachées pour montrer les alvéoles).

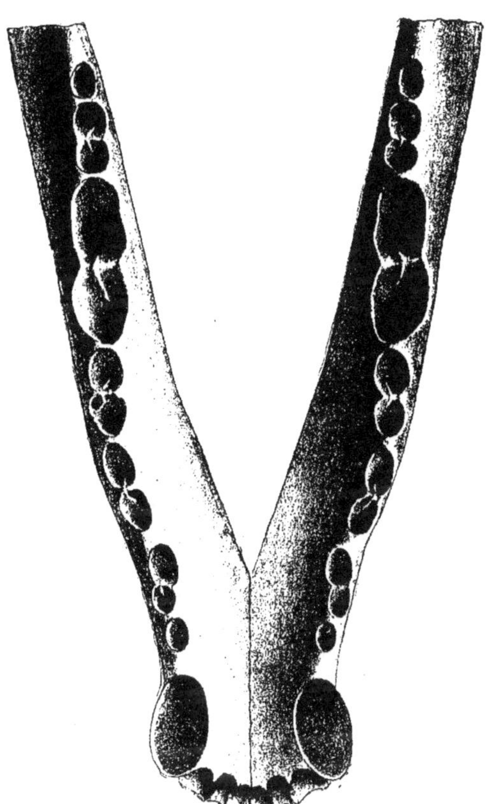

Fɪɢ 183. — Mâchoire inférieure du même chien que ci-dessus.

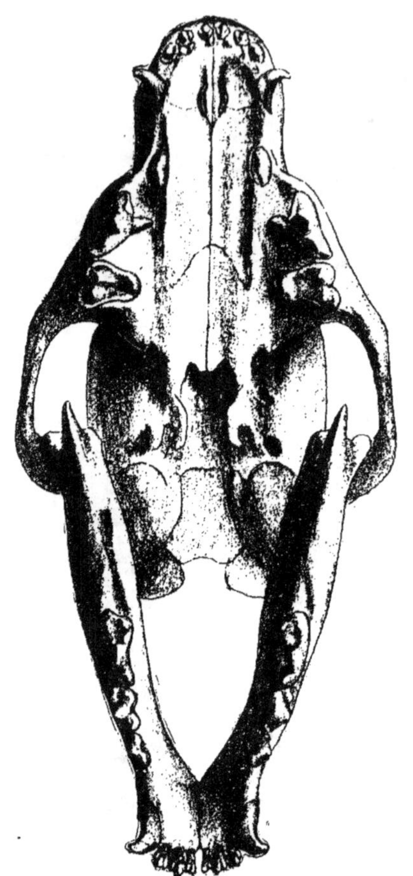

Fig. 184. — Mâchoires, vues de face, d'un chien d'un mois.

Section II. — Canines (fig. 179 à 184).

Les canines sont très développées dans les deux sexes ; les supérieures laissent entre elles et les coins un intervalle pour recevoir les inférieures. Celles-ci sont implantées contre les incisives, mais en revanche sont plus distantes que celles-là de la première prémolaire.

Les canines sont légèrement colletées à l'émergence de l'alvéole où s'arrête l'émail. Leur racine est fortement aplatie latéralement, à peine atténuée à l'extrémité, longue de 2 à 3 centimètres. Leur couronne a la forme d'un cône recourbé en arrière et aplati d'un côté à l'autre ; la face externe est convexe en tous sens ; la face interne est concave dans sa longueur, con-vexe d'avant en arrière ; elle est creusée en avant d'une petite rainure ; le bord antérieur est épais et arrondi ; le bord posté-rieur est en arête vive.

Les crochets supérieurs sont plus forts que les inférieurs, mais moins divergents à l'extrémité ; leur cingulum est plus mani-feste.

Quant aux crochets caducs, ils sont très grêles ; leur largeur maximum est de 4 à 5 millimètres, au lieu de 12 à 14 milli-mètres comme dans l'adulte ; ils sont en outre plus recourbés et plus pointus.

Les canines s'usent en s'émoussant à l'extrémité ; elles se brisent souvent.

Section III. — Molaires (fig. 179 à 184).

1. Molaires de l'adulte. — En comptant la première molaire de lait qui persiste dans l'âge adulte, comme nous l'avons dit, on trouve de chaque côté six molaires à la mâchoire supérieure, sept à l'inférieure. Dans chaque arcade, il existe une dent principale dite *carnassière* qui est quatrième en haut, cinquième en bas, à partir de laquelle les autres vont en diminuant de volume soit en avant, soit en arrière ; celles situées en avant sont aiguës et coupantes comme elle, nous les désignerons sous le nom de *précarnassières ;* celles qui suivent se font au contraire remarquer par une table mamelonnée et ont reçu le nom de *tuberculeuses.* On distingue donc, de chaque côté, à la mâchoire supérieure : trois précarnassières, une carnassière et deux tuberculeuses; — à la mâchoire inférieure : quatre précarnassières, une carnassière et deux tuberculeuses.

Comme il y a quatre prémolaires en haut et en bas, il s'ensuit que la carnassière supérieure est la quatrième prémolaire, tandis que la carnassière inférieure est la première arrière-molaire.

Les prémolaires aux deux mâchoires sont légèrement espacées.

Les arcades supérieures décrivent chacune deux courbures inverses à la manière d'une console, une première à concavité externe, une deuxième à concavité interne.

Les arcades inférieures sont légèrement convexes en dehors et divergentes postérieurement.

Dans l'état de rapprochement des mâchoires, les précarnassières n'arrivent pas au contact d'une mâchoire à l'autre et se correspondent en quinconce, les inférieures étant plus antérieures que les supérieures de même rang. La dernière prémolaire inférieure pm^4 vient buter en arrière contre le tubercule antéro-interne de la carnassière d'en haut. La carnassière d'en bas se place en dedans de son homologue et la dépasse en arrière, où l'on voit son talon s'opposer au lobe interne de la première tuberculeuse supérieure. La première tuberculeuse inférieure a pour opposante la deuxième tuberculeuse supérieure, ainsi qu'une petite partie de la première. Enfin, la deuxième tuberculeuse inférieure est à peu près libre.

a) *Molaires supérieures.* — Les quatre prémolaires sont aplaties latéralement, pointues et plus ou moins découpées en arrière.

La première est uniradiculée, comme une incisive ; son bourrelet, très marqué sur la face interne, se termine en arrière par un petit tubercule.

La deuxième et la troisième ont deux racines divergentes, la postérieure la plus forte, et une couronne divisée en un lobe aigu antérieur et deux petits tubercules postérieurs. On les dis-tingue l'une de l'autre à leur volume.

La quatrième n'est autre que la *carnassière;* elle possède trois racines, deux antérieures et une postérieure, cette dernière la plus forte, et une couronne énorme divisée en deux lobes par une échancrure fermée sur la face interne, élargie en infundibulum sur la face externe. Le lobe postérieur se termine carrément comme s'il avait été tronqué; l'antérieur le plus fort est aigu ; il porte en dedans un tubercule cingulaire supporté par la racine antéro-interne. D'autre part, le cingulum se relève angulairement au-dessus de l'intervalle des deux racines antérieures.

Les deux arrière-molaires ou *tuberculeuses* sont allongées dans le sens transversal et terminées par une sorte de *table* où l'on remarque trois lobes : deux externes et un interne, correspondant à autant de racines ; les lobes externes sont des éminences mastoïdes relevées d'une arête, dont l'antérieure l'emporte sur la postérieure ; le lobe interne est circonscrit par un cingulum en saillie et surmonté de deux petits tubercules, la racine qui le supporte est volumineuse, aplatie d'avant en arrière et obliquement implantée en dedans et en arrière.

La deuxième tuberculeuse am^2 se distingue de la première à son volume beaucoup moindre, et à la fusion en une crête curviligne des deux tubercules de son lobe interne ; elle occupe l'extrême limite de la protubérance maxillaire.

b) *Molaires inférieures.* — Les prémolaires ressemblent beaucoup aux précarnassières de la mâchoire supérieure ; elles sont, comme elles, triangulaires, aiguës et plus ou moins découpées en arrière.

La première est un peu plus petite que son opposante : c'est toute la différence.

La deuxième, la troisième et la quatrième présentent, comme la deuxième et la troisième supérieures, une forte pointe triangulaire en avant et deux petits tubercules en arrière, avec deux racines divergentes ; mais elles sont sensiblement plus épaisses dans le sens transversal.

La première arrière-molaire ou dent carnassière se distingue aisément de la carnassière supérieure : elle n'a que deux racines, lesquelles sont obliques en arrière, et sa couronne, dépourvue de tubercule antéro-interne, est découpée en trois lobes. Le lobe antérieur et le lobe médian sont tranchants et pointus, séparés par une échancrure fermée, en dedans de laquelle on voit un petit infundibulum. Le lobe médian, le plus proéminent, porte un petit tubercule à sa base du côté interne. Le lobe postérieur ou lobe tuberculeux, plus connu sous le nom de talon, est en contre-bas des autres et porte deux petits mamelons latéraux.

La deuxième arrière-molaire, première tuberculeuse, est peu volumineuse, pourvue de deux racines obliques en arrière ; sa couronne se termine par une table relevée de trois mamelons, deux antérieurs et un postérieur.

La troisième arrière-molaire, deuxième tuberculeuse, est très petite, tantôt biradiculée, tantôt uniradiculée ; sa couronne arrondie montre en vestige les trois mamelons de la dent précédente, plus ou moins confondus.

B. Molaires de première dentition. — Il y en a quatre de chaque côté à chaque mâchoire ; mais la première a été déjà décrite comme dent d'adulte, bien que ce soit par essence une dent de lait (voir ci-dessus). Les autres sont :

A la mâchoire supérieure, une *précarnassière*, une *carnassière* et une *tuberculeuse*.

A la mâchoire inférieure, deux *précarnassières* et une *carnassière*.

Elles représentent en raccourci toutes les molaires de l'adulte, à cette différence près qu'elles sont plus aiguës et qu'il n'y a point de tuberculeuse inférieure. Il est bon de remarquer que les molaires remplaçantes ne se superposent pas exactement aux caduques ; la figure 196 le montre.

a) *Mâchoire supérieure*. — La première molaire sujette au remplacement (m^2) est petite, triangulaire, tranchante, à peine fleurdelisée, biradiculée.

La deuxième (m^3) est une réduction de la carnassière d'adulte avec ses trois racines, son lobe antérieur pointu, son lobe postérieur tronqué et son tubercule cingulaire ; la différence principale réside dans la position de celui-ci qui est arc-bouté contre la face interne au lieu d'être tout à fait antérieur.

La troisième et dernière (m^4) est une tuberculeuse, plus comparable à la deuxième tuberculeuse de l'adulte qu'à la première ; elle présente trois racines, deux externes, une interne, et une

couronne surmontée de deux mamelons en dehors, creusée en
dedans d'une excavation.

b) *Mâchoire inférieure.* — La première molaire sujette au
remplacement (m^2) est pointue, tranchante, très légèrement
fleurdelisée, à deux racines.

La deuxième (m^3) est du même type que la précédente ; mais
son tubercule postérieur est plus manifeste et tend au dédoublement.

La troisième et dernière (m^4) ressemble tout à fait à la carnassière de l'adulte, avec ses deux racines, son lobe antérieur et
son lobe médian pointus, son lobe postérieur tuberculeux
formant talon, etc.

La carnassière inférieure d'adulte, n'étant autre que la première
arrière-molaire, pousse immédiatement en arrière de la carnassière de lait et coexiste avec elle pendant un mois ou deux.
A la même époque on voit coexister, à la mâchoire supérieure, la
tuberculeuse de lait et la première tuberculeuse d'adulte (am^1) ;
la carnassière d'adulte de cette mâchoire pousse plus tard en
expulsant à la fois la tuberculeuse et la carnassière de lait.

Développement chronologique (fig. 195 et suivantes). —
Nous manquons de renseignements sur les dates du bourgeonnement adamantin et de la constitution des follicules, ainsi que
sur le début de l'éburnification. Nous avons cependant remarqué
que la première prémolaire s'ébauche de très bonne heure et
que le retard de son développemant et de son éruption est
imputable au défaut d'espace ; en creusant l'os, on trouve le
follicule de cette dent dès les premières semaines de la naissance,
alors qu'il n'y a pas trace des dents de deuxième dentition. Les
premiers points éburnés de celles-ci se montrent à partir d'un
mois et demi jusqu'à trois mois. Les incisives remplaçantes se
forment en arrière des racines des caduques ; à la mâchoire
supérieure elles s'échelonnent d'avant en arrière, de chaque

côté : le coin croise en dedans la racine du crochet temporaire et chevauche un peu sur la mitoyenne ; à la mâchoire inférieure, la place est plus restreinte, ce qui oblige les dents à se superposer d'une manière singulière : la pince et le coin sont au contact et la mitoyenne les recouvre. C'est pendant l'éruption que celle-ci s'intercale à sa place normale. Les canines remplaçantes se développent en avant des caduques à la mâchoire supérieure, en dedans à la mâchoire inférieure. Il est commun de voir persister, à la mâchoire supérieure surtout, une ou plusieurs incisives ou canines temporaires après éruption de leurs remplaçantes ; mais elles se cassent bientôt à l'émergence comme on le voit figure 199.

Nous avons élevé plusieurs portées de jeunes chiens dans le but de déterminer les époques d'éruption des dents; nos constatations s'accordent avec celles de E. Rousseau, Ellenberger et Baum, Moussu, en ce qui concerne les incisives et les canines de lait :

DATES DE L'ÉRUPTION DES DENTS DU CHIEN

	Pinces		Mitoyennes		Coins		Canines	
	Supér.	Infér.	Supér.	Infér.	Supér.	Infér.	Infér.	Supér.
1re Dentition . .	3 sem.	3 à 4 s	3 sem.	3 à 4 s.	3 sem.	3 à 4 s.	3 semaines	
2e Dentition. . .	4 à 5 mois		4 à 5 mois		4 à 5 mois		5 mois	5 m. à 5 1/2

	pm¹	pm²	pm³	pm⁴		am¹	am²		am³
				Supér.	Infér.		Supér.	Infér.	
1re Dentit.	4 mois	4 à 5 s.	3 à 4 s	4 sem.	3 sem.				
2e Dentit.		6 mois	6 mois	5 m. à 5 1/2	6 mois	4 mois	5 à 6 m.	4 m. 1/2 à 5	6 à 7 m.

Nota. — Les grands chiens ont sur les petits une avance de quelques semaines.

Section IV. — Anomalies.

Les anomalies des dents sont extrêmement fréquentes dans
les chiens domestiques. Beaucoup sont la conséquence de certaines anomalies des mâchoires fixées par sélection et devenues
caractères de race. Par exemple, les lévriers ont le museau
allongé à l'excès ; les dogues et les petits chiens d'appartement
l'ont au contraire très bref; les bouledogues, les carlins ont la
mâchoire supérieure plus raccourcie que l'inférieure, d'où résulte
le prognathisme de cette dernière; par contre, les bassets, les
griffons, les ratiers, les chiens de berger, sont plus ou moins
prognathes de la mâchoire supérieure, par suite du retrait
de l'inférieure ; la discordance est quelquefois telle que les
canines du haut passent par devant celles du bas. De pareilles
variations retentissent sur l'appareil dentaire qui n'a pas la
fixité qu'on lui attribue généralement. Toussaint [1] a bien
montré que le raccourcissement de la face chez certains
chiens, notamment chez les dogues, oblige les molaires à se
placer de travers et à se réduire de nombre. D'après lui, la
première prémolaire, dent uniradiculée et monophysaire, dispa-
raîtrait en premier lieu, puis la deuxième tuberculeuse, ensuite
la précarnassière *(pm³* ou *pm⁴)*. Celle-ci est, en effet, une des
premières à se placer de travers quand la face se raccourcit,
mais est-ce une raison de croire à sa facile disparition?

Nous avons constaté, de même que M. Filhol [2], que l'ordre
indiqué par Toussaint n'est pas invariable ; il est commun de
voir la dernière tuberculeuse manquer, alors que la première

---

[1] Toussaint, *Comptes rendus de l'Académie des sciences*, t. LXXXII.
[2] Filhol, Sur les chiens actuels et les carnassiers fossiles s'en rapprochant le plus *(Archives du Muséum d'histoire naturelle de Lyon*,
t. III).

prémolaire existe. D'autre part, nous pensons que la réduction numérique se fait toujours aux extrémités de l'arcade molaire, jamais dans son centre : s'il manque deux dents, ce sont les deux extrêmes, s'il en manque trois, ce sont les deux premières et la dernière. Au surplus, cette détermination des dents disparues est loin d'être facile, attendu que les dents restantes se simplifient et tendent à prendre la forme de celles dont elles tiennent le rang. Ainsi, lorsqu'il n'existe qu'une tuberculeuse dans une arcade molaire, souvent elle ressemble beaucoup plus à la deuxième tuberculeuse normale qu'à la première ; cependant c'est bien la deuxième qui a disparu et non pas la première. De même, lorsque la première prémolaire a disparu, il peut arriver que la deuxième soit uniradiculée et lui ressemble plus ou moins. La disparition d'une dent se fait après une réduction progressive qui intéresse même les voisines.

Il est probable que tous les cas de diminution numérique des molaires ne sont pas imputables au raccourcissement de la face ; il en est vraisemblablement qui tiennent à l'atavisme, car ils restituent la formule dentaire de certains canidés, fossiles ou vivant à l'état sauvage, qui pourraient bien être les ancêtres de certains chiens domestiques. Ainsi, le *Lycorus* de Bourguignat (caverne de Vence) n'avait que trois prémolaires inférieures ; il en était de même du *Brachycyon* de Filhol $\left(pc\ \dfrac{3}{3}\ \ c\ \dfrac{1}{1}\ \ t\ \dfrac{2}{2} \right).$

Les *Cuons* ou cyons n'ont qu'une tuberculeuse inférieure, et la deuxième tuberculeuse supérieure est très réduite

$$\left(pc\ \frac{3}{4}\ \ c\ \frac{1}{1}\ \ t\ \frac{2}{1} \right)$$

Dans les chiens à face allongée on rencontre assez souvent une anomalie inverse, c'est-à-dire une augmentation du nombre des molaires : c'est presque toujours une troisième tuberculeuse apparue en arrière des deux normales, quelquefois une cinquième prémolaire placée en avant des autres. Nous avons trouvé maintes fois une troisième tuberculeuse, non seulement chez des lévriers, mais encore chez des chiens de montagne, terre-neuve, pyrénéens, chez des épagneuls, etc., jamais toutefois sur les très petits chiens. Cette augmentation paraît être souvent sinon toujours une anomalie atavique, attendu que plusieurs chiens fossiles ou vivant à l'état sauvage, les *canis megalotes* et les *amphicyons* en particulier, ont trois tuberculeuses à chaque mâchoire $pc\ \dfrac{3}{4}\ c\ \dfrac{1}{1}\ t\ \dfrac{3}{3}$ (¹).

Les formules ci-dessous expriment les variétés numériques des molaires du chien constatées par divers auteurs ou par nous-mêmes (fig. 185, 186 et 187).

Daubenton. — Un mâtin avait. . . $\dfrac{6-7}{7-7}$ au lieu de $\dfrac{6-6}{7-7}$

De Blainville. — Un griffon anglais . $\dfrac{6-7}{6-7}$

— Un lévrier d'Égypte. $\dfrac{6-6}{8-7}$

I. Geoffroy-Saint-Hilaire. — Un chien de rue. — $\dfrac{7-7}{7-7}$.

— — Un lévrier . . . $\dfrac{6-6}{8-7}$

Filhol.—Des dogues. $\dfrac{5-5}{7-7}$ ou $\dfrac{5-5}{6-6}$ ou $\dfrac{4-4}{6-6}$ ou même $\dfrac{4-4}{5-5}$

— Un carlin. $pc\ \dfrac{3-3}{4-4}\ carn\ \dfrac{1-1}{1-1}\ tub\ \dfrac{1}{1}$

¹ A consulter sur ce point les travaux importants de :
Huxley, Caractères crâniens et dentaires des Canidés *(Proc. zool. Soc.*, 1880).
Filhol, *loc. cit.*
Woldrich, Canidés sauvages du Diluvium *(Wiener Denkschriften,* 1879).
Nehring, *Sitzungsberichte der Gesellschaft naturforschender Freunde, in Berlin,* v. 18, novembre 1884.
Oscar Schmidt, *Les Mammifères et leurs ancêtres géologiques.*
Gaudry, *Les enchaînements du monde animal. Mammifères tertiaires.*

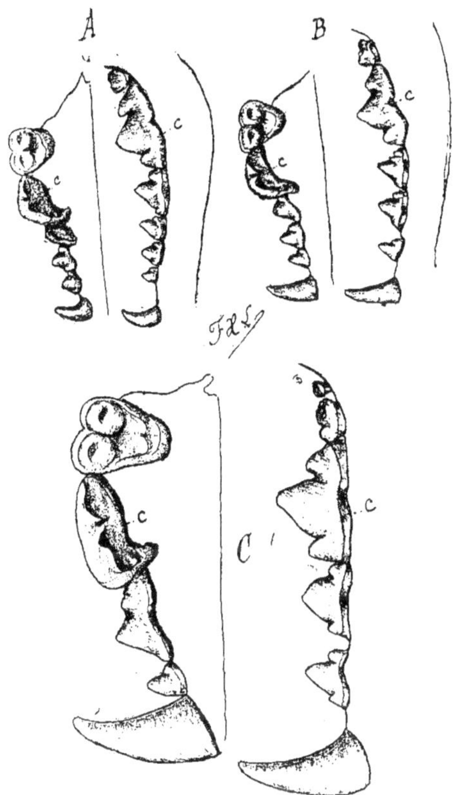

Fig. 185. — Diminutions numériques des dents du chien.

A, moitié de chaque mâchoire d'un carlin (d'après Filhol). La 2e tuberculeuse fait défaut. c, Dent carnassière.

B, King-Charles. Absence de la 2e tuberculeuse aux 2 mâchoires, et de la 1re prémolaire inférieure.

C, Bull-terrier anglais. Absence de la 2e tuberculeuse et de la 1re prémolaire à la mâchoire supérieure. Absence des deux 1res prémolaires et réduction extrême de la 2e tuberculeuse à la mâchoire supérieure.

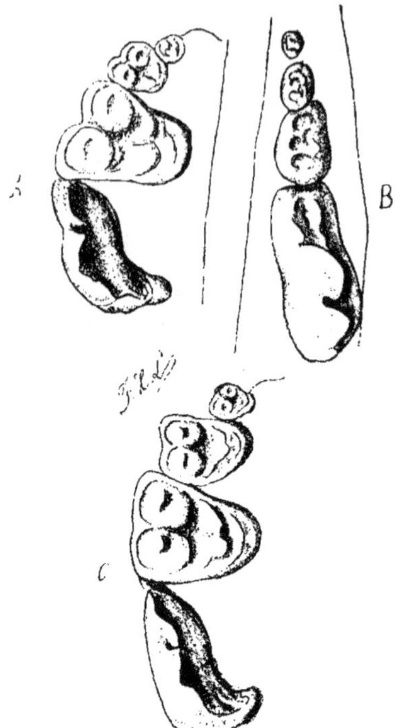

FIG. 186. — Augmentations numériques des dents du chien.
A, Lévrier pourvu de trois tuberculeuses à la mâchoire supérieure.
B, Autre lévrier présentant 3 tuberculeuses à la mâchoire inférieure.
C (figure inférieure), Chien des Pyrénées possesseur de 3 tuberculeuses
à la mâchoire supérieure.

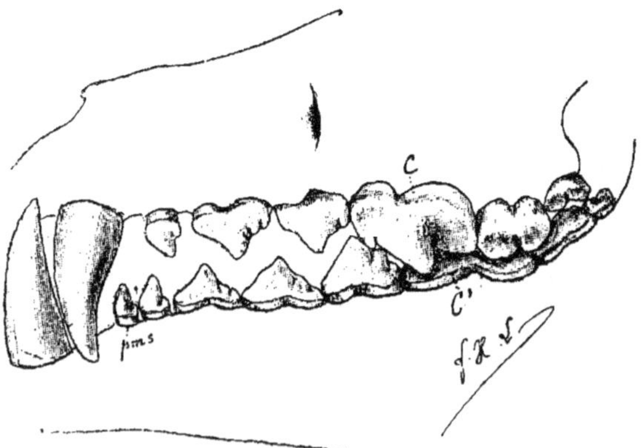

FIG. 187. — Chien kabyle présentant 5 prémolaires à la mâchoire inférieure.
pms, Prémolaire supplémentaire. — *c*, *c¹*, Dents carnassières.

Cornevin et Lesbre :

Un chien de rue . . . . . . $pc \dfrac{3-3}{5-5} \quad c \dfrac{1-1}{1-1} \quad t \dfrac{2-2}{2-2}$

Un havanais . . . . . . $pc \dfrac{3-2}{4-4} \quad c \dfrac{1-1}{1-1} \quad t \dfrac{1-1}{1-1}$

Un dogue . . . . $pc \dfrac{2-2}{3-3} \quad c \dfrac{1-1}{1-1} \quad t \dfrac{1-1}{1-1}$

Un dogue . . . . $pc \dfrac{2-2}{2-2} \quad c \dfrac{1-1}{1-1} \quad t \dfrac{1-1}{1-1}$

Un dogue . . . . $pc \dfrac{2-2}{3-3} \quad c \dfrac{1-1}{1-1} \quad t \dfrac{2-2}{2-2}$

Un king-Charles . . . . . $pc \dfrac{3-3}{3-3} \quad c \dfrac{1-1}{1-1} \quad t \dfrac{1-1}{1-1}$

Un terrier anglais . . . . $pc \dfrac{3-3}{4-4} \quad c \dfrac{1-1}{1-1} \quad t \dfrac{2-2}{1-1}$

Un roquet . . . . . .
Un havanais . . . . . $\Big\}\ pc \dfrac{3-3}{3-3} \quad c \dfrac{1-1}{1-1} \quad t \dfrac{1-1}{1-1}$

Un métis loulou-mâtin . . . $pc \dfrac{3-3}{3-3} \quad c \dfrac{1-1}{1-1} \quad t \dfrac{2-2}{1-1}$

Un terre-neuve . . . . . $pc \dfrac{3-3}{4-4} \quad c \dfrac{1-1}{1-1} \quad t \dfrac{2-2}{2-3}$

Un chien des Pyrénées . . . $pc \dfrac{3-3}{4-4} \quad c \dfrac{1-1}{1-1} \quad t \dfrac{3-3}{2-2}$

Un épagneul . . . . . . $pc \dfrac{3-3}{4-4} \quad c \dfrac{1-1}{1-1} \quad t \dfrac{2-3}{2-2}$

Un lévrier . . . . $pc \dfrac{3-3}{4-4} \quad c \dfrac{1-1}{1-1} \quad t \dfrac{3-3}{3-3}$

Il faut distinguer des cas de diminution numérique réelle, ceux assez fréquents où la dent manquante est tombée ou a été arrachée accidentellement; ainsi la première prémolaire, surtout à la mâchoire inférieure, manque souvent pour cette cause chez les chiens d'un certain âge.

Les anomalies numériques des incisives sont beaucoup plus rares que celles des molaires. Deux fois nous avons trouvé quatre incisives seulement à la mâchoire inférieure chez de tout petits chiens. Par contre, Isidore Geoffroy-Saint-Hilaire a signalé un chien doguin adulte qui avait onze incisives à la mâchoire supérieure, avec le nombre normal à l'inférieure $\dfrac{6-5}{3-3}$. Ellenberger et Baum signalent aussi des cas d'incisives surnuméraires, mais sans faire mention de la mâchoire où elles existaient. Nous possédons nous-mêmes une tête de chien qui porte huit incisives d'adulte à la mâchoire supérieure $\dfrac{4-4}{3-3}$; il est impossible de dire exactement quelles sont les surnuméraires.

Les chiens sans poils, chinois, japonais, mexicains, etc., se font remarquer par leur appareil dentaire plus ou moins dégradé de forme et de nombre. Voici quelques formules den-taires qui en témoignent :

1° Femelle (Magitot) . $inc\ \dfrac{1-2}{0-0}\ can\ \dfrac{0-0}{1-0}\ m\ \dfrac{3-3}{3-3}=16$ dents

2° Mâle (Magitot) . . $inc\ \dfrac{3-3}{3-2}\ can\ \dfrac{1-1}{1-1}\ m\ \dfrac{2-2}{3-2}=24$

  Dans ce nombre il y avait 2 incisives temporaires qui n'étaient pas tombées.

3° Mâle (Magitot) . . $inc\ \dfrac{1-2}{0-0}\ can\ \dfrac{0-0}{1-0}\ m\ \dfrac{0-0}{0-0}=4$

4° Mâle (Magitot) . . $inc\ \dfrac{3-3}{4-4}\ can\ \dfrac{1-1}{1-1}\ m\ \dfrac{4-4}{4-4}=34$

3° Chien mexicain (Waugh). $inc\ \dfrac{2-3}{1-1}\ can\ \dfrac{0-0}{0-0}\ m\ \dfrac{2-2}{2-2}=15$

Les anomalies de forme ne sont pas extrèmement rares, nous avons constaté notamment :

L'absence ou l'imperfection du trèfle sur une ou plusieurs incisives, à la mâchoire inférieure principalement. Les chiens nus présentent presque toujours cette anomalie.

La réduction extrême ou l'effacement complet d'un tubercule sur une précarnassière.

L'existence d'une grêle racine supplémentaire sur une pré-molaire.

Une acuité spéciale des pointes des molaires chez certains chiens, etc., etc.

Enfin plusieurs cas d'érosion, un entre autres, chez un chien de rue de huit à dix mois qui intéressait presque toutes les dents surtout les molaires ; les incisives et les canines étaient érodées par plaques simples ou multiples sur leur face antérieure ; les molaires l'étaient sur une surface étendue, irrégulière, au-dessus de leur cingulum ; les précarnassières étaient si bien décortiquées à la base de leur pointe principale qu'elles en avaient une apparence pointue toute particulière. A la périphérie des surfaces corrodées, l'émail s'arrêtait en ligne irrégulière et présentait en quelques points un aspect chagriné, terne, annonçant sans doute une exfoliation prochaine. Cette observation a été faite sur une tête osseuse de nos collections ; les renseignements étiologiques font complètement défaut.

Article II. — CONNAISSANCE DE L'AGE DU CHIEN

Les bases sur lesquelles on s'appuie pour connaître l'âge du chien sont bien assises en ce qui concerne les animaux de forte et de moyenne taille. Elles sont plus incertaines quand il s'agit de ceux de très petite race et à tête arrondie, en raison des anomalies diverses, du prognathisme, des chutes prématurées par gingivite infectieuse ou pyorrhée alvéolaire, qui sont choses courantes chez eux.

Elles sont tirées de l'observation des incisives et des canines. On s'appuie sur :

1° La date d'éruption des dents de lait ;

2° L'usure de ces mêmes dents ;

3° L'époque d'apparition des dents remplaçantes ;

4° Le nivellement de celles-ci.

L'éruption des molaires fournit des indices complémentaires, à ne pas négliger (voy. tableau de la p. 405).

I. *Éruption des dents de lait.* — *A la naissance*, les chiots n'ont aucune dent et leurs yeux sont fermés (fig. 188).

Vers le dixième ou le douzième jour les paupières s'entr'ouvrent (fig. 189).

Les incisives et les canines de la mâchoire supérieure traversent la gencive dans la *troisième semaine*.

Les incisives et les canines de la mâchoire inférieure sortent quelques jours après et, à l'âge *d'un mois* (fig. 190), l'animal est pourvu de toutes ses dents de lait antérieures. Les canines et les coins ont souvent une petite avance sur les autres dents de la même arcade.

II. *Usure des dents de lait.* — M. Moussu a assigné les dates suivantes au nivellement des incisives de lait, c'est-à-dire à l'effacement de leur trèfle.

Pinces inférieures	2 mois 1/2
Mitoyennes inférieures.	3 mois à 3 mois 1/2
Coins	4 mois

En réalité, ce nivellement est sujet à de si grandes variations qu'il n'y a pas grand'chose à en déduire. Nous avons vu toutes les incisives inférieures nivelées à quatre-vingt-cinq jours, tandis que chez un autre animal aucune ne l'était à trois mois et demi. L'espacement des dents, à partir de deux mois, est un indice autrement important : jusqu'à *deux mois* les dents se touchent (fig. 191 et 192) ; elles perdent ensuite contact du fait de la croissance en largeur des intermaxillaires ou du corps du maxillaire inférieur, et elles s'espacent de plus en plus, surtout à la mâchoire supérieure, jusqu'à ce qu'elles tombent (fig. 193, 194, 195 et 196). La prémolaire monophysaire est aussi à consulter ; elle sort vers *quatre mois;* mais dès l'âge de trois mois sa place est faite et on peut la sentir sous la gencive.

III. *Éruption des dents remplaçantes.* — Les incisives se remplacent de *quatre à cinq mois*, à peu près simultanément aux deux mâchoires, les pinces les premières, les mitoyennes quelques jours après, les coins en dernier lieu (fig. 197 et 198). En quinze jours ou trois semaines, le remplacement est complet (fig. 199, 200, 201).

Les canines inférieures pointent vers cinq mois, en dedans des caduques ; les supérieures se font attendre quelques semaines de plus, elles sortent en avant des temporaires (fig. 202).

Depuis Girard, on s'accorde généralement à dire que les chiens de haute stature sont en avance d'un ou deux mois sur les autres au point de vue de l'évolution dentaire. Huidekoper affirme que, suivant les races, l'époque de remplacement des dents varie de cinq à huit mois, les grandes races avançant sur les petites ; par exemple, dit-il, les setters sont en retard relative-met aux grands chiens, mais précoces relativement aux terriers. Nos observations, d'accord avec celles de M. Moussu, tendent à prouver qu'on a singulièrement exagéré ces variations, dont les limites extrêmes sont de quelques semaines seulement. Ainsi nous n'avons jamais vu de chien, grand ou petit, qui ait remplacé ses incisives à deux ou trois mois, ou qui ne les ait pas remplacées à six mois et même à cinq mois et demi. Toutefois, comme nous avons puisé nos indications sur des chiens de rue, il serait utile de les contrôler sur des chiens de races pures et variées.

IV. *Usure et nivellement des incisives remplaçantes (effacement du trèfle)* (fig. 203).

A un an, les dents sont très blanches et n'ont éprouvé aucune usure.

A quinze mois, les pinces inférieures sont entamées.

A dix-huit mois, les pinces inférieures nivellent et les mitoyennes inférieures sont entamées.

De deux ans et demi à trois ans, les mitoyennes inférieures nivellent, les pinces supérieures sont entamées ; les dents n'ont déjà plus leur fraîcheur et leur belle couleur blanche primitives.

De trois ans et demi à quatre ans, les pinces supérieures nivellent, les dents commencent à jaunir.

De quatre à cinq ans, les mitoyennes supérieures nivellent, la coloration jaune des dents s'accentue surtout à la base des crochets.

Passé cinq ans, l'examen des incisives ne donne d'autre indice que leur usure croissante et leur raccourcissement progressif ; il arrive une époque où elles sont au ras de la gencive et plus ou moins caduques. Il est impossible de porter un jugement précis sur l'âge ; l'état des crochets, la couleur des dents permettront toutefois de dire si l'animal est plus ou moins vieux.

Si les crochets des deux mâchoires et les coins de la mâchoire supérieure sont intacts ou à peine entamés, l'animal n'a pas dépassé *six ans ;* si, au contraire, ces dents sont fortement émoussées, à moitié usées ou même usées jusqu'au voisinage de la gencive, si elles sont d'une couleur jaune très prononcée, et si les petites incisives sont noirâtres, déchaussées, à l'état de chicots, on pourra être sûr que l'animal est vieux ou très vieux.

Les vieux chiens se distinguent, en outre, à divers caractères extérieurs ; ils grisonnent autour du nez, des yeux, sur le front, leur tête grossit par le bout et prend un aspect particulier ; les lèvres ferment mal la bouche, les yeux sont caves, souvent chassieux et plus ou moins opaques de la vitre ; la peau se dégarnit de poils et se couvre de callosités dans les points sur lesquels l'animal repose en position couchée, etc.

La longévité moyenne dans l'espèce canine est de dix à douze ans. Les petits chiens vivent plus longtemps que les grands ; il n'est pas rare d'en rencontrer qui ont douze à quinze ans, et, s'il faut en croire certaines assertions, ils pourraient atteindre dix-huit et jusqu'à vingt ans.

Nous tenons à dire, pour terminer, que la rapidité d'usure des dents est extrêmement variable suivant la nature des aliments et les habitudes des chiens. Ceux qui mangent beaucoup d'os s'usent les dents prématurément; on voit souvent des chiens de boucher, des bouledogues qui, à trois ou quatre ans, ont les incisives complètement usées ou brisées; il n'y a que la fraîcheur de la bouche et des dents qui puisse indiquer que ces animaux sont encore jeunes. Au contraire, les petits chiens élevés dans les appartements conservent la fleur de lis des incisives plus longtemps que d'ordinaire.

Les habitudes des chiens y sont aussi pour beaucoup et on comprend que ceux qui mordillent tout ce qu'ils rencontrent s'usent davantage les dents que les chiens plus calmes. A l'appui de cette affirmation, nous citerons l'état très différent de la dentition de deux saint-germain, entretenus à la ferme de l'École, actuellement âgés l'un et l'autre de seize mois, issus de la même portée et nourris de façon identique : l'un n'a que les pinces de touchées, tandis que l'autre montre une usure manifeste des pinces et des mitoyennes.

L'usure n'est pas moins influencée, on le comprend sans peine, par le défaut de correspondance des mâchoires si commun dans certaines races de chiens (voir page 406). Lorsque, par exemple, les incisives inférieures sont en retrait par rapport aux supérieures, elles ne nivellent que fort tard.

Les indices donnés ci-dessus pour la connaissance de l'âge et basés sur l'usure des dents n'ont donc qu'une valeur relative.

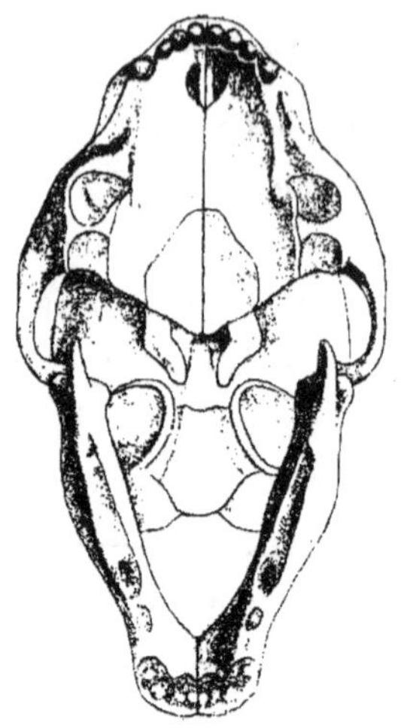

Fig. 188. — Mâchoires, vues de face, d'un chien à la naissance.
(Toutes les dents sont sous la gencive)

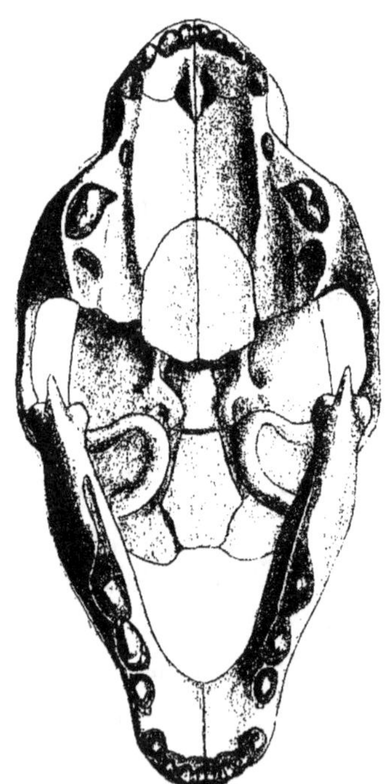

Fig. 189. — Mâchoires, vues de face, d'un chien de 15 jours.
Les dents sont encore sous la gencive, mais sur le point de percer.

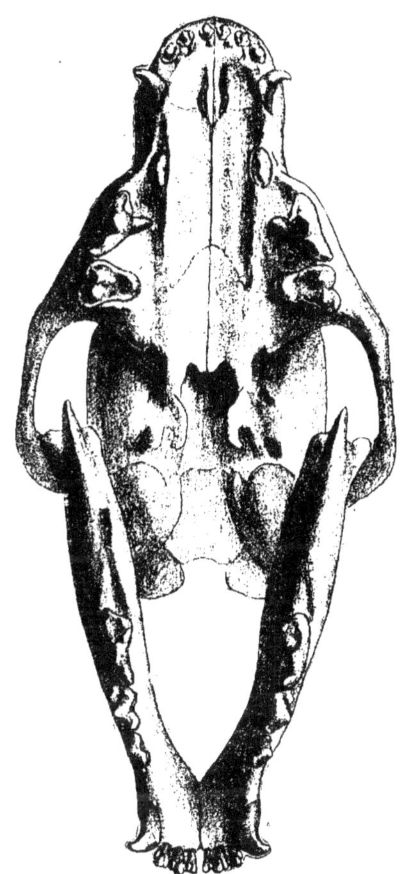

Fig. 190. — Chien de 1 mois. La 2e molaire est en éruption. Les incisives ne sont pas encore bien dégagées de la gencive

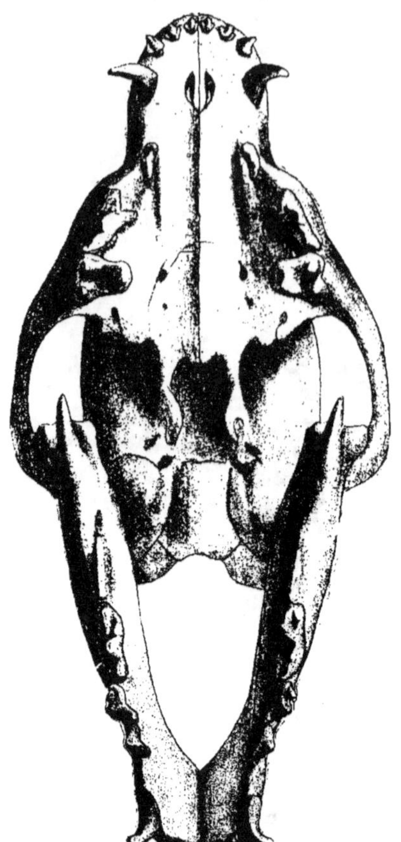
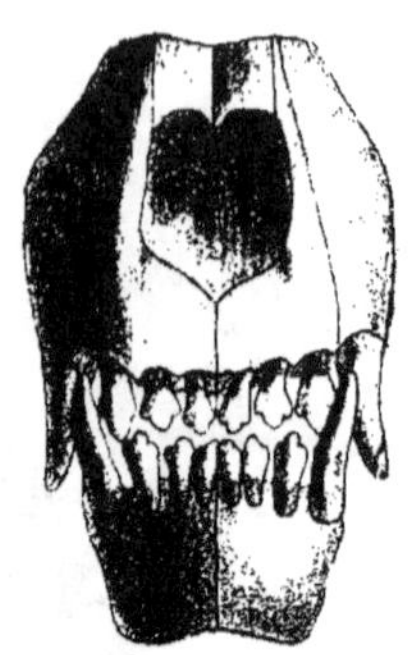

Fig. 192. — 48 jours. — Bouts des
mâchoires, vus de face. — Les
dents sont à peu près intactes et
au contact les unes des autres.

Fig. 191. — Chien de 48 jours. — Les dents sont
bien sorties ; la 2e molaire inférieure a achevé
son éruption ; la supérieure est en retard.

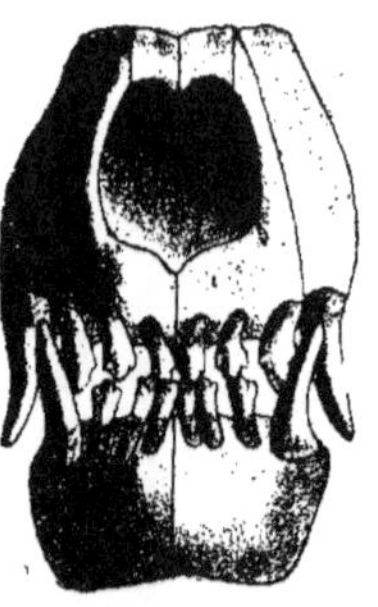
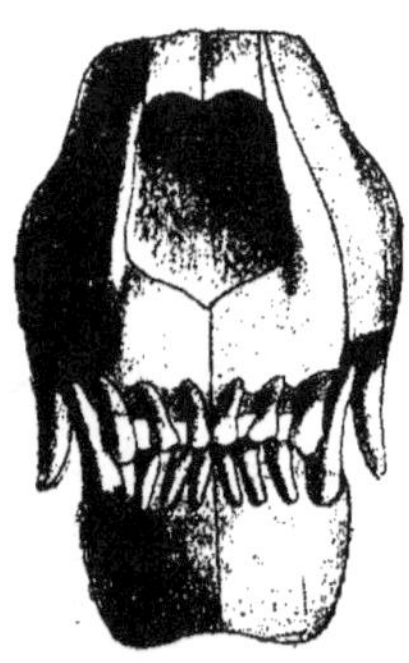

Fig. 193. — 2 mois, 5 jours. — Les incisives sont déjà espacées, au moins
certaines d'entre elles ; les inférieures
ont notablement usé.

Fig. 194. — 85 jours. — Les dents se sont
beaucoup raccourcies par suite de
l'usure.

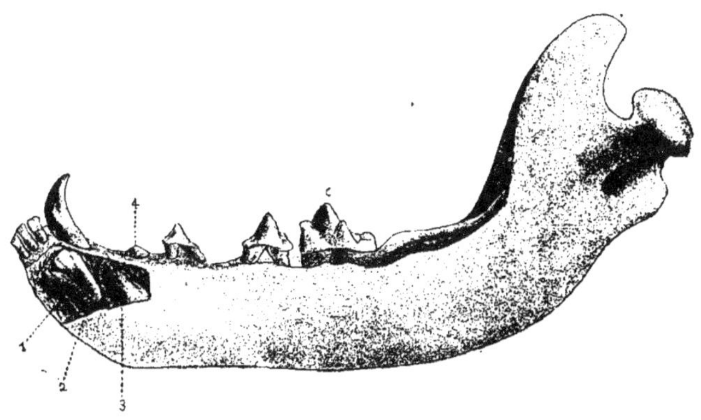

Fig. 195. — Face interne d'une branche maxillaire d'un chien de 3 mois, sculptée pour montrer les incisives remplaçantes. — 1, Pince de 2ᵉ dentition. — 2, mitoyenne de 2ᵉ dentition qui lui est superposée et masque le coin. — 3, Canine de 2ᵉ dentition. — 4, Molaire monophysaire que l'on sentait sous la gencive. — c, Carnassière de lait.

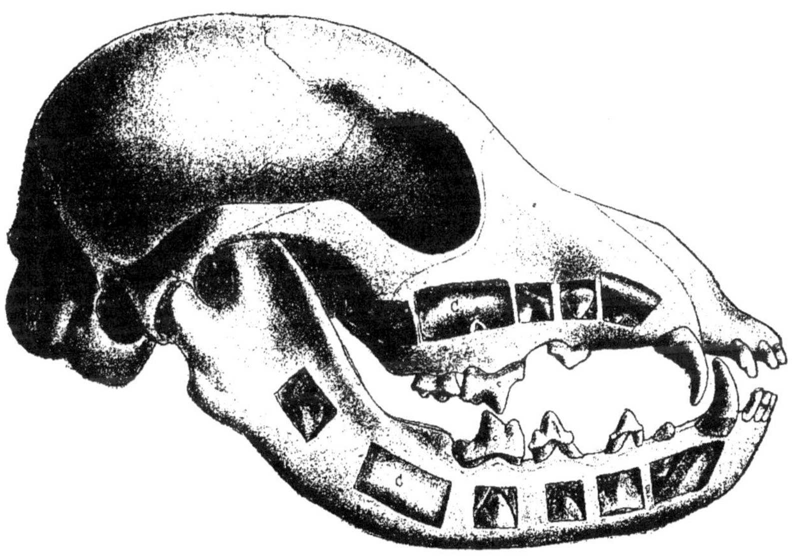

Fig. 196. — État de la dentition chez un chien de 85 jours. — c, c, Carnassières de lait. — C, C, Carnassières de 2ᵉ dentition. — On voit dans l'os : la molaire monophysaire *(pm¹)* ; les molaires remplaçantes, *pm²*, *pm³*, *pm⁴* ; la 1ʳᵉ tuberculeuse supérieure, *am¹* ; un rudiment de la 2ᵉ tuberculeuse supérieure, *am²* ; la carnassière inférieure, *am¹* ; la 1ʳᵉ tuberculeuse inférieure, *am²*.

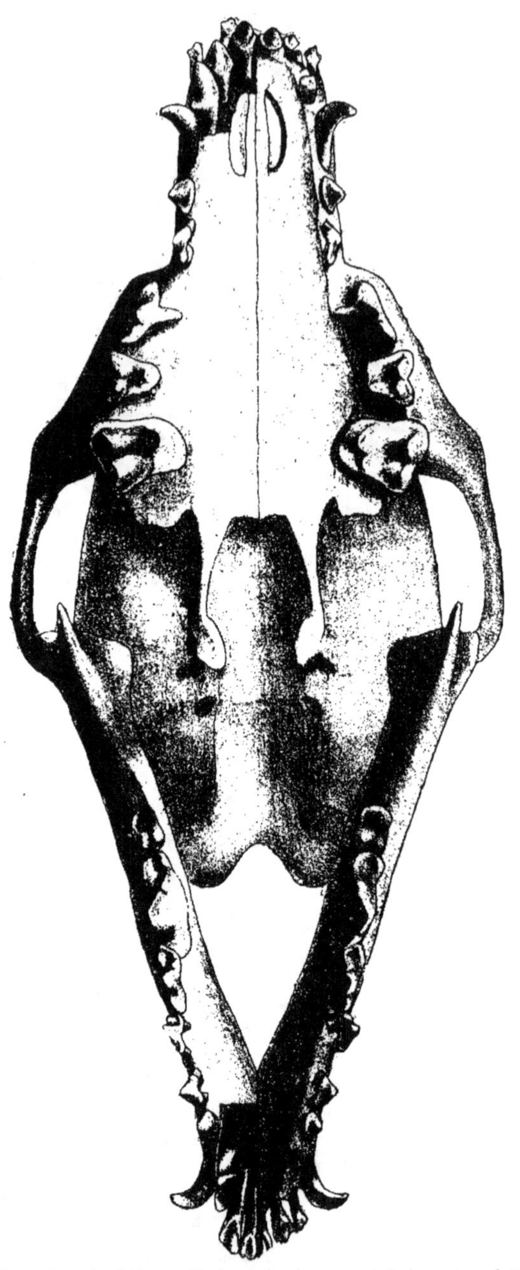

Fig. 197. — 4 mois, 4 jours. (Le bout de chaque mâchoire est sculpté d'un côté.) — Les incisives sont en plein renouvellement. On voit dans l'os, à la mâchoire inférieure, le coin remplaçant surgissant de dessous la mitoyenne, et la canine remplaçante poussant en dedans de la temporaire, — à la mâchoire supérieure, les trois incisives remplaçantes imbriquées d'avant en arrière et d'un côté à l'autre. La prémolaire monophysaire vient de faire éruption ainsi que la 1re arrière-molaire, aux deux mâchoires. — La molaire inférieure (1re tuberculeuse) soulève la gencive.

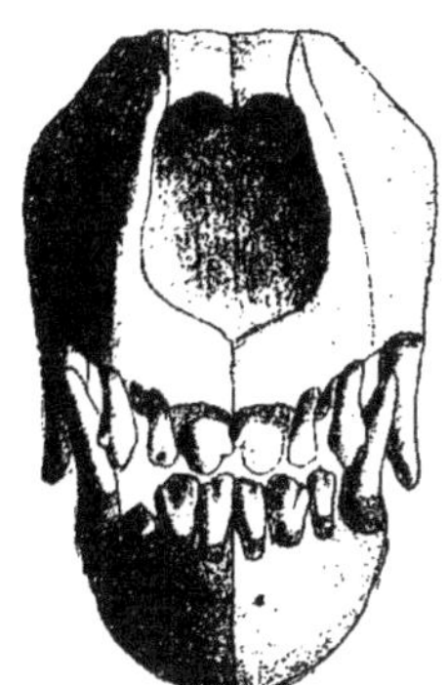

Fig 198. — 4 mois, 4 jours. — Bouts des mâchoires de la figure précédente. — Incisives en voie de renouvellement. — Il reste encore un coin caduc à la mâchoire inférieure, les mitoyennes et les coins caducs à la mâchoire supérieure.

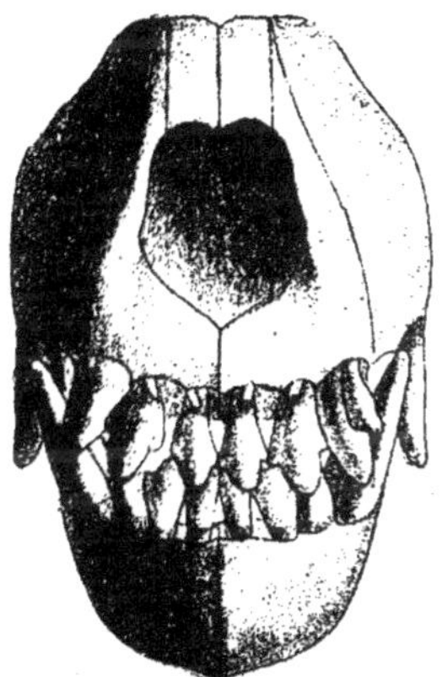

Fig. 199. — 5 mois, 2 jours. — Toutes les incisives sont renouvelées ; les temporaires ont laissé des chicots à la mâchoire supérieure. — La canine remplaçante inférieure est sortie et s'accouple avec la caduque.

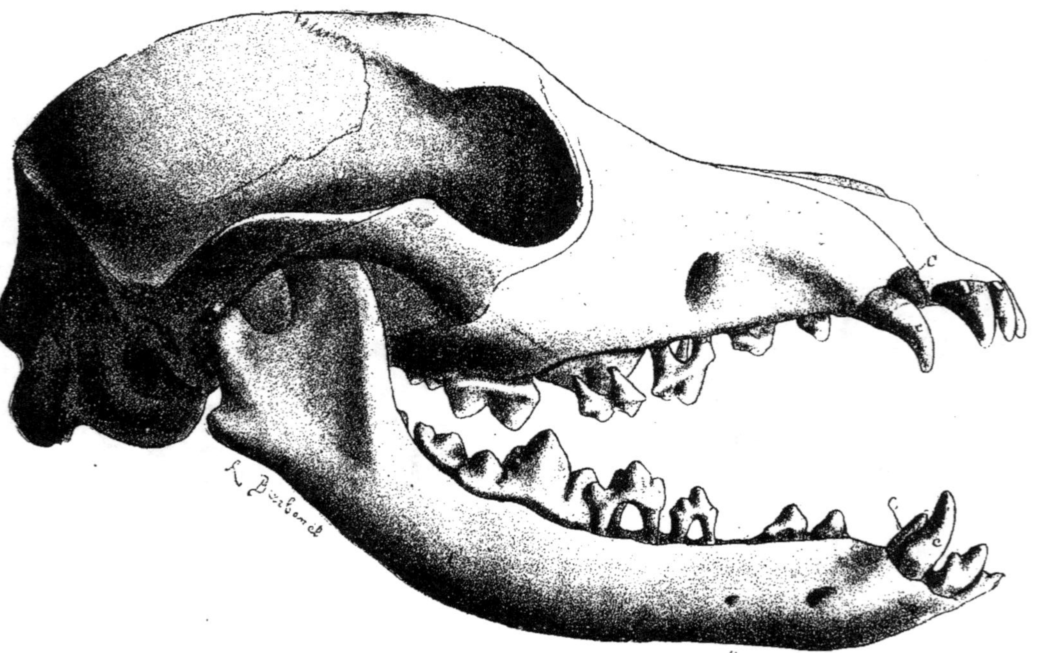

Fig. 200. — 5 mois, 2 jours. — Même sujet que celui de la figure précédente. — *c, c*, Canines temporaires. — C, C, Canines de remplacement, la supérieure est encore sous la gencive. — Les molaires temporaires, faisant suite à la prémolaire monophysaire, sont en train de tomber. — La 1re tuberculeuse inférieure am^2 vient de faire éruption. — La 2e tuberculeuse aux deux mâchoires est encore sous la gencive.

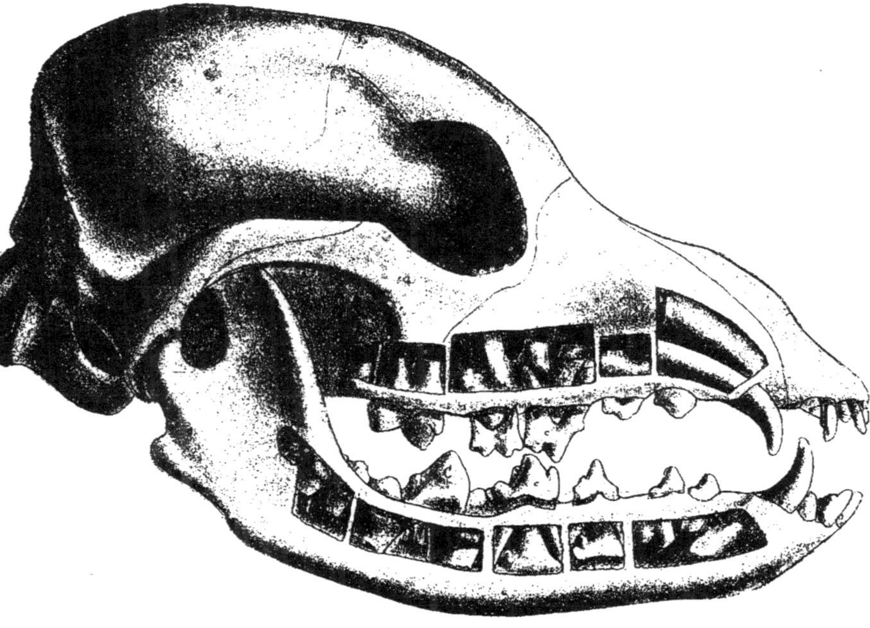

Fig. 201. — Tête d'un chien de 4 mois pour montrer le mode de remplacement des molaires. c, c, Carnassières de lait. — C, C, Carnassières de 2e dentition.

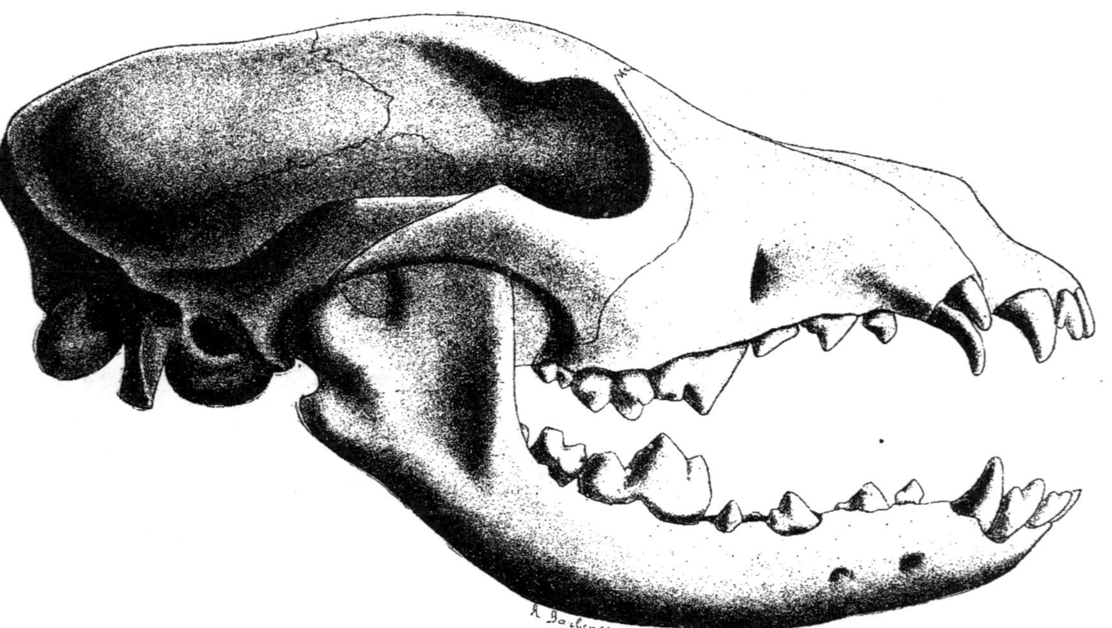

Fig. 202. — 5 mois **1/2.** — Les molaires de lait sont tombées; leurs remplaçantes sont en éruption, ainsi que la 2e tuberculeuse supérieure et les canines.

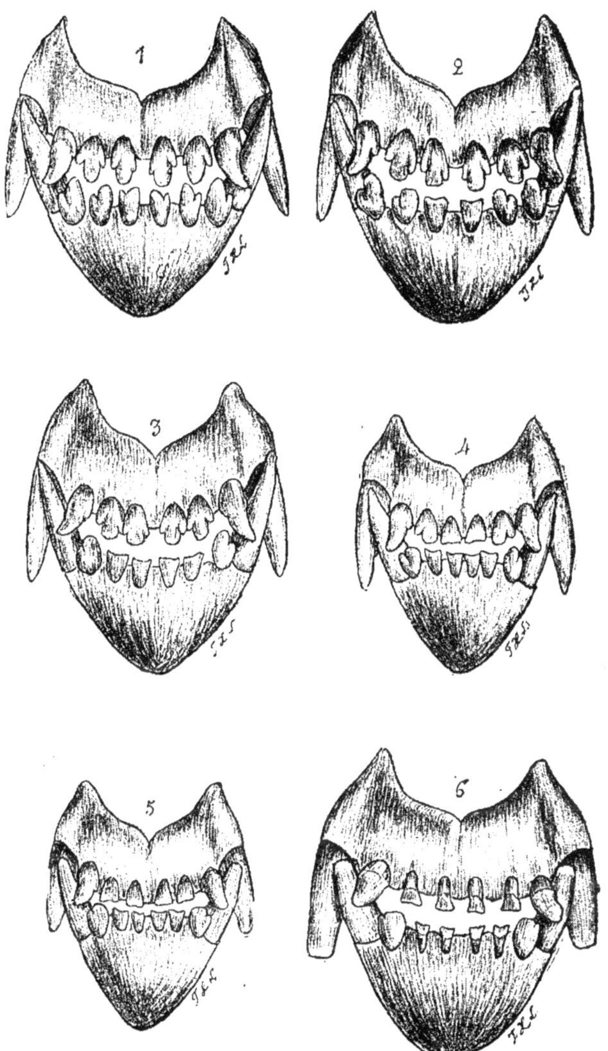

FIG. 203. — Bouts des mâchoires de chiens adultes.
1, **un an.** Les dents sont intactes.
2, **18 mois.** Pinces inférieures nivelées.
3, **2 ans 1/2.** Mitoyennes inférieures nivelées.
4, **4 ans.** Pinces supérieures largement nivelées.
5, **5 ans.** Mitoyennes supérieures nivelées.
6, **9 à 10 ans.** Les coins supérieurs et les crochets sont très émoussés. Les incisives du centre sont usées jusqu'au voisinage du collet.

CHAPITRE X

DE LA DENTITION DU CHAT

(fig. 204 et 205).

La formule de la première dentition est :

$$inc\ \frac{3}{3}\quad can\ \frac{1}{1}\quad m\ \frac{3}{2}\quad \left(\frac{1\ pc,\ 1\ c,\ 1\ t}{1\ pc,\ 1\ c}\right) = 26\ \text{dents.}$$

La formule de la deuxième dentitition est :

$$inc\ \frac{3}{3}\quad can\ \frac{1}{1}\quad pm\ \frac{3}{2}\quad am\ \frac{1}{1}\quad \left(\frac{2\ pc,\ 1\ c,\ 1\ t}{2\ pc,\ 1\ c}\right) = 30\ \text{dents.}$$

Les dents des Félins sont, en principe, disposées comme celles des Canidés, mais elles sont plus aiguës, plus coupantes, mieux adaptées au régime carnassier ; d'autre part, il n'existe pas de molaire tuberculeuse à la mâchoire inférieure, et la seule dent de ce genre que l'on trouve en haut est rudimentaire.

Incisives. — Les incisives sont, toutes proportions gardées, beaucoup plus petites que celles du chien ; leur longueur varie de 4 à 8 millimètres dont moitié pour la couronne ; leur largeur est de 1 à 2 millimètres. Elles présentent à l'extrémité, en guise de fleur de lis, trois petites dentelures dont les latérales s'effa-

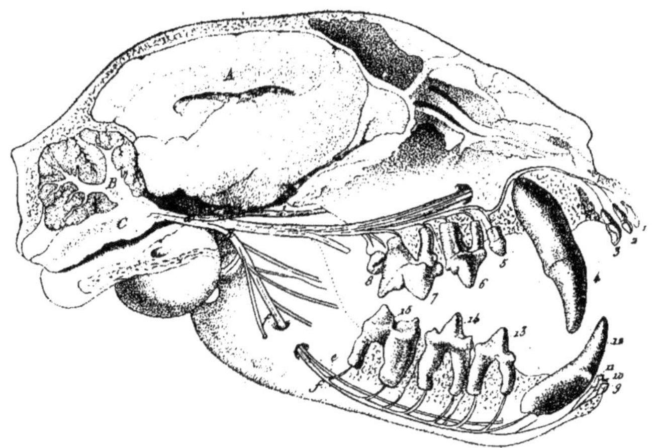

Fig. 204. — Tête de chat adulte, vue en coupe longitudinale, les mâchoires ayant été sculptées.

Dents supérieures, 1, 2, 3, Incisives; 4, Canine; 5, 6, Précarnassières; 7, Carnassière; 8, Tuberculeuse.

Dents inférieures, 9, 10, 11, Incisives; 12, Canine; 13, 14, Précarnassières; 15, Carnassière.

A, Cerveau. — B, Cervelet. — C, Protubérance. — *a*, Nerf de la 5e paire. — *b*, Branche ophtalmique. — *c*, Nerf maxillaire supérieur. — *d*, Nerf maxillaire inférieur (E. Rousseau).

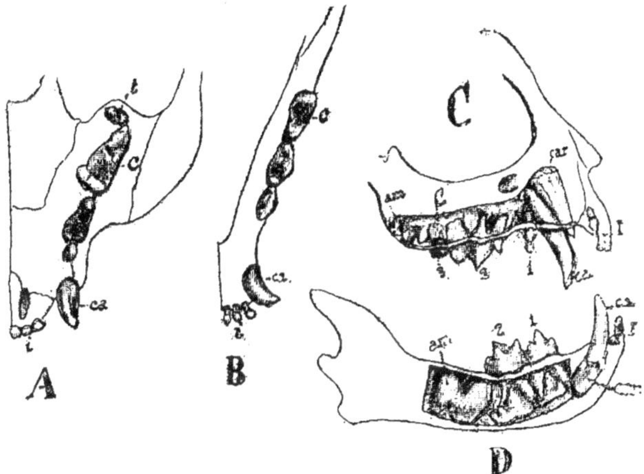

Fig. 205. — Mâchoires de chat. — A, Moitié de la mâchoire supérieure d'adulte, vue de face. — *i*, Incisives; *ca*, Canine; *c*, Carnassière; *t*, Tuberculeuse,

B, Moitié de la mâchoire inférieure d'adulte. — *i*, Incisives; *ca*, Canine; *c*, Carnassière.

C, Mâchoire supérieure sculptée d'un jeune chat pour montrer les deux dentitions. — I, Incisives (les caduques sont tombées); *ca*, Canine de lait; *car*, Canine remplaçante. 1, 2, 3, Molaires de lait (une fausse molaire, une carnassière et une tuberculeuse. C, Carnassière de 2e dentition; *am*, Tuberculeuse de 2e dentition.

D, Mâchoire inférieure sculptée d'un jeune chat (les 2 dentitions) I, *ca*, *car*, comme ci-dessus. 1, 2, Molaires de lait. *am*, Carnassière de 2e dentition.

cent rapidement. Les incisives inférieures sont plus petites que les supérieures ; elles s'en distinguent, en outre, par l'absence à peu près complète de bourrelet à la base de leur face buccale. Dans chaque arcade les dents centrales sont les plus petites ; les coins de la mâchoire supérieure sont comparables à de petites canines.

Les incisives temporaires ont la même forme que leurs remplaçantes, mais elles sont d'une exiguïté extrême.

Canines. — Les canines du chat ont de 20 à 25 millimètres de longueur dont moitié hors de l'alvéole ; elles se distinguent de celles du chien à leur forme plus pointue, moins aplatie latéralement et à deux ou trois petites cannelures longitudinales qu'elles présentent sur leur face externe. Les inférieures sont notablement plus petites que les supérieures et un peu plus courbées ; les premières se placent tout contre les incisives, les secondes laissent un espace de 4 ou 5 millimètres.

Les canines caduques se reconnaissent à leur petit volume et à leur arqûre plus prononcée.

Molaires. — *A*. Molaires d'adulte (fig. 205, A et B). — A la mâchoire supérieure, on trouve de chaque côté : deux précarnassières, une carnassière et une tuberculeuse ; à la mâchoire inférieure, deux précarnassières et une carnassière. La dernière dent étant aux deux mâchoires une arrière-molaire, il s'ensuit que la carnassière supérieure est la dernière prémolaire, tandis que la carnassière inférieure est l'unique arrière-molaire. Comparativement au chien, il manque au chat les dents suivantes : en haut, la première prémolaire *(pm^1)* et la deuxième arrière-molaire *(am^2)* ; en bas, la première et la deuxième prémolaire *(pm^1 et pm^2)*, plus la deuxième et la troisième arrière-molaire *(am^2 et am^3)*.

Ces dents constituent de courtes arcades très divergentes postérieurement, et à peu près droites.

Les molaires supérieures chevauchent en lame de ciseaux sur la face externe des inférieures. La première n'a point de correspondante. La deuxième s'engrène dans l'intervalle de la première et de la deuxième inférieures. La troisième correspond à la troisième inférieure et à la partie postérieure de la deuxième. Enfin la quatrième ou tuberculeuse est libre.

Molaires supérieures. — La première est à 4 millimètres environ de la canine ; c'est une petite dent uniradiculée, triangulaire de la couronne, longue de 5 millimètres, dont deux hors de l'alvéole. Elle est très comparable à la première prémolaire du chien ; toutefois elle succède à une dent de lait.

La deuxième diffère peu aussi de son homologue du chien, la couronne pointue et triangulaire porte en arrière deux petites dentelures échelonnées à sa base ; les racines sont au nombre de deux. La longueur totale de cette dent est de 10 millimètres dont 5 ou 6 émergent de l'alvéole.

La troisième ou carnassière ressemble beaucoup à la carnassière du chien, elle présente, comme elle, trois racines, deux antérieures et une postérieure, et un tubercule cingulaire antéro-interne ; mais elle a en plus une dentelure antérieure, dont la dent du chien ne montre qu'un vestige. De la sorte, on remarque : un tubercule pointu, saillant à la base, du côté interne, et trois lobes tranchants successifs, l'antérieur en simple dentelure, le moyen fort et proéminent, le postérieur terminé carrément. Ce dernier est plus allongé relativement dans le sens antéro-postérieur qu'il ne l'est dans le chien. La dimension antéro-postérieure de cette dent est d'environ un centimètre.

La quatrième ou tuberculeuse est une petite dent allongée transversalement terminée par une couronne plate, ovoïde, en dedans de laquelle on voit un petit talon. Elle n'a qu'une seule racine aplatie d'avant en arrière, et souvent divisée en deux à l'extrémité.

Molaires inférieures. — La première et la deuxième sont des dents tranchantes, triangulaires, à deux racines, portant en avant une petite dentelure et en arrière deux autres dentelures successives. La deuxième est plus grosse que la première, celle-ci est espacée de la canine d'environ 6 millimètres.

La troisième et dernière est une carnassière divisée en deux lobes tranchants comme deux dents de scie, et excavée sur sa face interne entre ces deux lobes. L'absence du lobe tuberculeux ou talon permet aisément de la distinguer de la carnassière du chien. La racine antérieure est très forte, aplatie latéralement et sillonnée dans sa longueur; la postérieure est petite, courte et cylindroïde. Cette dent a 7 ou 8 millimètres dans le sens antéro-postérieur.

B. Molaires temporaires (fig. 205, C et D). — On trouve en haut :

1° Une pré-carnassière pas plus grosse qu'une incisive et simple de racine et de couronne ;

2° Une carnassière semblable à celle d'adulte, mais plus pointue et avec un tubercule cingulaire moins antérieur ;

3° Une tuberculeuse relativement plus volumineuse que celle de l'adulte, pourvue de trois racines grêles et divergentes.

En bas :

1° Une pré-carnassière tranchante et aiguë avec des dentelures très marquées ;

2° Une carnassière comme celle de l'adulte, mais avec une petite dentelure de plus en arrière.

Développement. — Les dents de première dentition apparaissent au dehors de deux à trois semaines après la naissance ; toutefois la pré-carnassière et la tuberculeuse de la mâchoire supérieure sont en retard de plusieurs semaines sur les autres dents de lait ; en sorte que la première dentition n'est achevée que vers un mois et demi. Elle dure, d'après E. Rousseau, jusqu'au septième, et quelquefois au delà même du huitième mois.

Il suffit d'un ou deux mois pour que toutes les dents d'adulte fassent éruption, d'abord les incisives et la carnassière inférieure, puis la carnassière supérieure, les deux prémolaires inférieures, la deuxième prémolaire supérieure et les canines, enfin la prémolaire rudimentaire et la tuberculeuse.

Les incisives remplaçantes se développent dans l'os concentriquement aux caduques, ainsi que cela est la règle. Les canines remplaçantes poussent en dedans des temporaires à la mâchoire inférieure, en avant à la mâchoire supérieure.

Les deux prémolaires inférieures poussent juste au-dessous des molaires de lait ; il en est de même de la première prémolaire supérieure relativement à la première molaire de lait. La deuxième prémolaire supérieure se développe sous la partie antérieure de la carnassière de lait ; la carnassière d'adulte se met à cheval sur cette dernière et sur la tuberculeuse. Quant à la tuberculeuse d'adulte et à la carnassière inférieure, elles se développent librement, attendu que ce sont des arrière-molaires.

ANOMALIES. — M. Magitot a figuré [1] la mâchoire supérieure d'un chat adulte qui manquait, à gauche, de la première prémolaire. C'est la seule anomalie qui soit à notre connaissance, mais le nombre de sujets que nous avons examinés à ce point de vue est restreint

---

[1] *Atlas des anomalies dentaires.*

CHAPITRE XI

DENTITION DU LAPIN ET DU COBAYE

———

Les Rongeurs ont en général la dentition très réduite; aucun ne possède de canines; beaucoup n'ont que seize dents, soit à chaque mâchoire: deux incisives et six molaires, non précédées de dents de lait (Rongeurs monophyodontes).

$$inc\ \frac{1-1}{1-1} \quad can\ \frac{0-0}{0-0} \quad pm\ \frac{0-0}{0-0} \quad am\ \frac{3-3}{3-3}$$

Certains ont vingt dents dont une seule prémolaire succédant à une dent caduque (ex. : cobaye)

$$inc\ \frac{1-1}{1-1} \quad can\ \frac{0-0}{0-0} \quad pm\ \frac{1-1}{1-1} \quad am\ \frac{3-3}{3-3}$$

ARTICLE PREMIER. — DENTS DU LAPIN (fig. 205)

Les Léporidés, lapins et lièvres, se distinguent des autres Rongeurs à leurs dents plus nombreuses et à leur première dentition moins complètement disparue; leur formule dentaire définitive est :

$$inc\,\frac{2-2}{1-1}\quad can\,\frac{0-0}{0-0}\quad pm\,\frac{3-3}{2-2}\quad am\,\frac{3-3}{3-3} = 28\ \text{dents}$$

Toutes ces dents n'ont point de racines.

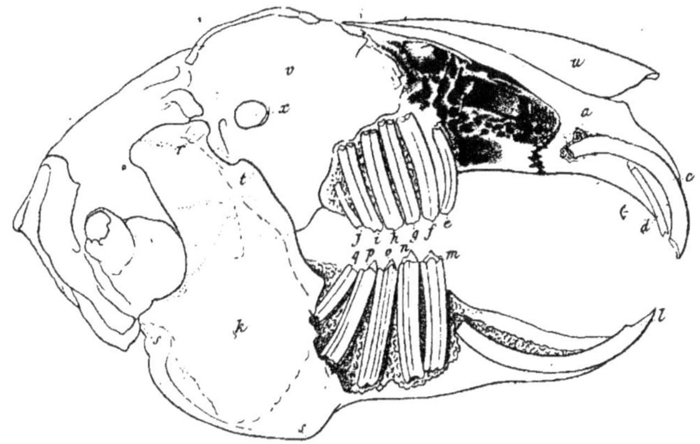

Fig. 206. — Tête osseuse d'un lapin domestique, âgé de dix mois. — c, Grande incisive supérieure. — d, Petite incisive supérieure. — l, Incisive inférieure. — e, f, g, Prémolaires supérieures. — h, i, j, Arrière-molaires supérieures. — m, n, Prémolaires inférieures. — o, p, q, Arrière-molaires inférieures (E. Rousseau).

Section I. — Incisives.

Les quatre incisives de la mâchoire supérieure sont : deux grandes et deux petites, celles-ci placées derrière celles-là.

Les grandes sont fortement arquées, convergentes à l'extrémité libre; elles sont aplaties d'avant en arrière et présentent quatre faces et deux extrémités : la face antérieure, face de grande courbure, est revêtue d'émail sur toute sa longueur; elle est divisée longitudinalement par une profonde cannelure en deux lobes arrondis dont l'externe est le plus volumineux; la face postérieure, face de petite courbure, est dépourvue d'émail et parcourue par un léger sillon qui fait opposition à la cannelure sus-décrite ; les deux faces latérales sont étroites et plus ou moins planes, l'émail s'arrête sur elles ; l'extrémité libre est taillée en biseau aux dépens de la face postérieure ; l'extrémité enchâssée s'enfonce jusqu'à l'extrême limite de l'intermaxillaire, mais sans jamais la dépasser.

Les petites incisives ressemblent à deux chevilles cylindriques presque droites, implantées derrière les précédentes et leur formant un talon contre lequel butent les incisives inférieures.

Les deux incisives inférieures sont beaucoup moins arquées que les grandes incisives supérieures et non bilobées ; leur face antérieure est plane transversalement, revêtue d'émail ; leur face postérieure est légèrement sillonnée mais non émaillée ; leurs faces latérales convergent en arrière et montrent l'arrêt de l'émail ; leur extrémité libre est biseautée en arrière ; leur extrémité enchâssée s'enfonce jusqu'à la première molaire qui impose une limite à sa pénétration ; cette extrémité reste toujours grande ouverte ainsi que dans les dents supérieures, ce qui témoigne d'une croissance permanente.

Section II. — Molaires.

Les molaires, au nombre de $\frac{6-6}{5-5}$, viennent après une longue barre, plus longue encore à la mâchoire supérieure qu'à l'inférieure. Elles sont profondément enchâssées, à pousse constante, et à table plate, barrée transversalement d'émail ; les inférieures sont plus saillantes dans la bouche que les supérieures, lesquelles sont presque au ras de la gencive ; celles-ci décrivent dans leur ensemble une légère courbe à convexité externe ; celles-là sont en séries rectilignes, faiblement divergentes, et croisant légèrement la direction des branches maxillaires. La longueur totale des tables molaires est de 13 à 14 millimètres ; les supérieures débordent considérablement en dehors des inférieures.

I. *Molaires supérieures.* — A l'exception des dents extrêmes, première et dernière, les autres se ressemblent beaucoup elles sont aplaties d'avant en arrière et nettement bilobées sur la table par une crête transversale d'émail, sur les faces latérales par un sillon. Elles sont en outre un peu courbées dans leur longueur, avec convexité interne.

Les dents extrêmes sont implantées obliquement, comme arcboutées contre les autres ; la dernière est très petite, simple et assez semblable à une petite incisive ; la première est sillonnée sur la face antérieure et n'est point barrée d'émail sur la table.

II. *Molaires inférieures.* — La première est trilobée et montre conséquemment sur ses faces latérales trois colonnettes et deux cannelures, sur sa table deux barres d'émail. Les quatre autres sont bilobées et leur lobe antérieur l'emporte sur le postérieur ; elles présentent latéralement deux colonnettes séparées par une cannelure, et une barre d'émail sur la table. La dernière est la plus petite.

Les molaires du lapin sont généralement dépourvues d'émail sur leur face postérieure. E. Rousseau a démontré, contrairement aux assertions de F. Cuvier, qu'elles possèdent du cément, lequel occupe le fond des sillons latéraux et forme sur la table, au début de l'usure, une imperceptible travée transverse qui sépare les deux lobes ; il y a là deux denticules aplatis, cimentés par le cortical osseux, ainsi qu'on le voit dans les molaires barrées complexes des éléphants.

A l'état physiologique, la croissance des dents du lapin est compensée par l'usure qu'elles éprouvent ; mais si l'une d'elles est soustraite à l'usure par suite d'une déviation ou bien de l'arrachement de la dent opposée, elle s'allonge extraordinairement : c'est un fait maintes fois constaté sur les incisives ; nous en représentons, figure 207, un exemple emprunté au *Traité de Physiologie comparée* de M. G. Colin.

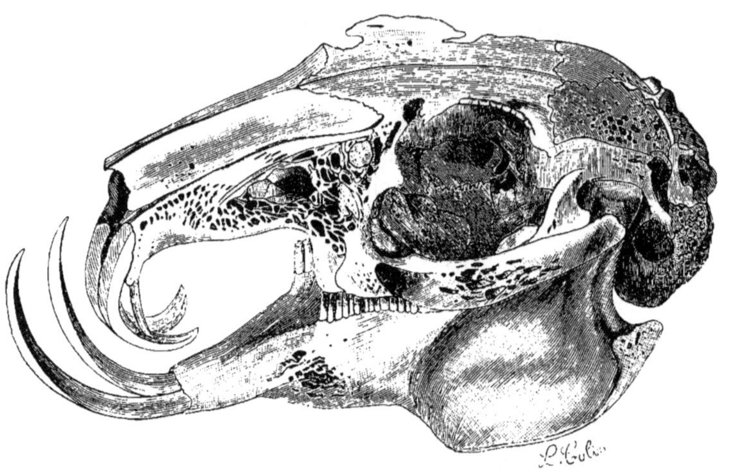

Fɪɢ. 207. — Tête de lapin à incisives démesurément allongées, contournées par poussé continue sans usure correspondante (G. Colin).

Première dentition (fig. 208). — On a cru longtemps que les Léporidés, à l'instar d'un grand nombre de Rongeurs, n'avaient point de dents de lait, qu'ils étaient *monophyodontes ;* c'était l'opinion du Dʳ Oudet, auteur d'un excellent mémoire intitulé : *Expériences sur l'accroissement continu et la reproduction des dents chez les lapins, etc.* C'est en 1812 que Delalande découvrit une première dentition chez le lapin, laquelle fut décrite par G. Cuvier dans ses *Recherches sur les ossements fossiles.*

Les deux petites incisives supérieures, les trois premières molaires supérieures, les deux premières inférieures, que l'on remarque à la naissance (fig. 208) sont des dents caduques. Au

bout de quelques jours, on voit sortir les petites incisives
remplaçantes en arrière des caduques, et, en attendant que ces
dernières tombent, ce qui ne tarde guère, on trouve six incisives supérieures disposées par paire sur trois rangs. Vers le
dix-huitième jour, les molaires de lait $\dfrac{3-3}{2-2}$ sont expulsées à

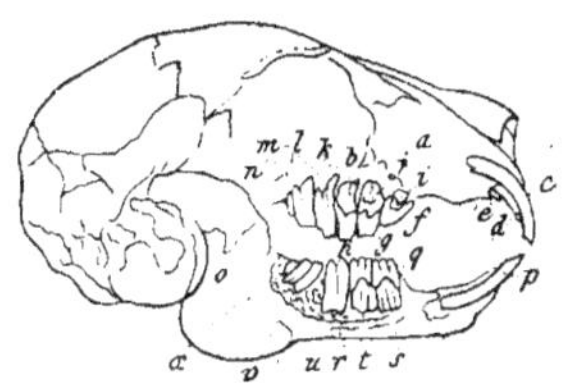

FIG. 208. — Tête osseuse d'un jeune lapin de 4 jours.
Dents supérieures. — c, Incisive antérieure. — d, Petite incisive ca-
duque. — e, Petite incisive permanente. — f, g, h, Molaires de lait. —
i, j, k, Molaires remplaçantes. — l, m, n, Arrière-molaires.
Dents inférieures. — p, Incisive. — q, r, Molaires caduques. — s, t,
Molaires de remplacement. — u, v, x, Arrière-molaires. (E. Rousseau.)

leur tour par leurs remplaçantes, et, comme les arrière-
molaires sont déjà sorties, la deuxième dentition se trouve ainsi
complétée.

Jusqu'à ces derniers temps, on ne connaissait au lapin et au
lièvre que douze dents de lait. MM. Pouchet et Chabry
en ont trouvé quatre autres, en avant des grandes incisives,
chez des embryons de 28 à 45 millimètres ; mais ce sont des
rudiments qui avortent dans l'os et disparaissent longtemps
avant la naissance, de la même manière sans doute que les
dents incluses que I. Geoffroy-Saint-Hilaire découvrit chez
les fœtus de baleines. On peut donc dire que, dans les
Léporidés, toutes les dents qui précèdent les arrière-molaires
sont diphysaires conformément à la règle.

DIMENSIONS MOYENNES, TRANSVERSALE ET ANTÉRO-POSTÉRIEURE,
DE LA TABLE DES MOLAIRES DE LAPIN

	1re	2^e	3^e	4^e	5^e	6^e
Supérieures.	3,25 — 2	4,80 - 2,10	4,30 - 2,30	4 — 2,20	3,80 - 2	1,75 - 0,80
Inférieures.	3 — 3	3 — 2,60	3 — 2,60	3 — 2,75	2 — 2	

Article II. — DENTS DU COBAYE OU COCHON D'INDE

Cet animal est dépourvu des petites incisives supérieures ; en outre il ne possède que quatre molaires de chaque côté de chaque mâchoire, dont la première succède à une dent de lait.

$$inc \frac{1-1}{1-1} \; pm \frac{1-1}{1-1} \quad am \frac{3-3}{3-3} = 20$$

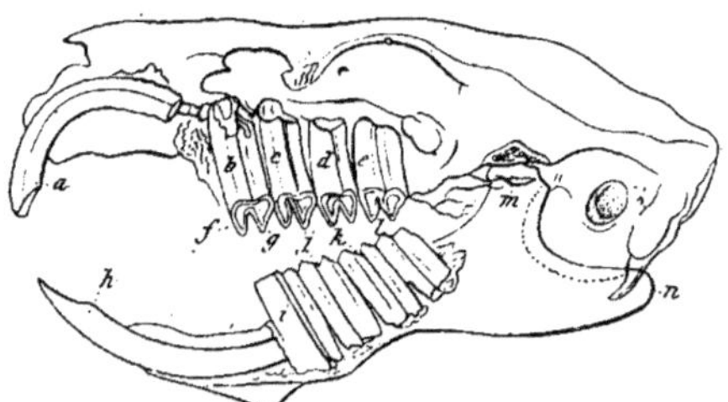

FIG. 209. — Tête osseuse d'un cochon d'Inde adulte.
Dents supérieures. — a, Incisive. — b, Prémolaire. — c, d, e, Arrière-molaires.
Dents inférieures. — h, Incisive. — i, Prémolaire. — j, k, l, Arrière molaires.

Les incisives rappellent de tous points les grandes incisives des Léporidés. Les molaires sont plus courtes, mais plus épaisses, moins comprimées d'avant en arrière que celles de

ces derniers ; la dernière est aussi volumineuse que les précédentes ou même davantage.

La première dentition a été découverte par Em. Rousseau ;

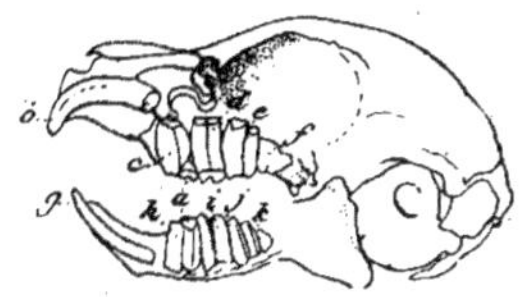

Fig. 210. — Tête osseuse d'un fœtus de cobaye.
Dents supérieures. — *b*, Incisive. — *c*, Molaires de remplacement —
d, e, f, Arrière-molaires.
Dents inférieures. — *g*, Incisive. — *h*, Molaire de remplacement. —
i, j, k, Arrière-molaires. — La lettre *a* marque l'unique molaire de lait aux
deux mâchoires.

elle est réduite à une molaire extrêmement fruste qui tombe
quatre ou cinq jours avant le terme de la gestation ; on en cher-
cherait vainement la trace après la naissance (fig. 210).

CHAPITRE XII

CONNAISSANCE DE L'AGE DES OISEAUX
DE BASSE-COUR

Le lecteur sait déjà qu'à défaut des dents qui n'existent pas dans la classe des oiseaux, on s'adresse à quelques phanères qui, étudiés à notre point de vue spécial, ont donné des indications satisfaisantes.

Nombreuses sont les sortes d'oiseaux entretenues dans la basse-cour ; en tête se place l'espèce galline. C'est sur elles que les observations les plus nombreuses ont été faites et qu'on reconnaît le mieux l'âge. Il en doit être question tout d'abord.

Section I. — Age du Coq.

Les phanères qu'on consulte pour la détermination de l'âge du coq sont l'éperon et, accessoirement, les grandes rémiges.

I. RENSEIGNEMENTS FOURNIS PAR L'ÉPERON

On désigne sous le nom d'éperon une production fusiforme placée au côté interne et postérieur du tarse, généralement vers les deux tiers inférieurs de sa hauteur. Elle n'est pas articulée avec lui et ne doit point être confondue avec un doigt ni lui être assimilée. Lorsqu'elle existe dans une espèce, elle se présente chez le mâle ; la femelle n'en est qu'accidentellement pourvue, tout au moins pendant sa vie sexuelle, car lorsque celle-ci est terminée, elle en prend fréquemment, présentant en cela un phénomène analogue à celui offert par certaines femelles de Mammifères, les biches notamment, dont la tête, dépourvue de bois pendant leur vie de reproductrices, s'en charge quand la stérilité est arrivée, comme conséquence de l'âge.

Malgré un siège très différent, l'histologie commande d'assimiler l'éperon aux cornes des Ruminants. Comme elles, il est supporté par une cheville osseuse recouverte d'un étui corné qui s'accroît chaque année d'une certaine longueur ; comme elles, sa longueur est variable suivant les races et sa présence contingente. En dehors de l'anatomie générale, des faits empruntés à l'ornithologie pure justifient l'assimilation que nous établissons. Les Gallinacés porteurs d'une véritable corne céphalique, tels que les pintades ordinaires, n'ont pas d'éperon, tandis que la pintade vulturine, dépourvue de corne sur la tête, présente à chaque tarse, trois tubérosités qui sont des éperons rudimentaires.

Les Gallinacés à tarse nu ont des éperons plus ou moins longs, ceux dont la patte est emplumée n'en présentent pas ou en présentent de moins développés que leurs congénères d'une race voisine à tarse sans plumes. Le groupe des tétras ou coqs de bruyère est un exemple du premier cas, le coq de race indo-chinoise en est un du second.

De même que, sur la tête des moutons, on ne rencontre généralement qu'une paire de cornes, dans la majorité des espèces gallines on ne trouve qu'une paire d'éperons, placés l'un à chaque tarse, modestes ou très développés suivant les sortes. De même aussi qu'il est des races ovines à quatre et même à six cornes, on rencontre des Gallinacés possédant deux, quatre et parfois six éperons à chaque patte. Le *Francolinus Clapper-toni*, de la Haute-Egypte, est un exemple du premier cas, l'*Hepburnia spadicea*, de Sumatra, en offre un du second, car il a quatre éperons accolés deux à deux sur chaque patte, quelquefois séparés et disséminés. Ainsi les éperons, non seulement par la variabilité de leur nombre, ressemblent aux cornes, mais encore comme elles, quand leur nombre est supérieur à deux, tantôt ils sont séparés et distincts dès la base, tantôt ils sont accolés et ne se séparent qu'un peu plus haut. Leur assimilation aux cornes, et particulièrement à celles du mouton, est donc justifiée.

Faciles à constater sur les perdrix et surtout sur la perdrix de Chine, les faisans, le lophophore, l'euplocane, le tragopaon du Népaul, le francolin, ils vont être particulièrement examinés sur le coq domestique.

Le *Gallus bankiva*, des forêts de l'Asie centrale, regardé comme la forme ancestrale de notre coq domestique, présente un éperon bien développé et tout à fait comparable à celui des sujets de nos fermes. Il en est de même du *Gallus Son-neratii*, de l'Inde.

Les races imprimant à l'éperon quelques modifications qu'on indiquera tout à l'heure, on va l'examiner sur le coq de la race commune pris comme type.

Jusqu'à l'âge de quatre mois et demi, le poulet ne montre pas d'éperon au tarse ; on voit pourtant à la place qu'il occupera ultérieurement une écaille tarsienne plus large que les autres ; c'est sous cette écaille qu'il apparaîtra (fig. 211, 1).

De quatre mois et demi à cinq mois, un soulèvement de l'écaille précitée et des voisines se produit, et une légère protubérance se fait voir avec une petite pointe au centre (fig. 211,2).

A sept mois, l'éperon a environ 3 millimètres de long (fig. 211, 3.)

A un an, il a 15 millimètres et il est tout droit (fig. 211, 4.)

A deux ans, il a de 25 à 27 millimètres et il se recourbe en bas ou en haut (fig. 211, 6).

A trois ans, il a de 36 à 38 millimètres, et il est manifestement arqué, le plus souvent la pointe en haut (fig. 211, 7).

A quatre ans, la longueur est de 50 à 54 millimètres (fig. 211, 8).

A cinq ans, elle est de 62 à 65 millimètres environ.

Les investigations n'ont pas été poussées plus loin. Il y a des probabilités pour penser que l'éperon s'accroît toute la vie de l'animal, à la façon des cornes. Nous en avons vu d'extrêmement longs, mais il nous est impossible de rien affirmer sur ce point, ni d'indiquer le *quantum* de croissance annuelle après les âges précités.

On voit que c'est du moment de son apparition à un an que la pousse de l'éperon est la plus active, puisqu'à cette période il s'accroît de plus de 2 millimètres par mois. A partir d'un an, l'accroissement annuel est de 10 à 12 millimètres.

Il peut se produire sur cet appendice, comme sur la corne des Ruminants, des sillons qui indiquent la pousse annuelle, mais ces sillons ne semblent pas constants.

Le type étudié, voyons les variations. L'espèce galline est extrêmement malléable, rien d'étonnant à ce que l'on rencontre des différences du côté de l'éperon. Elles portent sur la hauteur à laquelle il est placé, sa longueur et sa direction.

Sur les races à cinq doigts, telles que la Houdan et la Dorking, il est situé un peu plus haut que dans les races et variétés à quatre doigts seulement. Dans celles-ci, il y a bien encore quelques différences qui tiennent au point de naissance du doigt postérieur qui n'est pas fixe non plus, mais elles sont de peu d'importance.

Les variations de longueur sont plus intéressantes au point de vue pratique. Les races à tarses et doigts emplumés, telles que la cochinchinoise et la Brahma-Pootra, ayant les éperons moins longs que les races à tarses et doigts nus, à deux ans ces appendices n'ont guère que 20 millimètres, et de 25 à 27 à trois ans (fig. 211, 5). D'autre part, les races naines, Bentam, Nangasaki, etc., ont des éperons plus petits encore; ils sont avortés, consistent seulement en une petite aiguille et ne semblent pas propres à fournir une indication quelconque sur l'âge.

Dans la majorité des cas, l'éperon est incurvé de telle sorte que la pointe regarde en haut. Quelques races ont l'éperon tout droit ou même incurvé par en bas; la Houdan en fournit d'assez nombreux spécimens.

Il a été dit tout à l'heure que la poule ne présente pas d'éperons ; il ne manque pas d'exceptions à cette règle. Il est des sujets, mâles ou vieilles femelles, mais c'est généralement parmi ces dernières que le fait se constate, qui n'ont qu'un seul éperon. Nous n'avons jamais constaté l'inverse, c'est-à-dire la présence de plusieurs éperons sur chaque patte de notre coq domestique, rien en un mot qui rappelât la disposition que présentent la pintade vulturine, le francolin d'Egypte, l'Hépleurnia ou l'éperonnier.

La neutralisation sexuelle a une influence marquée sur la

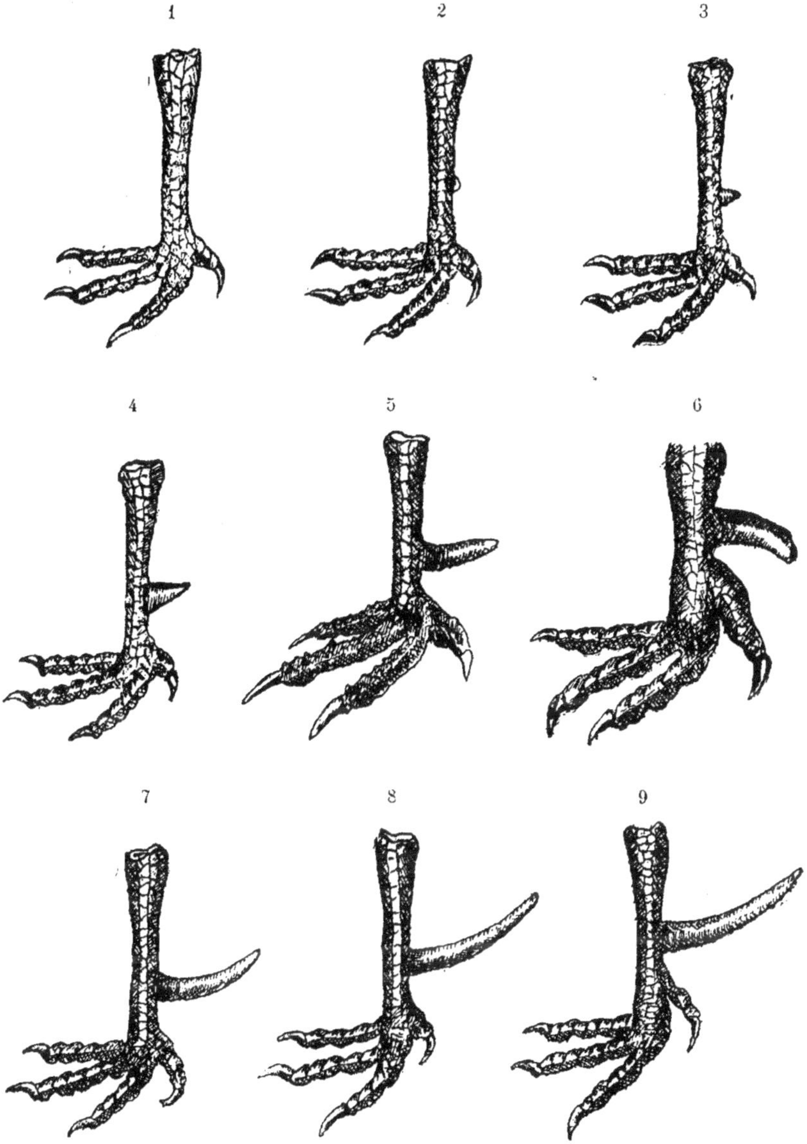

Fig. 211. — 1, Patte de coqueret, âgé de 3 mois. — 2, Patte de coq, âgé de 5 mois. — 3, Patte de coq, âgé de 7 mois. — 4, Patte de coq, âgé de 11 mois. — 5, Patte de coq cochinchinois, âgé de 3 ans. — 6, Patte de coq ordinaire, âgé de 2 ans. — 7, Patte de coq ordinaire, âgé de 3 ans. — 8, Patte de coq ordinaire, âgé de 4 ans. — 9, Patte de coq ordinaire, âgé de 5 ans. (L'éperon a été travaillé.)

pousse de l'ergot. On a remarqué que, chez le jeune bélier, cette opération entrave le développement des cornes, tandis qu'elle l'active sur le taurillon. Sur le coq, le chaponnage arrête la pousse de l'appendice tarsien; de ce côté, les effets de la castration, dans l'espèce galline, sont donc à comparer à ceux produits sur le bélier et non sur le taureau. C'est un nouvel argument en faveur du rapprochement établi entre l'éperon du coq et la corne des Ovidés.

Fraudes. — Si l'éperon, par sa longueur et la présence de sillons à sa surface est indicateur de l'âge, on comprend que le commerce des volailles de races précieuses se soit ingénié à faire disparaître ces indications ; on raccourcit l'éperon, on le lime, on le polit au papier de verre, en un mot, on agit sur lui comme agissent les maquignons peu scrupuleux sur les cornes des bêtes bovines pour les rajeunir et les ramener en apparence à l'âge où elles ont leur maximum de valeur. C'est d'ailleurs une fraude qu'avec un peu d'habitude on reconnaît sans trop de difficultés ; l'éperon qui a été fait est plus effilé que celui qui n'a point été touché, proportionnellement à la grosseur de sa base; il est plus aigu que le serait un éperon naturel ayant sa longueur (fig. 211, 5.)

II. RENSEIGNEMENTS FOURNIS PAR LES PLUMES

Si le moyen qui vient d'être indiqué eût été applicable aux femelles, on eût pu se dispenser d'en chercher d'autres, car il est sûr et d'usage facile. Ne l'étant pas, on s'est efforcé de trouver autre chose, mais le procédé imaginé ne donne de renseignements sur lesquels on puisse s'appuyer que pour connaître l'âge des poulets. On l'a présenté comme capable d'aller plus loin; la vérification à laquelle nous l'avons soumis ne nous a point indiqué qu'il en fût ainsi. Quoi qu'il en soit, voici de quoi il s'agit :

A sa naissance, le poussin est couvert d'un duvet jaunâtre et fin qui persiste jusque vers le dixième jour environ.

Du dixième jour à cinq semaines, il est couvert de petites plumes, mais sans les rémiges primaires.

A six semaines, la première grande rémige, l'une des dix qu'on appelle primaires et qui s'attachent à l'extrémité de l'aile, apparaît. La deuxième la suit à dix ou douze jours d'intervalle et de même pour les autres, en marchant de dedans en dehors. La dernière, située tout à fait à l'extrémité de l'aile, apparaît donc environ quatre mois après la première, c'est-à-dire quand le poulet a environ *cinq mois et demi.* Sur les races de forte taille, Dorking et Crèvecœur, l'éruption se fait un peu plus vite, tandis qu'elle est retardée sur la malaise et ses dérivées.

Ces rémiges subissent le phénomène de la mue, mais le renouvellement est successif comme pour les dents et il suivrait l'ordre d'apparition, débutant par la plus interne et finissant par l'externe. Ce serait à la fin du cinquième mois, c'est-à-dire à peu près au moment où la dixième rémige de première formation vient d'apparaître, que le remplacement de la première se ferait. On distinguerait les rémiges de l'une et l'autre sortes en ce que celles de pousse primitive ont l'extrémité pointue, tandis que les remplaçantes l'auraient plus arrondie. Sur le terrain pratique, cette distinction n'est pas facile; de plus les saisons et le froid ont une influence indéniable sur la mue et en modifient la date. Autant de raisons qui expliquent sans doute pourquoi le renouvellement des rémiges ne nous a das fourni de renseignements satisfaisants et pourquoi nous nous en tenons, pour le moment, à leur apparition.

**Section II. — Age de quelques oiseaux de basse-cour
autres que le coq.**

Dindon. — Le dindon ne possède qu'un éperon rudimentaire qui apparaît dans le cours de la première année et n'augmente pas d'une façon sensible les années suivantes. Aussi ne peut-il être d'aucune utilité pour la connaissance de l'âge. Les représentants sauvages de l'espèce ont cet appendice plus développé (le dindon ocellé du Honduras, par exemple, est très bien éperonné) et on pourrait peut-être y recourir avec profit.

On n'est pourtant pas dépourvu de tout repère chronométrique. Il faut imiter les chasseurs qui, pour la perdrix, cherchent dans la couleur des tarses et des doigts, le moyen de se renseigner sur l'âge. Jusqu'à la fin de sa première année, la perdrix a la patte jaunâtre; au delà de cet âge elle tourne au gris ardoisé.

De la naissance à la fin de la première année, le dindon a les pattes noires; *de deux à trois ans* elles sont roses; *de trois à quatre* elles deviennent rose-grisâtre, pour pâlir au fur et à mesure que l'oiseau vieillit. Dans le cours de la première année, on a, en plus, quelques autres indications ; vers *deux mois et demi à trois mois*, a lieu la pousse des pendeloques ou crise du rouge ; *de sept à huit mois* apparaît la touffe de crins à la poitrine du mâle.

Paon. — Le paon a des éperons plus développés que ceux du dindon et moins que ceux du coq. Leur accroissement est lent; à six ans ils mesurent seulement 25 millimètres, soit la longueur de ceux d'un coq de deux ans. Ces renseignements, pour connaître l'âge, étant incertains et peu faciles à apprécier, on se base sur l'apparition de l'aigrette, le changement de coloration des plumes de la tête et du cou, l'apparition et le développement des plumes caudales. C'est *à trois mois* qu'a lieu la pousse de l'aigrette sur les paonneaux. Pendant leur première année, et quel que soit leur sexe, les jeunes paons ont les plumes du sommet de la tête de couleur brune ; ces plumes conservent cette couleur toute la vie chez la paonne, mais elles deviennent bleues, ainsi que celles du cou, chez le mâle, *à partir de la deuxième année*. C'est également dans le courant de la deuxième année qu'apparaissent sur les paons les plumes ocellées, mais ce n'est qu'*à trois ans* que le panache est entièrement formé.

Ces magnifiques plumes caudales sont soumises, comme les bois du cerf, à la chute annuelle. Elles tombent en automne ou en hiver et repoussent à chaque printemps, ce qui n'a pas lieu, on le comprend, sans anémier l'oiseau. Il faut noter qu'à chaque mue nouvelle, au moins tant que l'animal n'est pas devenu trop vieux, elles repoussent plus longues et plus brillamment ocellées ; un paon de sept à huit ans, par exemple, a un panache beaucoup plus beau qu'un sujet de trois à quatre ans. C'est une nouvelle ressemblance avec les bois du cerf qui se dichotomisent et poussent plus superbes à mesure que l'animal vieillit.

Il semble que, de même que l'on diagnostique l'âge du cerf par l'examen de ses bois, on pourrait arriver à la connaissance exacte de l'âge du paon par la longueur de quelques-unes de ses plumes caudales, prises conventionnellement pour type. Il suffirait d'en déterminer la longueur quand le paon a trois ans, puisque c'est à ce moment que la queue est considérée comme normale, et d'en étudier l'accroissement annuel, comme il vient d'être fait pour les ergots.

Pintade. — L'éperon n'existe pas dans les diverses espèces du genre Pintade, sauf dans *N. vulturina;* aussi n'a-t-on que des signes indicateurs de l'âge très vagues. C'est *à deux mois* que leur front commence à se couvrir de l'excroissance spéciale qu'on y remarque et qu'on désigne sous le nom de corne. Celle-ci s'accroît très vite et, *à un an*, elle a sa longueur définitive. Elle est noirâtre jusqu'à *quinze ou dix-huit mois;* à partir de ce moment, elle vire au gris plombé et devient de plus en plus pâle avec les années.

Faisan. — Les diverses espèces de faisans dorés, argentés, vénérés, de lady Amherst, etc., ont des éperons moins forts que ceux du coq, puisque le faisan est lui-même moins gros; néanmoins ils pourraient fournir de bons renseignements. A quatre ans, l'éperon du faisan argenté égale en longueur celui d'un coq de deux ans.

Mais les éleveurs se basent habituellement sur la livrée. Les faisans dorés ou argentés, quel que soit leur sexe, restent jusqu'à l'âge de deux ans avec le plumage gris sombre qui est celui de la femelle pendant toute sa vie. *A deux ans*, ils prennent leur livrée spécifique et les longues plumes caudales qui font une partie de leur beauté.

Pigeon. — On examine d'abord la consistance du bec. *De la naissance à six ou huit mois*, il est peu résistant, il cède sous l'ongle. A partir *de huit mois*, il devient rigide.

Dans quelques races, on s'appuie sur l'apparition et le développement des morilles qui entourent les yeux. Le port de l'aile est aussi un caractère utile ; les vieux sujets ont pendant la marche l'aile plus pendante, moins bien soutenue, que les jeunes.

Palmipèdes. — Plusieurs espèces d'oiseaux possèdent à l'extrémité de l'aile, près des grandes pennes rémiges, une ou plusieurs productions spéciales, sortes de plumes pointues, dures, solidement implantées. L'oie et le canard présentent deux de ces appendices à l'extrémité de chaque aile. On a recommandé de les examiner avec grande attention ; elles fourniraient, dit-on, d'utiles indications pour l'âge. Sur une oie âgée d'un an, on verrait à la partie externe de l'appendice un sillon qui le traverse obliquement ; une oie de deux ans présenterait deux sillons ; elle en aurait trois à trois ans, et ainsi de suite.

Malgré toute la bonne volonté que nous avons apportée dans les essais auxquels nous nous sommes livrés, nous n'avons pu tirer aucun parti de l'examen des productions dont il s'agit.

Dans les races de canards présentant sur le bec, comme celle de Barbarie, des productions spéciales qui grossissent et rougissent avec l'âge, on s'en sert comme points de repère quand on a l'habitude de voir et d'élever ces oiseaux. Il est aussi des races où la livrée subit dans ses nuances des modifications significatives pour un œil exercé. A trois ans, le canard du Labrador perd le ton noir franc et devient noir enfumé ou noir mal teint. Cette nuance pâlit elle-même d'année en année et l'on voit quelques plumes blanches se montrer çà et là. Le bec, primitivement d'un beau noir, passe au noir verdâtre pour pâlir aussi chaque année.

Le cygne adulte de la variété noire a le bec rouge ; dans sa première année, il l'a noir.

FIN

TABLE DES MATIÈRES

Lyon. — Imp. Pitrat Aîné, **A. Rey** Successeur, 4, rue Gentil. — 6483

ALIX (E.), *L'Esprit de nos bêtes*, par E. ALIX, vétérinaire en premier de l'armée, membre de la Société centrale de médecine vétérinaire, lauréat de la Société protectrice des animaux, 1891, 1 vol. gr. in-8 de 656 pages, 121 figures. . . . **12 fr.**
    Cartonné, toile rouge, tranches dorées . . . . **15 fr.**

BLANC (L.), *Les Anomalies chez l'homme et chez les animaux*, par L. BLANC, chef des travaux d'anatomie à l'Ecole vétérinaire de Lyon, 1893, 1 vol. in-16 de 350 pages, avec 100 figures . . . . **3 fr. 50**

BROCCHI (L.), *Traité de zoologie agricole et industrielle*, comprenant la pisciculture, l'ostréiculture, l'apiculture et la sériciculture, par P. BROCCHI, professeur à l'Institut agronomique, 1886, 1 vol. gr. in-8 de 984 pages avec 63 fig. cart.. . . . . **18 fr.**

CAGNY, *Précis de thérapeutique, de matière médicale et de pharmacie vétérinaires*, par P. CAGNY, président de la Société de médecine vétérinaire de France. Préface de M. PEUCH, professeur à l'Ecole vétérinaire de Lyon, 1892, 1 vol. in-18 jésus, de 676 pages avec 106 fig., cartonné. . . . . **8 fr.**

CHAMPETIER (P.), *Les Maladies du jeune cheval*, par P. CHAMPETIER, vétérinaire en premier de l'armée. 1892, 1 vol. in-18 jésus de 348 p. avec 8 pl. en couleurs. **6 fr.**

CHAUVEAU, *Traité d'anatomie comparée des animaux domestiques*, par A. CHAUVEAU, inspecteur général des écoles vétérinaires, membre de l'Institut, *4e édition*, revue et augmentée avec la collaboration de M. ARLOING, directeur de l'Ecole vétérinaire de Lyon, 1890, 1 vol. in-8 de 1064 p. avec 455 fig. en partie coloriées. **24 fr.**

COLIN (G.), *Traité de physiologie comparée des animaux*, considérée dans ses rapports avec les sciences naturelles, la médecine, la zootechnie et l'économie rurale, par G. COLIN, professeur à l'Ecole vétérinaire d'Alfort, membre de l'Académie de médecine, *3e édition*. 1886-1888, 2 vol. in-8, avec 261 fig. . . . . . . **28 fr.**

CUYER, *Les Allures du cheval*, démontrées à l'aide d'une planche coloriée découpée, superposée et articulée. Texte et dessins par E. CUYER, peintre, prosecteur à l'Ecole des Beaux-Arts, de Rouen. Introduction par M. Mathias DUVAL, professeur d'anatomie à l'Ecole des Beaux-Arts. 1883, in-8 avec planche coloriée . . . . **7 fr. 50**

DAVAINE (C.), *Traité des Entozoaires* et des maladies vermineuses chez l'homme et les animaux domestiques, *2e édition*, 1877, 1 v. in-8 de 1004 p. avec 110 fig. **14 fr.**

DUPONT, *L'Age du cheval*, et des principaux animaux domestiques, âne, mulet, bœuf, mouton, chèvre, chien, porc et oiseaux, par M. DUPONT, professeur à l'Ecole d'agriculture Delhomme de Crézancy, 1893, 1 vol. in-16 de 180 pages avec 36 planches dont 30 coloriées . . . . **6 fr.**

GOYAU, *Traité pratique de maréchalerie*, comprenant le pied du cheval, la maréchalerie ancienne et moderne, la ferrure appliquée aux divers genres de service, la médecine et l'hygiène du pied. *3e édition*, 1890, 1 vol. in-18 jésus de 528 pages, avec 464 figures . . . . **8 fr.**

GUINARD, *Précis de tératologie*, anomalies et monstruosités chez l'homme et chez les animaux, par L. GUINARD, chef des travaux de physiologie à l'Ecole vétérinaire de Lyon. Préface par le professeur C. DARESTE, 1892, 1 vol. in-18 jésus de 512 pages, avec 272 figures, cartonné. . . . . **8 fr.**

GUYOT (E.), *Les Animaux de la ferme*, 1891, 1 vol. in-18 jésus de 344 pages, avec 146 fig., carton. (*Bibliothèque des connaissances utiles*) . . . . **4 fr.**

LITTRÉ, *Dictionnaire de médecine*, de chirurgie, de pharmacie, de l'*art vétérinaire* et des sciences qui s'y rapportent, ouvrage concernant la synonymie grecque, latine, allemande, italienne, espagnole et le glossaire de ces diverses langues, par Emile LITTRÉ, membre de l'Institut. *17e édition*, 1893, 1 vol. gr. in-8 de 1900 pages, à 2 colonnes, avec 600 figures. Cartonné, 20 fr. Relié. . . . . **25 fr.**

PERTUS, *Le Chien*, Races. Hygiène. Maladies, par J. PERTUS, médecin-vétérinaire. 1893, 1 vol. in-18 jésus de 310 pages, avec 50 figures, cartonné. . . . . **4 fr.**

RELIER, *Guide pratique de l'élevage du cheval*, organisation et fonctions, extérieur, régions, aplombs, proportions, mouvements, allures, âges, robes, signalements, examen du cheval en vente, hygiène, différences individuelles, agents hygiéniques, maréchalerie, reproduction et élevage, art des accouplements, par L. RELIER, vétérinaire principal du Haras de Pompadour. 1889, 1 vol. in-16 de 388 pages, avec 128 fig., cartonné. . . . . **4 fr.**

ROUSSEAU (E.), *Anatomie comparée du système dentaire*, chez l'homme et les animaux, 1 vol. gr. in-8 de 320 p., avec 30 pl. . . . . **10 fr.**

SIGNOL, *Aide-mémoire du vétérinaire*. Médecine, chirurgie, obstétrique, formules, police sanitaire et jurisprudence commerciale, par M. SIGNOL, membre de la Société centrale vétérinaire de Paris. 1 vol. in-18 jésus de 543 p. avec 395 fig. Cart. **6 fr.**

Lyon. — Imp. PITRAT AÎNÉ, A. Rey Succr. — 6483